PATRICIA WILTSHIRE

DIE SPUREN LESERIN

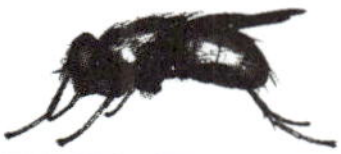

DIE SPEKTAKULÄRSTEN KRIMINALFÄLLE EINER BIOLOGISCHEN FORENSIKERIN

Aus dem Englischen von Ralf Pannowitsch
und Christiane Wagler

KNESEBECK Stories

Ich widme dieses Buch
meiner geliebten Großmutter
Vera May Tiley geb. Gow,
die mir viel Liebe gab und mich
lehrte, widrigen Umständen
die Stirn zu bieten.

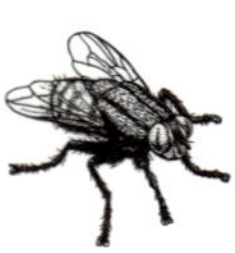

INHALT

1 Anfänge

Stellen Sie sich für einen Moment vor, Sie würden durch einen Winterwald spazieren. Der Boden unter Ihren Füßen ist weich, und plötzlich fällt Ihnen etwas ins Auge – etwas Unpassendes, nicht ganz Normales in einer Mulde unweit des Trampelpfades. Vielleicht sind Sie hier, um Ihren Hund auszuführen (viele Geschichten beginnen so). Vielleicht stürmt der Hund ins Unterholz und beginnt zu winseln. Während Sie sich durchs Brombeergestrüpp zu ihm vorkämpfen, haben Sie eine böse Vorahnung – und bei einem Blick auf den Waldboden begreifen Sie, weshalb … Denn vor Ihnen, an der Stelle, wo der Hund die Erde wie ein Wahnsinniger aufscharrt, ist die leblose Hand eines menschlichen Körpers freigelegt und hebt sich bleich vom dunklen Waldboden ab.

Es ist noch nicht lange her, da hätte man den Schuldigen an einem solchen Verbrechen vielleicht nur durch Zeugenaussagen oder das Geständnis des Angeklagten identifizieren können. Über unzählige Generationen hinweg konnte eine Leiche, die man flach unter der Erde verscharrt auffand, durchaus ein ewiges Rätsel bleiben, wenn es keine Hinweise auf ihre Identität gab und sie sich nicht mit einem potenziellen Verdächtigen in Verbindung bringen ließ. Aber die Zeiten ändern sich. In der Welt der forensischen Ermittlungen haben sich die Fortschritte in den letzten Jahren beschleunigt.

Wir alle sind vertraut mit der Vorstellung von Fingerabdrücken, sogar auf prähistorischen Töpferwaren hat man welche gefunden. Die alten Chinesen und Assyrer nutzten Fingerabdrücke, um das Besitzrecht an Keramik oder später auch an Dokumenten anzuzeigen. Als Sir William Herschel 1858 Verwaltungsbeamter in Indien war, bestand er darauf, dass Verträge nicht nur mit Unterschriften versehen wurden, sondern auch mit Fingerabdrücken. Im späten 19. Jahrhundert hatte sich die Fingerabdruckanalyse schon fest eingebürgert. Im Jahre 1882 sammelte der französische Anthropologe Alphonse Bertillon für seine wissenschaftlichen Studien zur Variabilität beim Menschen routinemäßig Fingerabdrücke, und 1891 begann die argentinische Polizei damit, von Kriminellen Fingerabdrücke abzunehmen. Das Fachgebiet entwickelte sich rasch weiter, und seit 1911 akzeptierten Gerichte in den Vereinigten Staaten Fingerabdrücke als zuverlässige Methode zur Identifikation von Personen. Und dann lassen wir das 20. Jahrhundert im Schnelldurchlauf vorüberziehen – bis ins Jahr 1980, als NAFIS (National Automated Fingerprint Identification System), die erste computergestützte Datenbank für Fingerabdrücke, in Großbritannien und den USA eingeführt wurde.

In den 1990er Jahren kam es mit der Entwicklung der DNA-Analyse zu einem weiteren Quantensprung in den kriminaltechnischen Ermittlungsmethoden. Wie zuvor der Fingerabdruck ermöglichte es auch diese Methode, das einzigartige Gepräge eines Individuums einzufangen, aber nunmehr auf der Grundlage von Blutproben, Samenflüssigkeit, Körperzellen oder Haarwurzeln. Diese Entwicklung veränderte die Welt der Forensik tiefgreifend, indem sie es viel leichter machte, solche unbekannten Opfer wie unsere Leiche im Winterwald zu identifizieren oder eine Person mit einem Tatort in Verbindung zu bringen. Das waren unzweifelhaft epochale Momente in der Geschichte der Forensik. Mörder, die sonst womöglich ungeschoren davongekommen wären, sind dank dieser Fortschritte hinter Gitter gebracht worden. Vergewaltiger, die ihr Treiben sonst fortgesetzt hätten, wurden gefasst und kamen hinter Schloss und Riegel. Auch Unschuldige, die man ungerechtfertigterweise angeklagt hatte, konnten nun von den ihnen zur Last gelegten Verbrechen freigesprochen werden. Schritt für Schritt und mit vielen zeitweiligen Rückschlägen näherte sich die Polizeiarbeit der Wahrheit. Aber Fingerabdrücke sind am Schauplatz eines Verbrechens nicht immer zu finden, besonders dann nicht, wenn dieses Verbrechen von jemandem verübt wurde, der um die Möglichkeiten der Forensik wusste und Handschuhe trug oder seine Spuren verwischte. Und auch DNA-Beweisstücke sind nicht so allmächtig oder allgegenwärtig, wie manch einer denken mag; es kann sein, dass der Täter am Schauplatz des Verbrechens überhaupt keine Spuren hinterlassen hat – weder ein Haar noch Blut oder Sperma und auch keine anderen Körperflüssigkeiten oder Gewebeteile. Dann ist es schlichtweg unmöglich, seinen genetischen Fingerabdruck zu erstellen.

Und trotzdem … Sollte es nicht noch einen anderen Weg geben, um Menschen und Orte miteinander zu verbinden, Unschuldige zu entlasten und die Schuld des Täters aufzuzeigen? Was wäre, wenn es neben Fingerabdrücken und DNA-Indizien noch andere an den Opfern zurückgelassene Spuren gäbe, die eine bestimmte Version der Ereignisse untermauern und andere Versionen unwahrscheinlich machen? Und was, wenn diese Spuren so allgegenwärtig wären, dass kein Krimineller sie jemals verwischen könnte, egal wie sorgsam er darauf achtet, der Forensik keine Angriffsfläche zu bieten?

Malen Sie sich jetzt noch einmal aus, Sie wären in jenem Winterwald. Wenn Sie sich durchs Brombeergerank und die überhängenden Zweige zwängen, um zur Leiche zu gelangen, reibt der Ärmel Ihres Mantels gegen eine Eiche und nimmt dabei die mikroskopisch kleinen Sporen und Pollen auf, die sich in den Rissen der Baumrinde abgelagert haben. Wenn Sie den Hang hinabklettern, nehmen Ihre Stiefel Schlieren und Krümel vom Boden auf, und darin sind die Pollen und Sporen eingeschlossen, die in den letzten Tagen oder auch in vergangenen Jahreszeiten auf dieses Stückchen Wald hinabgeregnet sind. Diese Bodenprobe wird auch eine Vielzahl der Lebewesen enthalten, die den Waldboden zu ihrer Heimat erkoren haben – ebenso wie kleine Überreste von Organismen, die einst hier gelebt haben.

Wenn Sie sich niederkauern, um Gewissheit über Ihren Fund zu erlangen, streifen Ihre Haare durch Gezweig und Laubwerk, das über der Leiche hängt. Dabei bleiben an Ihnen alle möglichen Pollen und Sporen hängen und anderes winziges Material, das auf die Oberfläche der Zweige gefallen ist. Ihre Spuren in der Landschaft – die Fußabdrücke, die Sie hinterlassen, die Haare und Fasern, die Sie verlieren – könnten leicht verdeckt oder übersehen werden. Aber was ist mit dem Abdruck, den die Landschaft an Ihnen zurückgelassen hat? Wenn nun jemand imstande wäre, diese mikroskopisch kleinen Spuren zu erfassen und zu deuten? Wenn er sich ein Bild von diesem oder einem anderen, möglicherweise noch weiter entfernten Ort machen könnte, indem er untersucht, welchen Stempel er auf Ihrem Körper und Ihrer Kleidung hinterlassen hat?

Stellen Sie sich nun vor, Sie wären der Mörder. Welche Spuren der Landschaft, in der Sie Ihr Opfer zurückgelassen haben, tragen Sie auf Schritt und Tritt unwissentlich mit sich?

An dieser Stelle komme ich ins Spiel, und meine eigene Geschichte beginnt sich mit der Geschichte der forensischen Ermittlungen zu verzahnen. 1994 war ich Umweltarchäologin am Londoner University College. Dann wurde alles anders.

Es ist jetzt beinahe fünfzig Jahre her, vielleicht sogar länger, dass ich ganz offiziell damit begann, die Welt der Pflanzen zu studieren. In Wahrheit reicht meine Liebesgeschichte mit der Natur aber viel weiter zurück. Schon als kleines Mädchen wollte ich, egal wie viel ich über Naturdinge gelesen hatte, immer noch mehr wissen. Es gibt immer noch so viel Neues zu erkunden – darin geht es mir heute nicht anders als damals. Es ist frustrierend, weil man den Gipfel niemals erreicht. Niemand erreicht ihn. Der Aufstieg ist verdammt hart und endet nie.

Ich habe einen großen Teil meines Berufslebens damit zugebracht, mich über Mikroskope zu beugen und Probe für Probe zu untersuchen. Ich habe versucht, die Mischung von Palynomorphen zu bestimmen – winzigen Teilchen wie Pollenkörnern und Pilzsporen –, die rot angefärbt, in Glyceringelatine eingeschlossen und auf meine Glasplatten gestrichen wurden. Für einen Laien mag es so aussehen, als würde ich nur auf ein Chaos aus verschieden geformten Tropfen und Klecksen schauen, aber für einen Palynologen – also jemanden, der Pollen und andere Palynomorphe erforscht –, stellen sie Elemente aus der facettenreichen Bandbreite der Natur dar.

Fast jedem, der durch ein Hochleistungsmikroskop auf ein Pollenkorn blickt, wird die merkwürdige und komplexe Schönheit jener winzigen Welt auffallen, die sich da vor ihm enthüllt. Das eine Pollenkorn ist vielleicht eine mit ganz kleinen Löchern überzogene Kugel, ein anderes könnte wie eine Hantel geformt sein und eine Hülle haben, die mit fein abgestuften Öffnungen durchlöchert ist. Nicht nur, dass die Oberfläche eines Pollenkorns verschiedene Arten und Kombinationen von Löchern und Furchen haben kann, die ihrerseits von unterschiedlicher Größe und Gestalt sein können – sie ist manchmal auch mit kompliziert gebauten Kämmen von Wirbeln, Streifen oder Knittern versehen oder mit Netzwerken aus kleinen Säulen, die die Außenhülle markieren. Es finden sich auch einfache Klumpen; die wiederum können Stacheln haben, und selbst die Stacheln können noch einmal mit kleineren Stacheln ausgestattet sein. Die Einfachheit beziehungsweise Komplexität der jeweiligen Form ermöglicht es uns, diese kleinen Hervorbringungen des männlichen Zapfens einer Konifere oder des Staubbeutels einer Blütenpflanze zu identifizieren und zu gruppieren.

Möglicherweise werden Sie diese klitzekleinen und oftmals schönen Körnchen, die für die Erhaltung der Art so wesentlich sind, bestaunen und bewundern. Vielleicht werden Sie sogar von einer romantischen Fantasie erfasst. Ich aber bin ziemlich pragmatisch und nüchtern veranlagt – sehr zum Leidwesen meines romantischen Ehemanns. Ich halte mir zugute, dass ich »die Dinge sehe, wie sie sind«, und danach strebe, alle kognitiven Verzerrungen bei der Deutung des Gesehenen auszuschalten. Das liegt daran, dass in meinem Beruf diese Körner viel mehr sind als ein Stadium im Lebenszyklus einer Pflanze oder eines Pilzes. Für mich sind sie das Fundament jener Geschichten, die ich für die Polizei entwirre. Sie sind verräterische Zeichen, die enthüllen können, dass jemand nicht dort war, wo er gewesen zu sein behauptet. Sie flüstern mir ins Ohr, dass jemand lügt oder die Wahrheit verdreht. Sie sind die Fäden, die, einmal miteinander verwoben, eine vernünftige Erklärung für das Was und Wo, das Wer und Wie liefern können. Wenn ein Verbrechen begangen wurde, besteht meine Rolle darin, die Möglichkeiten, die von den geborgenen Pollenkörnern, Pilzen, Flechten und Mikroorganismen aufgezeigt werden, richtig zu lesen und den anderen darzulegen. Ich muss die Tatsachen aus der Welt der Natur prüfen und die einzelnen Teile zusammenfügen.

Bei einer früheren Gelegenheit habe ich mich als professionelle Puzzlespielerin beschrieben, und diese Analogie ist von der Wahrheit nicht weit entfernt. In diesem Beruf kommt es auf Genauigkeit an, aber es kann ein mühseliges Unterfangen sein, Pollenkörner oder Sporen voneinander zu unterscheiden. Man versucht immer, akkurat zu sein, und wenn es irgendwelche Zweifel gibt, ist es unabdingbar, Referenzmaterial von korrekt identifizierten Pflanzen zu verwenden. Irrtümer könnten dazu beitragen, dass jemand grundlos seine Freiheit verliert oder aber trotz seiner Schuld auf freiem Fuß bleibt. Und so verbringe ich viele lange Stunden meines Lebens damit, das unendlich Kleine zu erforschen und zu versuchen, ein bestimmtes Körnchen von einem ähnlichen zu unterscheiden. Das ist alles andere als unkompliziert.

Eine alte Pflanzenfamilie wie die Rosengewächse *(Rosaceae)* hat stets Pollenkörner mit drei Furchen, drei Poren und einer Oberfläche mit streifigen Wirbeln. Die Muster der verschiedenen Arten können fast ineinander verschmelzen, sodass es schwierig ist, eindeutig zu sagen, ob man Pollen von Brombeere, Rose oder Weißdorn vor sich hat, während es ziemlich einfach ist, diese Gruppe von einer anderen zu unterscheiden, in der sich Schlehe, Pflaume und Kirsche finden. Dort nämlich sind die streifigen Wirbel markanter und leichter erkennbar. Vielleicht hat sich das Verbrechen in einem Kirschgarten ereignet, aber – Hand aufs Herz – man könnte niemals behaupten, dass die Pollen, die man da unter dem Mikroskop hat, ganz sicher von einem Kirschbaum stammen; es gibt einfach zu wenige unverwechselbare Merkmale, um sie beispielsweise von Schlehenpollen zu unterscheiden. Sporen von »niederen« Pflanzen wie etwa Moosen haben sogar noch weniger charakteristische Unterscheidungsmerkmale, sodass man sie schlecht auseinanderhalten kann. Pflanzen, die sich erdgeschichtlich später herausbildeten, beispielsweise die Farne und ihre Verwandten, haben schon mehr Unterscheidungsmerkmale, wenn auch nicht so viele wie die Nadelbäume. Diese wiederum haben weniger als die Blütenpflanzen. Es ist eine verwirrende Welt mit fast unendlichen Möglichkeiten, und doch müssen wir uns irgendwie den Weg hindurchbahnen.

Mit großer Wahrscheinlichkeit sind Sie noch nie jemandem aus meinem Beruf begegnet, vielleicht haben Sie sogar noch nie davon gehört. Vor vierzig Jahren hat es ihn noch nicht gegeben. In den meisten Ländern der Erde gibt es ihn noch immer nicht. Obwohl ich bisweilen unter anderen Bezeichnungen bekannt bin – ein Spitzname, der mir sofort einfällt, ist »die Schnodderlady« (nach einer von mir entwickelten Methode, Pollenkörner aus den Nasenhöhlen der Toten zu erlangen) –, sehe ich mich zuallererst als »biologische Forensikerin«, als jemanden, der Aspekte der natürlichen Welt verwendet und interpretiert, um Ermittlern bei der Aufklärung von Verbrechen zu helfen. Wenn Leichen flach im Waldboden verscharrt, in einem Kohlenkeller in der Vorstadt mumifiziert oder mit einem Bagger aus einem Marschlandflüsschen ans Tageslicht gehoben worden sind, werde ich an die Fundstelle gerufen, um die natürliche Umgebung zu untersuchen und Indizien für das zu finden, was an jenen schicksalhaften Tagen geschehen sein könnte. Wenn Mörder ihr Verbrechen gestanden haben, aber keine Leiche vorliegt, beauftragt man mich damit, jene Spuren zu identifizieren, die die Natur an der Kleidung des Täters hinterlassen hat, an seinen Schuhen, seinem Werkzeug, seinem Auto. So lässt sich vielleicht herausfinden, wo ein Opfer vergraben oder auch nur abgeladen und flüchtig den Blicken entzogen wurde. Im Falle von Gewalt- oder Sexualverbrechen bittet man mich zu untersuchen, inwiefern die vielsagenden natürlichen Spuren von Pollen, Pilzsporen, Boden, Mikroorganismen und anderem in Richtung Schuld oder Unschuld weisen können, indem sie das Opfer oder den Angeklagten in einer ganz bestimmten Landschaft verorten. Und obgleich ich nicht die Erste war, die Botanik und Zoologie dazu nutzte, der Polizei bei der sicheren Identifizierung eines Täters zu helfen und eine spätere Verurteilung vorzubereiten, ist es seit jenem denkwürdigen Tag im Jahre 1994 doch mein Lebenswerk gewesen, auf diesem Gebiet in Großbritannien Pionierarbeit zu leisten, es in neue Richtungen zu lenken und für meine Nachfolger die besten Verfahrensweisen zu definieren.

Das also ist mein Terrain: Ich agiere an der Schnittstelle zwischen der Welt des Verbrechens und der Welt der Natur.

Wegen der ermüdenden Häufigkeit von Fernsehsendungen, die sich mit Verbrechen beschäftigen, scheinen sich viele Menschen für das Thema Tod brennend zu interessieren und beträchtliches Wissen auf diesem Gebiet angesammelt zu haben. Sie haben auf dem Bildschirm Hunderte nachgemachte Leichen gesehen und sind, was den Anblick toter Körper betrifft, inzwischen womöglich unempfindlich geworden. Wenn man aber regelmäßig mit dem Tod zu tun hat, wird man niemals wirklich desensibilisiert, und viele

TV-Produktionen wirken einfach nur trivial, albern und auf ganz unterschiedliche Weise fehlerhaft.

Meiner Ansicht nach steckt in den Köpfen vieler Menschen die absurde Annahme, der Tod sei nur ein Etappenziel auf der langen Reise, auf der sich alle unsere ewigen Seelen befinden. Ich teile diesen Glauben nicht. Vor gar nicht so langer Zeit, in einer Ära, die mir von meinen kindlichen Kirchgängen noch gut in Erinnerung ist, brauchten die Leute solche Glaubensinhalte, damit sie der größten aller Wahrheiten ins Auge blicken konnten – dass unsere Körper nämlich nichts als Mineralien, Energie und Wasser sind. Dass am Ende der Geschichte die Lebenskraft Energie nicht mehr fließen wird und unsere Körper, die unseren Geist und die Erinnerungen an alles, was wir sind, enthalten, in ihre Bestandteile zerfallen und wieder in die große Rührschüssel der natürlichen Elemente zurückbröseln, aus denen alles Leben hervorgegangen ist. Die meisten von uns geben nicht gern zu (oder haben vielleicht nie einen Gedanken daran verschwendet), dass die Komponenten, aus denen unser Körper und unser Geist gemacht sind – also die grundlegenden Dinge, von denen wir glauben, dass sie uns zu uns selbst machen –, einst zu etwas anderem gehört haben und dass sie, wenn wir nicht mehr da sind, einem anderen Verwendungszweck zugeführt werden. Aber das stört oder bedrückt mich nicht. Für mich ist das die höchste Form von Recycling und damit Reinkarnation, und es wird uns allen widerfahren, egal ob wir religiös sind oder nicht. So ist eben die Natur, und wenn manche es auch kalt und unbarmherzig finden mögen, liegt darin doch mehr Schönheit als in allen fantasiereichen und unmöglich zu beweisenden Geschichten über das ewige Leben im Jenseits.

Das einzige Leben nach dem Tod ist das, welches aus den Bestandteilen unserer Körper hervorgeht, die durch unser Sterben für die Welt freigegeben werden, sodass sie erneut genutzt werden können – immer und immer wieder. Denken Sie sich Ihren Körper als eine Fontäne, die ihr Wasser aus einer Zisterne bezieht. Stellen Sie sich vor, dieses Wasser spritzt in einem bestimmten Muster empor, das vom Druck und von der Beschaffenheit des Mundstücks aufrechterhalten wird. Die Fontäne steht für Ihren Körper, für Ihr Leben selbst, aber wenn man den Druck wegnimmt, wird der Wasserstrahl in sich zusammenfallen und zurück in die Zisterne fließen. Das Wasser entspricht der von Ihnen aufgenommenen Nahrung und Flüssigkeit, die Ihnen Energie liefert und Form verleiht. Diese Form ist vergänglich, und nach ein paar kurzen Augenblicken mit prachtvollen Kaskaden verwirbelt sich der Wasserstrahl vielleicht, oder es tröpfelt nur noch, und am Ende wird das Wasser unweigerlich ins Reservoir zurückkehren. Wird das Mundstück ausgetauscht, entsteht ein Wasserstrahl von anderer Gestalt – ein anderes »Leben« bildet sich. Unsere Körper sind wie die Form der Fontäne – Energie und Material gehen in sie ein und fließen wieder hinaus. Das »Wasser«, das uns zu dem macht, was wir sind, wird stets ins Auffangbecken zurückfließen.

Nein, es gibt kein Leben nach dem Tod – aber immer Leben im Tod. Wenn Sie lebendig sind, ist Ihr Körper eine Unmenge wunderbar ausbalancierter Ökosysteme, und im Tod ist er das auch. Ihr toter Körper ist ein üppiges und pulsierendes Paradies für Mikroben, ein Schlaraffenland für Nahrung suchende Insekten, Vögel, Nager und andere Tiere; manche werden sich Ihrer Leiche nähern, um in Ihren sterblichen Überresten zu schwelgen, andere werden sich einstellen, um sich – ein wenig wie das fahrende Volk und die Händler, die einem Goldrausch hinterherziehen – an den Aasfressern selbst schadlos zu halten. Und auch das ist für einen biologischen Forensiker wichtig: Die spezielle Weise, in der ein Körper zersetzt wird, die Arten von Aasfressern, die sich an ihm einfinden, sowie ihr Tempo und die Häufigkeit ihres Auftretens können nämlich entscheidende Teilchen für das große Puzzle des Wer, Was, Wo und Wie liefern. Maden und Aaskäfer, Fleischfliegen und Wespen, Mäuse und Ratten, aasfressende Vögel wie Raben und Krähen, Füchse und Dachse, Regenwürmer, Nackt- und Gehäuseschnecken. Alle haben sie in der Geschichte meiner Arbeit ihre Rolle zu spielen.

Es ist nun fast an der Zeit, dass wir uns auf den Weg machen. Aber zunächst noch ein Wort zu der Reise, die vor uns liegt.

Dieses Buch ist keine Lebensgeschichte, denn die Geschichten unserer Leben sind von Natur aus zu umfangreich und zu verblüffend, als dass man sie auf die Seiten eines einzigen Bandes zwängen könnte. Es ist auch kein Lehrbuch, das Ihnen beibringen würde, wie man biologischer Forensiker wird. Der Bereich der biologischen Forensik ist sehr ausgedehnt und interdisziplinär. Er beinhaltet Aspekte der Botanik, der Palynologie (das Studium von Pollen, Sporen und anderen mikroskopisch kleinen Gebilden), der Mykologie (das Erforschen von Pilzen), der Bakteriologie, Entomologie (das Insektenstudium) und Parasitologie, der Anatomie von Mensch, Tier und Pflanze, der Wissenschaft vom Boden und den Sedimenten, der Statistik und noch vieler anderer »-logien«. Man muss die Strukturen, die Lebensweisen und die Verbreitung großer und kleiner Organismen begreifen, aber auch ihr Wechselspiel mit der physikalischen und chemischen Umgebung und mit anderen Organismen. Lernen ist eine lebenslange Aufgabe, und das richtige Ergebnis zu finden (oder das wahrscheinlichste, denn auf diesem Gebiet gibt es nie absolute Gewissheit), hat oft mit einer Art von Intuition zu tun, einem Gefühl, das sich auf langer Erfahrung aufbaut, auf der jahrzehntelangen ganzheitlichen Betrachtung der Natur und der Nutzung empirischer Wissenschaften, um Antworten zu erlangen. Aber ein Buch über den Tod ist es auch nicht.

Vor toten Körpern ist mir nicht bange. Leichen haben für mich aufgehört, Menschen zu sein; sie sind ein Depot von Informationen, in dem die Natur Hinweise hinterlegt hat, denen wir nachgehen können. In meiner Laufbahn habe ich nur sehr selten meinen Schutzschirm fortgeschoben und mich von den Toten in den

Leichenkammern anrühren lassen. Zum ersten Mal geschah das bei einer 22-jährigen Prostituierten, die man tot in einem Wald aufgefunden hatte. Sie hinterließ drei Kinder. Die junge Frau tat mir unglaublich leid, weil sie so viel durchgemacht hatte. Mit sechzehn war sie von ihren Eltern verstoßen worden, was sie dazu zwang, sich allein durchs Leben zu schlagen. Sie wurde auf hinterhältige Weise von einem Zuhälter kontrolliert; er machte sie absichtlich von Kokain abhängig und ließ sie dann arbeiten, damit sie ihn und ihre eigene Drogensucht finanzierte. Sie brachte drei Kinder zur Welt und wusste bei keinem, wer der Vater war, und doch wollte sie sie nicht fortgeben. Ihr magerer, ungepflegter kleiner Körper zeugte von Vernachlässigung über all die Zeit hinweg, in der sie Männern dienstbar war, um ihre Kinder behalten zu können und mit den Resten ihres Daseins klarzukommen. Ich beweinte diese junge Frau, als sie entblößt und kalt auf dem Edelstahltisch der Leichenhalle lag – nicht, weil sie tot war, sondern wegen all der Kämpfe, die sie in ihrem armseligen Dasein ausgefochten, und wegen all des Elends, das sie durchlitten hatte. Ihre Treue zu den Kindern aber war unerschütterlich geblieben. Dafür bewunderte ich sie zutiefst.

Ein anderer Fall, der mich sehr bewegte, war der Mord an einem 15-jährigen skandinavischen Mädchen. Es wirkte so makellos, wie es dort auf den Fliesen lag, nackt unter den grellen Lampen der Leichenhalle. Es war an einem schönen Sommertag in einem Waldgebiet umgebracht worden, nur wegen der rasenden Begierde eines Mannes und wegen seiner Obsession, es nackt zu sehen, während er im Gras kniete und masturbierte. Seine physische Vollkommenheit machte mich tief betrübt, und ich dachte an das Leben, das vor ihm gelegen hätte. Das Leben, das es hätte haben sollen, nun aber nie bekommen würde.

Ich habe oft auf den Tod geblickt – nicht nur auf den jener Menschen, deren Geschichten ich nachträglich zusammenzupuzzeln versuchte, sondern auch auf den meiner eigenen Angehörigen. Wie jeder von uns habe auch ich meine Eltern verloren, aber schon früher – bevor ich darauf vorbereitet war – verlor ich die Großmutter, die einen großen Anteil an meiner Erziehung hatte. Und als ich selbst noch jung war, erlebte ich mit, wie meine Tochter, noch keine zwei Jahre alt, verstarb. Meine Fantasie sieht sie noch immer als kleines Mädchen in einem Bilderbuch von Margaret Tarrant, wo das Leben als rundum sonnig und perfekt dargestellt ist. Aber meine pragmatische Seite begreift diese Fantasie. Ich bin dem Tod selbst nahe gewesen, und ich sehe ihn als das, was er ist: blind und leidenschaftslos, einer von vielen Prozessen der Natur und genauso unbegreiflich wie der Rest.

Betrachten Sie dieses Buch als eine Reise durch die Welt, in der ich tätig bin, und mich selbst als Ihre Reiseführerin durch jenes faszinierende Grenzland, in dem Natur und Tod miteinander verwoben sind. Unterwegs werde ich Sie zu jener Hecke in der Grafschaft Hertfordshire führen, wo mir zum ersten Mal die Augen geöffnet wurden, was das Potenzial von Pflanzen für eine kriminalistische Ermittlung betraf – ein Augenblick, der meine akademische Sicht auf die Natur veränderte und mir die neuen Chancen aufzeigte, die sich dadurch boten.

Ich habe an Tatorten stundenlang neben madenübersäten Toten gehockt und war in Tennessee an dem als *Body Farm* bekannten Ort, wo man Leichen zum Verwesen auslegt, damit wir etwas daraus lernen können. Wir werden jene Wohnung in Dundee betreten, in der blutgetränkte Teppiche und Kissen, die von grauem und braunem Schimmel dick überzogen waren, entscheidende Beweisstücke lieferten, um den Todeszeitpunkt eines Mordopfers bestimmen zu können. Wir werden durch dichte Forste und über einsames Heideland gehen, werden auf eine Leiche stoßen, die man auf einem städtischen Kreisverkehr zurückgelassen hat, und dann im Herzen Südenglands schamanischen Ritualen begegnen, bei denen die halluzinogenen Eigenschaften von Giftpflanzen ausgenutzt werden. Weiter führt unser Weg zu den flachen Grabmulden allzu vieler vermisster junger Frauen, deren Angehörige sie nie wieder zu Gesicht bekamen. Unterwegs werde ich Sie zu Streifzügen in meine eigene Geschichte mitnehmen: zu meinen Lieben, meinen Verlusten und dem engen kleinen Tal in Wales, wo meine Aufmerksamkeit für die Wunder und die Vielfalt der Natur erwachte. Und wenn ich bei Ihnen am Ende auch nur einen kleinen Teil des Staunens ausgelöst habe, das mich bei der Betrachtung von Pflanzen, Tieren und Mikroorganismen immer wieder überkommt, und Ihnen vielleicht eine neue Sicht darauf mitgegeben habe, wie wir Menschen innerhalb der Natur operieren und nicht irgendwo neben ihr – dann werde ich meine Arbeit als Erfolg betrachten.

Es ist eine Tatsache, dass zu wenige von uns wirklich begreifen, wie sehr wir mit der Welt der Natur verknüpft sind. Die große Mehrheit von uns lebt inzwischen in Städten und Vororten, doch egal ob wir in der Großstadt wohnen oder in abgelegenen Winkeln des Landes, die Natur ist überall. Wir mögen die invasivste Spezies sein, die je über diesen Planeten spaziert oder gekrabbelt ist, aber wir teilen ihn uns mit mehr als einer Viertelmillion Pflanzenarten, mit 35 000 Arten von Säugetieren, Vögeln, Fischen und Amphibien sowie – den besten neueren Schätzungen zufolge – mit etwa drei Millionen Pilzarten und womöglich der sagenhaften Zahl von dreißig Millionen unterschiedlicher Insektenspezies. Und dabei haben wir die Myriaden unbekannter, mikroskopisch kleiner Arten, auf die sich die biologische Forensik in so breitem Maße stützt, noch nicht einmal erwähnt. Mag es auf diesem Planeten auch sieben Milliarden Menschen geben – auf jeden von uns kommen mehr als 200 Millionen Insekten. Wenn Sie die Dinge auf diese Weise betrachten, ist es für Sie vielleicht keine Überraschung, dass die Natur uns auf Schritt und Tritt prägt.

Heutzutage ist es Mode zu sagen, wir würden in einem Überwachungsstaat leben. Unsere Bewegungen können aber nicht nur mit Kameras nachverfolgt werden. Ich kann Ihnen sagen, an was für einem Ort Sie gewesen sind, indem ich mir die winzigen Partikel an Ihren Schuhen anschaue. Anhand der Pollen auf Ihren Schuhen kann ich sehen, auf welchem Wege Sie nach Hause spaziert sind – ob durch einen Wald voll blühender Hasenglöckchen oder durch einen Garten. Ich könnte Ihnen erzählen, wo Sie mit Ihrer Freundin herumgehangen haben, an welchem Ende eines Feldes Sie warteten, an welcher Wand Sie lehnten, als Sie nach Ihrem Freund Ausschau hielten. Und falls Sie zu den Unglücklichen zählen, die als Leichen zu mir kommen, könnte ich Ihren Angehörigen sagen, wie, wo und wann Sie gestorben sind. Dazu würde ich die Schimmelflecken messen, die auf Ihrer Haut und Ihrer Kleidung wachsen, und die Pollen und Sporen in Ihrem Haar, Ihren Sachen und an Ihren Schuhen untersuchen. Ich kann Ihnen sagen, wer Ihre Liebste entführt hat – und zwar anhand des Pollens, der sich an seine Stiefel heftete, als er sie fortschleppte, um sie notdürftig zu verscharren. Indem ich von den Schleimhäuten, die die Nasenhöhlen auskleiden, Pollen, Sporen und andere winzige Teilchen gewinne, kann ich Ihnen sagen, ob jemand lebendig begraben wurde oder über die Oberfläche des Grabes prustete, während er erwürgt wurde. Die Natur hinterlässt Indizien an unserem ganzen Körper – außen wie innen. Wir alle lassen in der Umgebung Spuren zurück, aber auch die Umgebung hinterlässt ihre Spuren an uns, und obwohl die Natur manchmal dazu gezwungen werden muss, wird sie dem, der an der richtigen Stelle sucht, am Ende doch unweigerlich ihre Geheimnisse preisgeben.

2 Suchen und finden

Es war einmal eine junge Frau, die von der Bildfläche verschwand. Die Welt, in der wir leben, kennt zu viele Geschichten, die so beginnen, aber eine ist mir besonders in Erinnerung geblieben. Joanne Nelson verschwand am Valentinstag 2005. Nach allem, was man hörte, war sie aufgeweckt und lebhaft. Sie wohnte in Hull, East Yorkshire, und träumte davon, die Welt zu bereisen. Sie hatte rotblondes Haar, das zu einem Bob geschnitten war und fast bis an die Augen reichte. Ihre Kollegen im örtlichen Jobcenter hatten keine Ahnung, wo sie abgeblieben sein konnte. Soweit ihre Eltern wussten, wurde sie von ihrem Freund vergöttert.

Von alledem wusste ich natürlich nichts. Ich hörte zum ersten Mal vom *Valentine Girl*, als es schon elf Tage vermisst war und die Polizei mich anrief. Sie baten mich, bei der Suche nach Joanne zu helfen.

So beginnt es für mich oft: mit dem unerwarteten Anruf, der mich aus dem Bett reißt und hinaus auf die Autobahn, an irgendeine Stelle, wo die Polizei an einem Tatort wartet. Manchmal stehe ich bei Morgengrauen schon an einem Entwässerungsgraben oder einem einsamen Autobahnparkplatz, schaue mir eine Leiche an und nehme Proben von den sterblichen Überresten. Wenn der Anruf eingeht, kann ich aber genauso gut in meinem häuslichen Arbeitszimmer sitzen, umgeben von Büchern, Fachaufsätzen, Zeitungen und Referenzmaterialien, mit meiner Katze auf dem Schoß und meinen Mikroskopen im Nachbarraum, bereit zum Handeln. Ein andermal bin ich vielleicht gerade im Labor oder lausche auf einer wissenschaftlichen Konferenz einem Vortrag. Dann folgen die vertrauten Fragen rasch aufeinander: »Können Sie uns helfen? Was können Sie uns dazu sagen, Pat? Was können Sie aufzeigen?« Die Polizei versteht oft nur zum Teil, was ich tun kann und welche

Fähigkeiten ich mitbringen muss, um die von der Natur zurückgelassenen Spuren aufzufangen und ein Szenario der Möglichkeiten zu schaffen – mit all jenen »so könnte es gewesen sein« und »vermutlich war es so und so«.

Diesmal wusste die Polizei nur eines mit Gewissheit: dass Joanne Nelson tot war. Sie war bereits vor elf Tagen gestorben, erwürgt von ihrem Liebhaber. Ihr Mörder dachte, er wäre schlau und raffiniert genug gewesen, um die Welt zum Narren zu halten. Er erschien vor der Kamera und flehte inständig, seine Freundin möge doch bitte zurückkehren. Er gab den Zeitungen Interviews und stand in Tränen aufgelöst neben Joannes nichs ahnenden Eltern. Aber er beweinte damit seine eigene Zwangslage und nicht Joannes Schicksal.

Mörder können eitel und überheblich sein; oftmals kehren sie an die Stätte ihrer Mordtat zurück. Für viele Außenstehende ist das ein Zeichen von Bösartigkeit: Es treibe den Verbrecher zurück an den Tatort, weil er sich dort noch einmal an seiner Tat weiden möchte. Aber vielleicht geht er auch nur hin, um zu überprüfen, dass er keine handwerklichen Fehler gemacht hat, oder es zieht ihn zwanghaft zu dem zurück, was er getan hat. Joannes Mörder allerdings brauchte kein zweites Mal an den Tatort zu fahren, denn es war in seiner eigenen Wohnung geschehen. Er hatte sie in der Küche ihres gemeinsam bewohnten Hauses erwürgt. Nachdem sie ihm mit lästigen Haushaltspflichten auf den Geist gegangen war, hatte er sie dort mühelos überwältigt. Es hatte ihm einfach gereicht; die Wut war in ihm angeschwollen, und er hatte die Beherrschung verloren. Wenn ein Verbrechen zu Hause passiert, sind die Zugangsmöglichkeiten für einen forensischen Ermittler oftmals begrenzt. Wohnungen sind voll von unseren Fingerabdrücken und unserer DNA, und die Oberflächen darin sind bedeckt von Fasern aus unseren Kleidungsstücken. Joannes Haus war durchkämmt worden, und man hatte nicht viel gefunden, aber zum Glück war die Wahrheit bereits ans Tageslicht gekommen.

Eine Zeitlang war es Joannes Freund gelungen, die Fassade der Unschuld aufrechtzuerhalten. Er erzählte aller Welt, Joanne habe ihn verlassen. Er bat sie flehentlich, ins gemeinsame Zuhause zurückzukehren. Aber das Geheimnis war zu schrecklich, als dass er es für sich hätte behalten können, und als er sich einem Freund anvertraute und dieser Freund es wiederum seiner Mutter erzählte, kam die Wahrheit heraus. Paul Dyson gestand den Mord, für den er die Täterschaft zuvor abgestritten hatte. Die Polizei hatte ihren Mann, und doch gab es ein Problem: Die Leiche fehlte.

Dyson konnte ein Auto lenken, aber den Führerschein hatte er nie gemacht. Die Straßen von Hull kannte er nur so ungefähr, und überhaupt sah dort eine Straße so ziemlich wie die andere aus. In der Nacht, in der er Joanne ermordete, rollte er ihre Leiche in eine Plastikplane ein und schaffte sie mit dem Auto so weit wie möglich fort von seinem vertrauten Territorium. Verstohlen bahnte er sich einen Weg durch die Nacht, über unbekannte schmale Landstraßen, bis er eine einsame Stelle fand, an der er Joanne vergraben konnte. Jetzt, mehr als eine Woche danach, hatte er nur noch vage Erinnerungen an diesen Ort. Es hätte an allen möglichen Ecken der Grafschaft Yorkshire sein können – überall dort, wo er mit weniger als einer halben Tankfüllung hingekommen sein konnte. Das Gebiet, das ich in Betracht ziehen musste, war sehr weiträumig.

»Was können Sie für uns tun, Pat?«, fragte mich der Polizist. Und meine Antwort fiel so aus wie immer: »Nun ja, was genau wollen Sie wissen, und welche Beweisstücke können Sie mir vorlegen, damit ich versuchen kann, Ihnen Antworten zu liefern?«

Meine Arbeit beginnt oft mit Dingen, die Ihnen vielleicht banal vorkommen, und so war es auch hier: Die Polizei stellte mir die Jeans des Mörders zur Verfügung, dazu ein Paar Sportschuhe von Nike und ein anderes von Reebok sowie eine Grabegabel, die man im Haus seiner Eltern gefunden hatte. Paul Dyson hatte Joannes Leiche in ihrem eigenen Vauxhall Estate fortgeschafft, was bedeutete, dass Beweismittel in Gestalt von Pollenkörnern, Sporen oder anderen winzigen Palynomorphen aus dem Fahrzeug geborgen werden konnten. Ich erbat mir die Fußmatten vom Fahrer- und Beifahrersitz, die beiden Pedalgummis, die Matte vom Kofferraum und den Frontspoiler von der Karosserie. Solche Stücke sind mein Kapital – die Schuhe, die jemand anhatte, als er den toten Körper seiner oder seines Geliebten fortschleppte, um ihn irgendwo zu vergraben; das Material, in das eine noch warme Leiche eingehüllt wurde; Hose und Jacke des Täters. All dies ist von den Tatortermittlern vorschriftsgemäß eingesammelt, erfasst, verzeichnet und in Asservatenbeuteln versiegelt worden.

»Was können Sie aus solchen Dingen ablesen?«, fragen Sie jetzt vielleicht, und auch viele Polizisten fragen sich das noch immer. Einerseits ist die Antwort ganz einfach: Edmond Locard (1877–1966), der französische Kriminologe und Pionier der forensischen Wissenschaften, wird mit dem Grundsatz »jeder Kontakt hinterlässt eine Spur« in Verbindung gebracht. Er ist als »Locard'sche Regel« in die forensische Lehre eingegangen. Als Arthur Conan Doyle den Kriminologen einmal in Lyon besuchte, war er sehr beeindruckt. Locard postulierte Folgendes: Jedes Mal, wenn ein Verbrecher einen Tatort betritt, bringt er etwas mit, das er dort zurücklässt, und nimmt auch etwas vom Tatort mit fort. Beides kann als, wie wir es nennen, »Spurenmaterial« verwendet werden, egal ob es sich um DNA, Fingerabdrücke, Haare oder Fasern handelt – oder um die Pollen und Sporen, um die sich meine eigene Arbeit dreht. Diese Dinge helfen uns, eine Beziehung zwischen Menschen, Dingen und Orten herzustellen, und gelegentlich liefern sie einen Kontext für die Tatzeit.

Doch andererseits zeigt ein Fall wie der von Joanne Nelson sehr gut, wie sich die Arbeit des biologischen Forensikers von anderen forensischen Tätigkeiten unterscheidet, etwa von der DNA-Analyse. Natürlich versuche ich, aus den Beweisstücken, die man mir zur Verfügung gestellt hat, Spurenmaterial zu gewinnen, aber das ist nur die Vorstufe zum Eigentlichen, denn in Wahrheit suche ich ein Bild. Das Bild eines Ortes, der halb imaginär ist und halb real. Ich nehme so viele Informationen wie möglich auf und male mir damit das geistige Bild eines Ortes, den ich nie besucht habe und mit einiger Wahrscheinlichkeit auch nie besuchen werde. Ich nenne dieses Bild den »Schnappschuss von der Örtlichkeit« – ein Konstrukt der Einbildungskraft, dem aber dort draußen in der Wirklichkeit etwas entspricht. Diese Abbildung repräsentiert etwas Wirkliches, einen Ort, den ich ins Leben rufen kann, indem ich die Pollen, Sporen und anderen mikroskopisch kleinen Dinge, die ich aus den Beweisstücken gewinne, sorgfältig untersuche. Es ist der Ort, den ich auf der Innenseite meiner Augenlider sehen kann, sobald ich die Augen schließe. Manche Teile des Bildes sind gestochen scharf, andere sind verschwommen und gleiten hin und her wie Amöben, wenn sich beim Mikroskopieren neue Informationen ansammeln. Der Ort, an dem jemand seine Geliebte verscharrt hat; der Ort, an dem das Opfer nach eigenen Angaben zu Boden gedrückt und vergewaltigt wurde, während der Tatverdächtige behauptet, nie dort gewesen zu sein. Es ist der Ort, an dem sich vielsagende Indizien an den Täter geheftet haben – Spuren, die ihn eines Tages bloßstellen werden. Es geht darum, dass die Natur die einzelnen Geschichten so miteinander verbindet, wie niemand sonst es könnte.

Und so hatten wir nun zwei Paar Sportschuhe, die Fußpedale des Wagens und eine Grabegabel. Dies waren die Gegenstände, die möglicherweise ein Bild von dem Ort ergeben konnten, an dem die arme Joanne Nelson lag.

Mein Job besteht darin, Antworten zu liefern oder zumindest Einsichten, die zu solchen Antworten führen können. Diese Arbeit ist manchmal langwierig, mühsam und lästig. Über viele Stunden hinweg hocke ich über mein Mikroskop gebeugt da, bis ich irgendwann aufstehe und mich strecke. Dann spaziere ich umher und gönne meinem Nacken ein wenig Erholung. Hinterher gehe ich vielleicht gleich wieder ans Mikroskop, weil ich etwas Interessantes gefunden habe und dieser Sache weiter nachgehen will. Oder ich spaziere mit meiner Katze eine Runde durch den Garten oder setze mich vielleicht sogar an das Klavier, das in meinem Arbeitszimmer steht. Meine Arbeit erfordert ein hohes Maß an Konzentration, die über lange Zeit aufrechterhalten werden muss. Fokussiert zu bleiben, ist überhaupt das Wichtigste, denn sonst kann sich alle Hoffnung, das Bild eines Tatorts korrekt zu visualisieren, in Luft auflösen.

Die Stunden können dabei nur so dahinrinnen. Ich habe mich schon bis zur Erschöpfung getrieben, als ich herauszufinden versuchte, ob winzige Elemente auf dem Grat eines Pollenkorns geradlinig oder schräg angeordnet sind und ob das undeutliche Wirbelmuster typisch für Weißdorn ist oder eher für ein anderes Mitglied der Rosenfamilie. Ein solches Urteil kann darüber entscheiden, ob ein Fall gelöst wird oder unaufgeklärt bleibt; von der richtigen Unterscheidung zwischen dem einen Pollenkorn und dem nächstverwandten kann es abhängen, ob ein Mensch in Freiheit bleibt.

Während ich die verschiedenen Körnchen untersuche und zähle, baue ich Bilder von Pflanzen auf und, davon ausgehend, Bilder der Habitate, in denen sie wachsen. Wenn sich auf dem Objektträger schließlich eine Ansammlung verschiedener Pollentypen abzeichnet, vermittelt sie eine Vorstellung von der Vegetation am Tatort und in seiner näheren Umgebung. Das liefert mir zum Beispiel Hinweise auf den Säuregrad des Bodens und seine Feuchtigkeit; es zeigt mir, ob es ein sonniger oder schattiger Platz ist, ob es sich um ein Waldgebiet handelt und wenn ja, welche Art von Wald es ist. Es kann mich Stunden kosten oder auch Tage, es kann Wochen und noch länger dauern. Aber manchmal passt alles wunderbar zusammen, und wenn das geschieht, ist das Gefühl von Zufriedenheit unvergleichlich. Manchmal ist es so, als wenn man in ein Puzzle die letzten Teile einfügt, obwohl mein selbst gefertigtes Bild natürlich auch ein paar falsche Teile und einige Lücken enthalten kann. An den Schuhen könnte es Pollenkörnchen von anderen Orten geben, und manche Pflanzen vom Tatort könnten nicht repräsentiert sein, aber das bereitet mir keine großen Sorgen, denn wenn es genügend richtige Puzzleteile gibt, wird man das Bild erkennen können.

Der Mord an Joanne Nelson zählte zu den seltenen Fällen, in denen sich das Bild schnell und klar aufbaute; ein paar Untersuchungen mit dem Mikroskop, und schon war es in seinen wesentlichen Zügen da. Ich musste gar nicht lange und sorgfältig abwägen. Es lagen Indizien in der Luft, und man konnte sie beinahe schon mit Händen greifen. Paul Dyson wusste vielleicht wirklich nicht, wo er gewesen war in jener Nacht, als er Joanne Nelsons Leiche fortgeschafft hatte, aber seine Siebensachen wiesen uns den Weg.

Ich war mir bald sicher, dass Joanne in einem Forstgebiet lag oder zumindest ganz in der Nähe, aber im Laufe der Jahre hatte ich gelernt, dass ein einziges Puzzleteil so gut wie nie ausreicht. Man muss genauer hinschauen und etwas tiefer bohren. Außerdem ist das an einem Tatort zusammengetragene Material nie völlig makellos und eindeutig. Es kann sein, dass Pollen verschwunden sind oder sich zersetzt haben. Man wird auf andere mikroskopisch kleine pflanzliche und tierische Strukturen stoßen: Reste von Mikropilzen, Algen-, Pflanzen- und Tierfragmente; all dies kann den Anblick, der mir das entscheidende Beweisstück liefern soll, zumüllen und verwirren. Und die Identifikation der Pollenkörner ist ja nur der Anfang. Ein Waldstück mit Hasenglöckchen (den legendären *bluebells*) in der Grafschaft Surrey kann einem Waldstück mit Hasenglöckchen in Essex ähneln; forstwirtschaftliche Anpflanzungen gibt es im ganzen Land, und es ist gut möglich, dass überall eine ähnliche Mischung von Baumarten gepflanzt worden ist. Schlimmer noch: In einer einzigen Probe könnte eine einzeln stehende Kiefer ein ähnliches Resultat erbringen wie der Saum eines Kiefernwaldes.

Nein, was man will – und was man braucht –, ist ein Bild mit all seinen kontrastierenden und widersprüchlichen Schattierungen. Wie ein Parfüm kann es eine dominierende Duftnote haben, aber auch mit anderen Düften durchsetzt sein, die uns helfen, das zu durchsuchende Areal einzugrenzen. Die dominierende Note könnte uns in ein Heidemoor führen, in einen Kiefernforst oder irgendeine Gegend an der Küste. Aber Moore sind wilde, weiträumige Gebiete, Aufforstungen erstrecken sich meilenweit und quer durch unser Land, und vom Meer sind wir in Großbritannien nie wirklich weit entfernt. Nein, was wir suchen, ist eine Kombination, eine spezifische Mischung aus Spurenmaterial, die unseren Tatort unverwechselbar machen kann.

Als ich das Bild der Örtlichkeiten in meinem Geist fixiert hatte, streckte ich den Arm aus und griff nach dem Telefonhörer. Mein Anruf wurde sofort entgegengenommen, und ich war erleichtert, die ruhige Stimme von Ray Higgins zu hören, dem freundlichen Kriminalkommissar. Seine Mitarbeiter hatten nach Informationen gegiert und waren wie Drohnen um eine Bienenkönigin geschwärmt, aber Ray war anders. Seine behutsame Art konnte darüber hinwegtäuschen, dass er durch und durch kompetent war, einen scharfen Intellekt besaß und mit eiserner Entschlossenheit daran arbeitete, den Wunsch der Eltern zu erfüllen und die junge Frau zu finden.

»Pat?«

Ich war froh, dass wir nicht über Skype kommunizierten, denn als ich mit geschlossenen Augen weiterredete, muss ich wie eine verrückte Mystikerin ausgesehen haben. »Ja, Ray, ich sehe den Ort vor mir, an dem sie liegt.«

Ich spürte die Erleichterung am anderen Ende der Leitung. »Sie liegt in einem Nutzwald, der nach den Regeln der Forstwirtschaftsbehörde angelegt wurde.«

Plötzlich wurde Rays Stimme lebhaft: »Ja, Pat, er hat gesagt, dass es dort Weihnachtsbäume gab. Das ergibt wirklich Sinn.«

Im Profil waren einige Fichtenpollen enthalten – Fichte, der Baum, den man alljährlich zum Weihnachtsfest opfert. Ich war mir aber ziemlich sicher, dass es sich nicht um eine reine Weihnachtsbaumplantage handelte, denn fürs Fest schlägt man nur junge Bäume. Um Pollen hervorzubringen, muss ein Fichtenbaum die Fortpflanzungsreife erlangt haben, was mindestens vierzig Jahre dauert, und ein solcher Baum wäre dann schon richtig hoch. Wenn Dyson Weihnachtsbäume erkannt zu haben glaubte, hatte es dort vielleicht einen beträchtlichen Bestand von ihnen gegeben, möglicherweise gleich an der Waldgrenze. Es scheint rätselhaft zu sein, dass man mitten in einem reinen Fichtenwald oder in seiner nahen Umgebung so wenig Fichtenpollen findet, aber für den Kenner liegt die Antwort auf der Hand: Zum Fällen bevorzugen die Förster Fichten, die ungefähr vierzig Jahre alt sind, also gerade die Fortpflanzungsreife erreicht haben; sie werden in der Blüte ihrer Jahre gefällt, sodass sie in der Landschaft nur wenig Pollenmaterial hinterlassen, das von ihrem früheren reichen Vorkommen zeugen könnte. Wenn Sie Fichtenpollen finden, muss es irgendwo fortpflanzungsreife Bäume gegeben haben.

Ich hielt die Augen noch immer fest geschlossen, um mich von nichts ablenken zu lassen, und fuhr fort: »Wenn ich mir die Ergebnisse aus der Untersuchung des Wagens anschaue, sieht es so aus, als wäre man mit ihm auf einem Forstweg gefahren, der trockenen, sandigen Boden hatte, aber vielleicht auch feuchte Gräben an den Rändern oder Pfützen in den Fahrspuren. Ich kann sehen, dass er ziemlich unbeschattet ist, aber rundherum gibt es eine Menge Wald mit aufgeforsteten Nadelbäumen und einer Mischung aus Laubbäumen, hauptsächlich Eichen, Buchen, Haselnuss, dazu auch ein paar Bergahorne und Ulmen. Es gibt feuchtere Bodenpartien, weil man auch Weiden und Erlen findet. Und es scheinen dort reichlich Efeu und Brombeeren zu wachsen.«

Mein Bild war nur ein vorläufiger Versuch, aber bei Feldstudien und unter dem Mikroskop hatte ich diese Pflanzengesellschaften schon sehr oft gesehen; meine Ergebnisse schrien geradezu: »Staatliche Forstwirtschaft!« Aber obgleich ich diese Pflanzengesellschaften leicht erkennen konnte, hatte ich schon sehr früh in meiner Laufbahn eines gelernt: Man findet niemals zwei Orte mit identischer Vegetation. Jeder ist einzigartig in Verbreitungsmuster und -dichte der verschiedenen Pflanzenarten. Zwar konnte ich beschreiben, was für einen Ort Dyson aufgesucht hatte, aber wenn wir die genaue Stelle finden wollten, brauchte ich etwas Spezielles und Ungewöhnliches.

An Vorläufigem und bislang ziemlich Oberflächlichem konnte ich noch viel mehr sagen, aber die Stelle exakt zu lokalisieren, erforderte eine Menge zusätzliche Arbeit. Bis zu einem gewissen Grad kann ich aus dem Beweismaterial der Pollen einen Ort recht leicht beschreiben, aber nicht ganz so einfach lässt sich herausfinden, wo dieses Bild in der Wirklichkeit seinen Platz hat – vor allem, wenn ich mit den infrage kommenden Landstrichen nicht vertraut bin. Ich kann zwar den Bodentyp vorhersagen und häufig auch die Geologie der darunterliegenden Schichten, aber in so einem Fall ist es gemeinhin effizienter, jemanden zu fragen, der sich mit der örtlichen Botanik auskennt, damit er mithilfe meiner Beschreibung die Basisarbeit vor Ort macht.

Ich fuhr fort: »Ray, Sie müssen einen besonnten Feld- oder Waldweg entlangfahren, bis Sie schließlich, vermutlich ganz in der Nähe des Weges, auf einen Bestand fortpflanzungsreifer Birken stoßen. Dort werden Sie sie finden. Oh, und …« Ich hielt inne, denn mir war klar, dass die folgenden Worte unglaublich klingen würden. Dennoch war ich mir sicher, dass sie stimmten.

»Sie wird gar nicht im Boden vergraben sein.«

Einen Moment lang war es still, und ich spürte ein gewisses Maß an Unglauben, aber Ray hörte mir einfach nur zu, und so redete ich weiter: »Sie liegt in einer Mulde, abseits von Weg, und ist mit Birkenreisig bedeckt.«

Ich ließ diese letzte Idee zu Joannes Ruhestätte noch ein wenig nachklingen, denn dies war das Bild, das ich besonders deutlich gesehen hatte.

»Mit welcher Sicherheit können Sie das sagen?«, fragte Ray.

Das ist eine Frage, die man sich ständig selbst stellen muss, und so ist es auch zu entschuldigen, wenn andere sie aufwerfen – zumindest wenn sie höflich fragen und nicht in jenem beschuldigenden, ungläubigen und zweifelnden Ton, der mir in den ersten Jahren so oft begegnet ist.

»Ich bin mir ziemlich sicher, Ray.«

Es gab eine Zeit, in der ich selbst verblüfft war über die Genauigkeit der Beweisaussagen, die ich hervorbringen konnte, über all die Einzelheiten, die ich aus den Bildern unter meinem Mikroskop erstehen ließ. Heute geht es mir nicht mehr so. Zeugen fabrizieren nachträglich Details oder erinnern sich falsch, sodass sich zwei Berichte über denselben Moment nur in Ausnahmefällen wirklich gleichen. Videos und Standfotografie fangen nur einen Teil der Geschichte ein, wobei sie den breiteren Kontext außen vor lassen und unsere Gedanken unterschwellig in eine bestimmte Richtung lenken. Aber Pollenprofile können von kompetenten Palynologen, die noch dazu umfangreiche Erfahrungen in Feldforschung haben, genau interpretiert werden. Allerdings gibt es auch dabei immer Überraschungen, Dinge, die von den Lehrbüchern nicht abgedeckt werden, und deshalb ist Erfahrung so überaus wichtig.

Aus all den Proben, die ich präpariert hatte, ging deutlich hervor, dass Joannes Freund in einen Wald gefahren war, der außer Fichten noch andere kommerziell bedeutsame Nadelbäume enthielt, darunter Kiefern und einige Westliche Hemlocktannen. Auch Laubbäume kamen dort vor, wobei Birken das Profil klar dominierten. Es war eine interessante Mischung aus Bäumen und anderen Pflanzen, und ihre Verteilung auf den verschiedenen Beweisstücken sprach Bände. Der Ort hatte offensichtlich sauren, trockenen Boden, aber es gab auch feuchtere Stellen. Ich dachte, dass mir der Spoiler des Wagens ein umfassenderes Bild des Schauplatzes liefern würde, denn als das Auto zur Ablagestelle der Leiche gesteuert wurde, musste es auf der ganzen Strecke von der Einfahrt in den Wald bis zu der Stelle, wo Joanne lag, Beweisstücke aufgelesen haben. Dysons Schuhsohlen hatten höchstwahrscheinlich nur Material von dem Platz angenommen, an dem er die Leiche abgelegt hatte, und dieses Material an den Schuhen war sicher auch ins Auto hineingetragen worden.

Birke dominierte das Profil, aber auch Kiefer kam einigermaßen reichlich vor. Eiche, Haselnuss, Buche, Heidekraut, Farne und Gräser waren typisch für Wälder oder Waldränder und fügten dem Puzzlebild weitere Teile hinzu. Ich schaute mir Restmaterial von Pollen und Sporen an; sie waren in der vergangenen Wachstumsperiode produziert worden oder sogar noch früher. Haselsträucher blühen etwa ab Dezember, aber die anderen Pollen im Profil waren im vergangenen Jahr ab dem späten Frühjahr hervorgebracht worden. Mit anderen Worten: Das Beweismaterial hatte seit der vergangenen Wachstumsperiode, vermutlich sogar noch länger, am und im Boden sowie an Vegetation gehaftet. Egal welche Jahreszeit gerade ist – fast immer kann ich Material analysieren und das Bild eines Ortes aufbauen, selbst wenn die Polizei diesen Ort nicht gerade für vielversprechend hält.

Ich suchte auf den Objektträgern weiter.

Von Dysons Jeans konnte ich überhaupt nichts gewinnen und von seinen Nike-Sportschuhen fast nur Gräserpollen. Wie es aussah, hatte er diese Schuhe nicht getragen, als die Straftat begangen wurde. Aber als ich mir die Glasplatten mit dem Material von den Reebok-Schuhen, den Fußpedalen und dem Spoiler des Wagens anschaute, stand mir der Ort sofort vor Augen. Mir war bereits klar, dass wir es mit einem Waldstück zu tun hatten, das von forstwirtschaftlich kultivierten Koniferen beherrscht wurde, aber jetzt, wo ich noch mehr Glasplatten eingehend untersuchte, traten allmählich weitere Pollentypen hervor. Die Mischung der Palynomorphe leuchtete mir völlig ein. Nutzwaldbesitzer fügen am Rand ihrer Aufforstungsflächen oft heimische Laubbäume ein, um die dichte und öde Monokultur der Koniferen zu maskieren. Birken vertragen keinen Schatten; sie wachsen auch auf armen Böden noch gut, und ihre Lebensdauer entspricht ungefähr der Zeit, die Nadelbäume brauchen, um die passende Größe zum Gefälltwerden zu erreichen. Man kann verstehen, dass dieser »Unkrautbaum« bei Waldbesitzern so beliebt ist.

Die Reichhaltigkeit des Materials, das ich aus dem Spoiler gewonnen hatte, war für mich ein Hinweis darauf, dass Dyson den Wagen ein ganzes Stück in den Wald hinein gesteuert hatte, weil er nach einem geeigneten Platz suchte, um Joanne zu begraben. Das Innere des Autos barg ein kleines Geheimnis innerhalb des größeren Rätsels. Obwohl Dysons Reebok-Schuhe dick mit Pollen aus dem Wald behaftet waren, schien nichts davon auf die Fußmatte unter dem Fahrersitz übertragen worden zu sein, denn die war ungewöhnlich sauber und ließ nur ganz wenige Pollenkörner von Kiefern und ein einziges von Heidekraut erkennen. War sich Dyson der Möglichkeiten der Forensik so gut bewusst, dass er die Fußmatte ausgebürstet, abgesaugt oder vielleicht sogar nass abgeschrubbt hatte? Es sah auf jeden Fall danach aus. Und doch wies die Matte auf der Beifahrerseite dieselbe reichhaltige Pollenmischung auf wie seine Sportschuhe, und in meinem Kopf leuchteten blitzartig Bilder auf, die das erklären konnten. Um etwas Großes aus einem Auto heben zu können, müssen Sie manchmal auf eine der Fußmatten treten, um sich abzustützen. Ich konnte mir gut vorstellen, wie Dyson sich anschickte, Joanne aus dem Wagen zu zerren, wie er sich mit dem Gewicht ihres Körpers abmühte und seinen Fuß auf die Beifahrermatte stemmte, um eine bessere Hebelwirkung zu erzielen.

Ich hatte bereits festgestellt, dass wir nach einem Forst suchen mussten, aber nun brauchte ich etwas, um ihn genau zu lokalisieren und auch die Beschaffenheit der Stelle im Wald zu bestimmen, an der Joanne abgelegt worden war.

Die Erleuchtung kam mir dank der Grabegabel.

An Dysons Schuhen und den Bereichen der Fußmatte, die er mit den Sohlen berührt hatte, hatte es bereits eine Menge Birkenpollen gegeben. Als ich jedoch die Proben von der Grabegabel untersuchte, war ich erstaunt. Ich fand Birkenpollen am Stiel, Birkenpollen am Griff, und die Zinken waren dermaßen dick von Birkenpollen übersät, dass es dort fast nichts anderes mehr gab, von ein paar Pollenkörnern typischer Gartenpflanzen einmal abgesehen.

Das Bild von einem Schauplatz formt sich plötzlich in meinem Kopf. Das ist nicht so magisch, wie es den Anschein haben mag. Es ist eine Intuition, die sich auf all die Jahre gründet, in denen ich mich durch das Einmaleins des Faches kämpfte, umherreiste, vor Ort arbeitete und dabei fortlaufend große Mengen Wissen in mir anhäufte. Gespeichert und verarbeitet wird all dies in einem bemerkenswerten Supercomputer, dem menschlichen Gehirn.

Diesmal sah ich es ganz deutlich: Wie Dyson den Vauxhall Estate seiner Partnerin über einen Forstweg mit trockenem, sandigem Boden gesteuert hatte; wie die angepflanzten Nadelbäume links und rechts von ihm starr aufragten, bis er eine Stelle fand, wo der Wald nicht so dicht war. Und schließlich kam er an einen Birkenbestand. Dies schien der perfekte Ort zu sein. Ein Grab auszuheben, ist harte Arbeit, und es mit der Grabegabel auszuheben, ist schlichtweg unmöglich. Eine Grabegabel ist kein gutes Werkzeug zum Ausheben eines Grabes, aber zum Scharren und Kratzen eignet sie sich ganz bestimmt.

Wenn Sie durch Wälder und Forstflächen wandern, die oft am Rande von Heideland und Mooren liegen, dann wird Ihnen am Boden die dicke Schicht aus trockenen kleinen Zweigen auffallen. Dieses Material sammelt sich in Mulden, und man kann eine böse Überraschung erleben, wenn man denkt, dort hätte man festen Grund unter den Füßen, und stattdessen in ein Loch taumelt. In Aufforstungsgebieten gibt es zahlreiche Bodenwellen; die Waldarbeiter haben dort mit ihren Maschinen grobe Furchen eingegraben, die Aushöhlungen oder Erhebungen bilden und an vergangene Pflanz- und Baumfällarbeiten erinnern. Warum sollte man einen Toten vergraben, wenn man eine passende Mulde finden kann und einfach nur trockene Zweige darüberscharren muss, um seine Anwesenheit zu verbergen?

Ich vermutete, dass er Joannes schlaffen Körper vom Auto weggetragen und in eine passende Mulde gelegt hatte, die nicht mehr als hundert Meter vom Waldweg entfernt war. Verhaltensprofile haben herausgearbeitet, dass bei etwa hundert Metern die Grenze liegt, bis zu der jemand willens und fähig ist, die Leiche eines Erwachsenen zu schleppen. Ich malte mir aus, wie er strauchelte, wie seine Reebok-Schuhe im Mulch einsanken. Er musste in Panik geraten sein, als er feststellte, dass es zu schwierig war, Joanne zu vergraben. Aber verstecken konnte er sie. Ich dachte, er könnte sie in eine dieser Vertiefungen gerollt und den Mulch aus Birkenzweigen mit der Grabegabel über sie gebreitet haben, sodass man sie nicht mehr sah. Natürlich musste sie in einer Mulde liegen, damit die Zweige sie hinreichend bedeckten. Wäre sie auf flachem Boden zurückgelassen worden, hätte es einen Mulchhügel in Körperform gegeben, und das wäre auffällig und vielsagend gewesen.

Er muss gedacht haben, dass man sie erst nach langer Zeit finden würde. In diesem eisigen Winter würden um den Valentinstag herum nicht gerade viele Forstarbeiten stattfinden. Für Schmeißfliegen auf der Suche nach Eiablageplätzen war es sehr kalt, und der Geruch des Todes würde erst spät einsetzen. Das bedeutete auch, dass Füchse und Dachse die Tote nicht so leicht finden würden wie eine Leiche, die man im Hochsommer verscharrt hat. Es war möglich, dass sie eine Ewigkeit unentdeckt blieb – vielleicht sogar für immer.

Als er die Zweige mit der Grabegabel über ihr zusammenscharrte, war ihm glücklicherweise nicht bewusst, dass er dabei die Zinken seines Gartengeräts mit den Birkenpollen überzog, die später helfen sollten, Joanne Nelson ihrer Familie zurückzugeben und den Mörder vor Gericht zu bringen.

»Aber wo ist diese Stelle, Pat?«

Nicht gleich in der Nähe von Hull, so viel war sicher. Es musste ein Forst sein, in dem es Westliche Hemlocktannen gab, dazu alle Pflanzen aus dem Pollenmix und einen speziellen Farn, der bei mir zunächst nicht alle Alarmglocken klingeln ließ, weil er in weiten Teilen unseres Landes so verbreitet ist. Ich meine *Polypodium*, den Tüpfelfarn. Im Süden und Westen ist er unglaublich häufig, auch noch in Surrey, wo ich lebe, aber in diesem Teil der Grafschaft Yorkshire war sein Vorkommen ausgesprochen unüblich – beinahe schon selten. Was für ein glücklicher Umstand! Die Verbreitung dieses Farns konnte auf den Karten der Botanischen Gesellschaft von Großbritannien und Irland überprüft werden. Ich ziehe diese Unterlagen regelmäßig zurate. Das Interessante daran war, dass der Tüpfelfarn in jenem Gebiet früher häufig vorgekommen, nun aber gänzlich verschwunden war. Historische Aufzeichnungen zeigten, wo er einst gewachsen war, und so konnte man große Teile des Gebiets schon einmal ausschließen. Es gab drei Wälder, in denen Westliche Hemlocktannen standen, aber nur zwei davon hatten früher Vorkommen von Tüpfelfarn gehabt.

Dyson hatte bereits gesagt, dass er sich an ein Metalltor erinnere, zu dessen einer Seite jede Menge leere Flaschen lagen. Der zuständige Polizeiwachtmeister strotzte vor Eifer und konnte es sich nicht verkneifen, verschiedene Experten heranzuziehen, was in einigen Fällen unangemessen und ärgerlich war. Immerhin schaute sich ein lokaler Botaniker in Hull die Verbreitungskarten an und fand darin die historisch belegten Vorkommen von Tüpfelfarn, noch ehe ich Gelegenheit hatte, selbst darauf hinzuweisen. Aber das tat nichts zur Sache. Es ging einfach nur darum, dass wir diese junge Frau ihren Eltern zuliebe fanden. Nicht um Joannes willen, denn sie war nicht mehr am Leben, aber ihre trauernde und ängstlich wartende Familie war verzweifelt, und Ray Higgins war fest entschlossen, ihnen Joanne zurückzubringen.

Die Polizisten waren völlig aus dem Häuschen, als sie die neuen Informationen erhielten, und sie setzten Joannes Mörder in Handschellen auf die Rückbank eines Polizeiautos und streiften kreuz und quer über die gewundenen Straßen jener Gegend, immer auf der Suche nach einem Metalltor und Flaschen am Rande der Wälder, die man lokalisiert hatte. Sie waren einfach zu angespannt, um noch abwarten zu können, und so legten sie jede Menge Meilen zurück, bis sie, als sie bereits abgekämpft und entmutigt waren, ihren Heureka-Moment hatten: Da war ein fahles Metalltor, und auch die Flaschen lagen noch herum. Ich würde gern wissen, wie sie sich in diesem Augenblick gefühlt haben, aber ich nehme an, es war eine Mischung aus Aufgeregtheit und Erleichterung.

Sie fanden Joannes Leiche ziemlich rasch, und später sagten sie mir, dass die Präzision meiner Beschreibung sie sprachlos gemacht habe. Sie fanden Joanne am Fuß eines kleinen Abhangs, nur ein paar Schritte vom Feldweg entfernt, unter Birken und von Birkenzweigen bedeckt. Und so hatte es sich ausgezahlt, dass ich mir jahrelang das Grundwissen meiner Disziplin angeeignet, strapaziöse Reisen unternommen und Vor-Ort-Studien durchgeführt sowie eins und eins zusammengezählt und mit gesundem Menschenverstand verknüpft hatte – und dass ich schließlich mutig genug gewesen war, von meinen inneren Bildern zu sprechen.

Ich war nicht mit dabei an jenem Tag, als sie Joanne Nelsons Leichnam fanden und ihren schmerzerfüllten Angehörigen endlich bestätigten, was ihnen all die Zeit vermutlich schon klar gewesen war. Aber ich habe mir oft vorgestellt, wie sich jene Polizeibeamten gefühlt haben mussten, die meinen Visionen anfangs skeptisch gegenübergestanden hatten. Lange nach Dysons Verurteilung brachte mich Ray zu dem Ort, an dem Joanne gelegen hatte. In meinem allerersten Fall, auf den ich noch zurückkommen werde, war ich perplex gewesen über die Genauigkeit meiner Beschreibung einer Hecke und eines Feldes, aber nun, als ich mit Ray durch das verhängnisvolle Tor schritt, war ich genauso schockiert. Hier war der sandige Weg, den die Forstfahrzeuge benutzten. Er war tief ausgefahren, und spärliches Heidekraut spross sowohl auf den Kämmen der Fahrspuren als auch entlang der abgekanteten Wegränder. Besenheide toleriert feuchte Standortbedingungen, mag aber keine stehende Nässe; die Furchen waren eindeutig feucht, und in einiger Entfernung vom Feldweg verlief ein flacher Graben mit stehendem Wasser. Linker Hand gab es ein Stück offenes Gelände, das von Adlerfarnen beherrscht wurde, und rechts vom Pfad erstreckte sich, soweit man blicken konnte, dichter Baumbewuchs. Die Baumpflanzungen spiegelten das wider, was ich bereits auf den Objektträgern gefunden hatte: Es gab eine Menge Kiefern, Westliche Hemlocktannen und Fichten.

Am Fall Joanne Nelson gibt es eine Facette, die mir immer hilft zu erklären, auf welche Weise ein biologischer Forensiker vorgehen kann. Ich hatte herausbekommen, in welchem Landschaftstyp wir suchen mussten. Ich wusste, welche Bäume dort wuchsen, wie der Boden beschaffen war und welche krautigen Begleitpflanzen man auf diesem Boden erwarten durfte. Mir war, als könnte ich vor meinem geistigen Auge Paul Dyson folgen – den Waldweg entlang bis zu jener Stelle, wo er den Leichnam versteckt hatte. Aber die Grafschaft Yorkshire umfasst ein großes Gebiet, und es konnte viele Orte geben, die zu der von mir angefertigten Schablone passten. Immerhin trifft man im ganzen Land auf forstwirtschaftliche Anpflanzungen mit Birkenbeständen. Die Polizei hätte sie vielleicht eine nach der anderen durchkämmen können, wenn sie genügend

Ressourcen gehabt hätte. Zum Glück aber hatte die Natur uns einen Anhaltspunkt geliefert, der uns schließlich auf den richtigen Weg führte. Denn in den winzigen geborgenen Überbleibseln gab es Pollen der Westlichen Hemlocktanne und Sporen des Tüpfelfarns.

Bis heute bin ich stets davon beeindruckt, dass Pollenprofile so viele Informationen preisgeben, so viele Gedanken, Hypothesen und Visionen auslösen können – alles beruhend auf kleinen Indizienschnipseln, die für mich durchaus greifbar waren, anderen aber vermutlich wie Aberglauben oder Magie vorgekommen sind.

In den letzten Jahren haben auch einige Geologen versucht, bei Fällen wie diesem zu helfen. Vor allem einer arbeitete vor zwanzig Jahren daran; er konnte die Polizeibeamten davon überzeugen, dass Spurenmaterial in Form von mineralischen Partikeln im Boden unfehlbar sei. Bekanntheit erlangte er besonders durch die Höhe seiner Rechnungen, wobei diese Summen stets umgekehrt proportional zu der von ihm gelieferten Menge an Informationen waren. Er kostete verschiedene Polizeikräfte eine schöne Stange Geld, bis er schließlich in Misskredit geriet, und obwohl er buchstäblich Tausende Proben zu nehmen pflegte, konnte er nicht zu jener hohen Auflösung gelangen, die man aus Pflanzen mittels einer Handvoll einfacher Proben, eines Mikroskops und eines Spritzers medizinischen Shampoos zum Auswaschen des Belegmaterials gewinnen kann. In einem Fall wartete er mit derselben Positionsbestimmung auf wie ich, aber dafür hatte er mehr als tausend Proben analysiert, die er entlang einer mehr als achtzig Kilometer langen Schnittlinie entnommen hatte, während ich das gleiche Ergebnis erzielte, indem ich gerade einmal vier Proben von einem Spaten analysierte und ein wenig Beobachtungsarbeit vor Ort leistete. Wenn Sie die Ökologie Ihrer Pflanzen kennen, können Sie den Typ des Bodens vorhersagen, auf dem sie wachsen, und damit auch die Geologie der darunterliegenden Schichten.

Es ist zu viel Aberglaube in der Welt. Aber was ich mache, ist keine Magie. Es ist Wissenschaft. Noch vor zwanzig Jahren hätte man Joanne vielleicht nicht eher gefunden, als bis ein Forstarbeiter über ihre verstreuten Knochen gestolpert oder ein einsamer Spaziergänger, der mit seinem Hund durch den Wald streift, zufällig auf sie gestoßen wäre. Aber mithilfe der Wissenschaft, für die ich Pionierarbeit geleistet habe, waren wir imstande, durch die winzigen von der Natur hinterlassenen Spuren den Ort aufzuspüren, den der Mörder aufgesucht hatte. Egal ob wir Mörder sind oder nicht, wir markieren unwissentlich unsere Pfade – und jemand, der etwas von Landschaften, Pollen und anderen Palynomorphen, von Pilzen und Böden versteht, kann ihnen folgen.

Ich bekam einen Brief von Joannes Eltern, in dem sie mir dafür dankten, dass ich ihnen ihre Tochter zurückgegeben hatte. Ich gestehe, dass Joanne für mich bis dahin eher ein Rätsel gewesen war, das es zu lösen galt, und dass ich zu sehr beschäftigt war mit dem Zusammentragen von Informationen, als dass ich an sie als Mensch gedacht hätte. In einer Welt, in der man täglich mit einigen der schlimmsten Dinge konfrontiert ist, die Menschen einander antun können, wird man allzu leicht desensibilisiert; man verliert sich in der intellektuellen Herausforderung und lässt die menschliche Tragödie beiseite. Doch als ich in meinem Arbeitszimmer saß, meine geliebte Katze auf dem Schoß, und die Worte von Joannes Mutter las, veränderte sich etwas in meiner Wahrnehmung. Joanne Nelson war nicht nur ein Rätsel, das gelöst werden musste. Sie war nicht einfach ein Problem, das ich mit all meiner langjährigen Erfahrung anzugehen hatte. Sie war tatsächlich ein lebender Mensch gewesen mit ihrer Liebe, ihren Hoffnungen, ihren Ängsten und Zielen. Die Worte ihrer Mutter brachten mich zu dieser Einsicht, und ein Schwall von Emotionen, wie ich ihn selten fühle, überflutete mich. Und mehr noch als die intellektuelle Herausforderung, mehr noch als der Stolz, den ich stets empfand, wenn ich die Wissenschaft der biologischen Forensik voranbrachte, ist dies der Grund dafür, dass ich meine Arbeit tue. Was die Menschen fühlen, ist von Belang.

3 Zeugen der Vergangenheit

Nun ist es vielleicht an der Zeit, zu den Anfängen zurückzugehen.

Ich hatte nicht vorgehabt, das zu werden, was ich schließlich wurde, und auf diese Weise beginnen natürlich die besten Geschichten. Ich war schon Anfang fünfzig, als ich den Anruf bekam, der den Lauf meines Lebens verändern sollte, indem er mich in die Welt der forensischen Ermittlungen hineinzog. Damals hätte man meine berufliche Laufbahn bereits als umfangreich und vielgestaltig bezeichnen können. Ich hatte mein Arbeitsleben mit einer Ausbildung zur Labortechnikerin am Charing Cross Hospital begonnen und in der seinerzeit erst zweiten Dialyse-Einheit Großbritanniens gearbeitet. Dort war ich es gewohnt, mit Blut und Exkrementen umzugehen und widerwärtige Gerüche zu ertragen. Schließlich wurde ich in Forschungsprojekte eingebunden, was bedeutete, dass ich mich mit Versuchstieren befassen musste. Irgendwann lernte ich die Ratten lieben – kleine, zappelnde weiße Dinger mit rosa Schnäuzchen. Sie waren neugierig und ließen sich gern knuddeln und kraulen. Ich mochte die Tiere und hasste das Forschungsprogramm, und am Ende war ich mir sicher, dass eine Berufslaufbahn in der Medizinforschung nichts für mich war.

Mein Freund, den ich später heiratete, war der Ansicht, dass ich etwas machen sollte, das besser zu einer Dame passte als die Arbeit mit Ratten und die Analyse von Urin, Kot und Blut. Aber, so fragte ich mich, was bedeutete eigentlich *ladylike?* Vielleicht brauchte ich dazu den Ganztagskurs für Wirtschafts- und Bürofachkräfte, dessen Werbung ich gerade gesehen hatte? Und so bewarb ich mich und bekam einen finanziell geförderten Vollzeit-Ausbildungsplatz. Der Kurs erwies sich als ziemlich anspruchsvoll. Er war neu eingerichtet worden, und für die Kernfächer – Recht, Wirtschaft, Psychologie und Englisch – zog die Fachhochschule Lehrkräfte heran, die in Teilzeit arbeiteten. Außerdem standen wir unter großem Druck, in Maschinenschreiben zu glänzen und in Stenografie nach dem System von Pitman (bisher ist mir kein anderes so wunderbares, logisches und zugleich flexibles System begegnet). Wir mussten auch so ungefähr alles lernen, was zur Führung eines leistungsfähigen Büros notwendig war. Nach all den Ausbildungen und Studien, die ich in meinem Leben durchlaufen habe, erscheint mir dieser Kurs in der Rückschau als wirklich herausragend. Ich liebte die Herausforderungen und schaffte den Abschluss mit Auszeichnung. Am Ende des Lehrgangs nahmen alle Studenten an den Prüfungen teil, die von der Londoner Handelskammer durchgeführt wurden. Es waren sehr anspruchsvolle Prüfungen mit internationaler Beteiligung, in denen die Fähigkeiten in Büroführung und Betriebswirtschaft eingehend getestet wurden. Ich war verblüfft, dass ich als Beste abschnitt, genoss aber all den Rummel und den Spaß, die damit verbunden waren. Dazu gehörte auch, dass mir Lord Luke im Mansion House, dem Sitz des Londoner Oberbürgermeisters, eine Auszeichnung überreichte.

Nach dem Abschluss arbeitete ich zunächst in Knightsbridge in der Hauptniederlassung von Coca-Cola. Die Neueingestellten nahmen schnell ein paar Pfunde zu, denn das Getränk war stets in Reichweite. Meine erste Erfahrung mit von oben verordneter »Betriebsverbundenheit« bestand darin, dass man stets ein Glas des zuckrigen und säuerlichen Gebräus auf dem Schreibtisch stehen haben musste. Ich fand meinen Job lächerlich, denn ich arbeitete für geltungsbedürftige Nobodys im dunklen Anzug, die alle damit befasst waren, ein Produkt unter die Leute zu bringen, das sich eigentlich von selbst verkaufte. So zog ich rasch weiter und arbeitete fortan in einem großen und renommierten Bauunternehmen. Es war ein anspruchsvoller Job, in dem ich viel Verantwortung trug, und es machte mir Spaß, etwas über die technischen Aspekte solch riesiger Bauprojekte wie der London Bridge oder des Kraftwerks Drax zu erfahren, aber nach einigen Jahren wurde für mich selbst dieser Job ermüdend. Er war einfach nicht innerlich befriedigend, und ich langweilte mich. Es war zu viel Routine dabei und zu wenig Gelegenheit, faszinierende Dinge zu lernen – ich brauchte neue Herausforderungen. Ich war wie ein Pferd, das immer zum gegenüberliegenden Feldrain hinüberzerrt, weil es wissen will, was dort so wächst, und ein paar Kostproben davon haben möchte. Ich wollte erfahren, was es da draußen sonst noch gab.

Mein nächster Schritt leitete eine der glücklichsten Phasen meines Lebens ein. Ich begann, am Londoner King's College Botanik zu studieren. Um meine wahre Nische zu finden, hatte ich warten müssen, bis ich Ende zwanzig war, und nach allem, was ich schon ausprobiert hatte, fühlte ich nun, dass ich endlich angekommen war. Ich war zehn Jahre älter als die meisten Kommilitonen, aber das schien niemandem aufzufallen, und es gab überhaupt keine Barrieren zwischen uns; wir verkehrten ganz selbstverständlich miteinander. Damals war ich bereits verheiratet und hatte einen Haushalt zu führen, und doch beteiligte ich mich an vielen der üblichen studentischen Aktivitäten. Man wählte mich zur Vorsitzenden der Biologischen Gesellschaft, und meine Freundin Myra O'Donnell (eine brillante und gut organisierte Zoologin) und ich verbrachten den Samstagvormittag immer beim Fechtunterricht. Die Turnhalle befand sich damals in den tiefen Eingeweiden des Strand Building.

Unser Fechtlehrer war ein schneidiger Ungar, der schon ein gewisses Alter hatte. Wenn er sich nicht gerade mit großer Geste durchs Haar fuhr, piekte er uns mit seinem Florett in die Rippen, bis wir lernten, wie man pariert und Gegenstöße führt. Weil ich immer so außer Atem geriet, erlaubte er mir netterweise, meine Prüfung fürs Fechtsportabzeichen in Bronze in zwei Teilen abzulegen. So erhielt er in mir die Illusion aufrecht, ich könnte wirklich fechten.

Der Korridor neben der Turnhalle war mit uralten Steinplatten gepflastert und von Garderobenschränken gesäumt, die noch aus dem 18. Jahrhundert stammen mussten. Jeder trug mit Goldschrift aufgemalte, dekorative Ziffern. Myra und ich fochten oft den ganzen Korridor entlang, die Stufen zur großen Eingangshalle hinauf und wieder zurück. Eines Samstags sagte ich: »Ist dir schon aufgefallen, dass wir eine Choreografie geschaffen haben und dass keine von uns gewinnen kann?« Wir lachten uns schlapp, änderten aber nichts an unseren samstäglichen Ritualen.

Im Rückblick erscheint mir meine Zeit am King's College als märchenhaft, denn ich erkundete so viele akademische Disziplinen, wie mein Stundenplan es zuließ! Obwohl ich Botanik studieren sollte, ergriff ich jede Gelegenheit, etwas über Ökologie, Geologie und Mikrobiologie zu lernen, über Zoologie, Parasitologie und überhaupt alles, was mir ein umfassenderes Verständnis der Welt der Natur ermöglichte. Es war ein Vergnügen, viele Stunden in der Bibliothek zu verbringen und dabei von Texten überrascht zu werden, auf die heutige Studenten – die sich weitgehend auf elektronische Informationen stützen – gar nicht mehr stoßen würden. Es war ein traditionelles Studium, bei dem ich Seminare mit Kleingruppen besuchte, Mitschriften machte, Hausarbeiten schrieb, die Bibliothek durchstöberte, Forschungsprojekte realisierte und mit Freude an Exkursionen in viele verschiedenartige Habitate teilnahm. Ich lernte die Geheimnisse so vieler Facetten der Natur, vom Nervensystem einer Eidechse bis hin zur Struktur von Gräsern. So wurde ich zu mir selbst, und ich liebte es.

Schließlich wurde ich am King's College Dozentin für Mikrobielle Ökologie. Ich genoss die Herausforderung, nunmehr »auf der anderen Seite des Zaunes« zu stehen. Es war eine dankbare Aufgabe, Studenten dabei zu helfen, ihr Wissen über die Natur anzureichern. Ich spürte, dass ich etwas sehr Spezielles weitergab, Wissen, das nicht verloren gehen sollte. Am Ende aber war ich von meinen umfangreichen Lehrverpflichtungen geschafft – der zermürbenden Routine, Vorlesungen zu schreiben und zu halten, Hausarbeiten und Prüfungen zu entwerfen und zu benoten und in Beratungen herumzusitzen. Und so bewarb ich mich nach achtzehn Jahren an einem der schönsten Orte, an denen ich je arbeiten durfte, für eine Stelle am Londoner University College (UCL), und zwar am Institut für Archäologie. Ich wollte künftig die meiste Zeit mit Forschungsarbeit zubringen und nicht mehr in der Lehre.

Die Botanikabteilung am King's College war klein gewesen und die Belegschaft fröhlich; wir hatten eine Menge Spaß gehabt. Jeder wichtige Anlass wurde mit einer Party gefeiert, an der alle teilnahmen – von den Erstsemester-Studenten bis zu den Professoren. Am UCL ging es ganz anders zu. Abgesehen von gelegentlichen Besprechungen war ich hier vollkommen in die Forschung vertieft, und die Atmosphäre war eine völlig andere. Ich hatte eine neue Berufsbezeichnung erworben, von der ich nicht wusste, ob ich sie verdient hatte: Ich war nun eine »Umweltarchäologin«. Am King's College waren Mittagessen und Teestunden immer voller Lachen und intellektueller Diskussionen gewesen, und ich hatte mich jeden Tag darauf gefreut, die Eingangstür des Instituts zu durchschreiten. Am UCL blieb jeder für sich in seinem Arbeitsraum; es war schwierig, überhaupt jemanden kennenzulernen. Aber die Art der Arbeit machte den Mangel an Sozialkontakten wieder wett, und bald freundete ich mich mit anderen Umweltarchäologen in ganz Großbritannien an.

Es war eine total faszinierende Zeit: Ich analysierte Ablagerungen aus archäologischen Fundstätten und ihrer Umgebung, ich versuchte die Veränderungen in uralten Landschaften nachzuweisen und zu ermitteln, welche Feldfrüchte und welche Art von Ackerbau diese prähistorischen Völker gekannt hatten. Diese Arbeit brachte es mit sich, dass ich über viele Wochen hinweg quer durchs Land von einer archäologischen Stätte zur nächsten zog, Boden- und Sedimentproben von längst unter der Erde verschwundenen Oberflächen, Gräben und Gruben mit ins Labor heimnahm und dort die langwierigen und gefährlichen chemischen Verfahren durchführte, mit denen man die organischen Partikel aus den Ablagerungen gewinnen konnte. Während ich Probe um Probe aus allen möglichen Fundstätten analysierte, vom Paläolithikum bis zum Mittelalter, wurde mir allmählich bewusst, welches Potenzial und welche Grenzen die von uns verwendeten Techniken hatten. Ich verbrachte mein Leben damit, aus organischen Partikeln, Pollenkörnern und Sporen, die wir aus den archäologischen Stätten gewonnen hatten, historische Umwelten zu rekonstruieren. Die Rolle eines Umweltarchäologen besteht darin, den von den Ausgräbern ans Licht gebrachten Siedlungen Farbe, Leben und Sinn zu verleihen.

Ich analysierte ganz unterschiedliche Stätten: ein Fort am Hadrianswall und einen tiefen Sumpf nördlich davon, ein Gasthaus, das man aus der Vulkanasche von Pompeji freigelegt hatte, und sogar die Fundstätte unter Terminal 5 des Flughafens Heathrow mit ihren zahlreichen Siedlungsschichten. Meine Arbeit in Heathrow brachte eine wunderbare Bronzezeitlandschaft zutage, die vor 4000 Jahren ein ländliches Idyll gewesen sein musste – mit langen, hübschen Hecken, die sich durch Felder zogen, auf denen man mal Rinder und Schafe gehalten, mal Getreide angebaut hatte. Es war, als würde man durch sehr dicke Linsen blicken, und obwohl wir eine gute Vorstellung von der damaligen Landnutzung gewinnen konnten, mussten wir unsere Interpretationen doch immer mit modernen ethnografischen Beispielen abgleichen. Es ließ sich nicht feststellen, ob unsere Deutungen tatsächlich korrekt und präzise waren. Trotzdem verschaffte mir die Arbeit oftmals innere Befriedigung, und ein wichtiger Grund dafür war, dass ich an den Ausgrabungsstätten mit anderen Umweltarchäologen zusammenarbeitete. Ich analysierte Pollen und Sporen, also Palynomorphe.

Peter Murphy, ein sehr guter Freund von mir, der an der University of East Anglia tätig ist, war auf Samen spezialisiert, auf andere Pflanzenteile, die man mit bloßem Auge sehen kann (Makrofossilien), sowie auf Schneckengehäuse und Muschelschalen. Andere analysierten Tierknochen oder menschliche Überreste, und Richard Macphail, ein weiterer guter Freund und mein Kollege am Institut, war oder vielmehr ist Spezialist für die Mikromorphologie des Bodens. Er bettete Bodenschichten in Kunstharz ein, fertigte von diesen Blöcken dünne Schnitte an und fand direkt unter seinem Mikroskop Indizien für frühere menschliche Aktivität. An seiner Arbeit war ich fast ebenso interessiert wie an meiner eigenen. Stellen Sie sich das einmal vor: Sie können ein Stück Boden unter der Erdoberfläche sehen, all seine Mineralien und Organismen in »Aspik« festgehalten – Sie erblicken einen Mikrokosmos in seiner verborgenen Realität. Diese Böden trugen einst die Pflanzen, Tiere und Menschen, die andere von uns wieder »lebendig machten«, indem sie realistische Bilder der Vergangenheit erstellten.

Wir hatten viele fröhliche Zusammenkünfte und eine Menge Spaß – an den Grabungsstätten wie auf Konferenzen –, und gemeinsam schufen wir Abbilder von dem, was in vielen Phasen historischer Besiedlung und Entwicklung geschehen war. Wenn Sie ein Museum besuchen und dort die Rekonstruktion eines römischen Bauernhofes, eines angelsächsischen Dorfes oder einer Steinzeithütte sehen, können Sie dem Trupp von Umwelt- und anderen spezialisierten Archäologen danken, der akribische Analysearbeit geleistet hat, um Ihnen die Geschichte nahezubringen. Ohne diese Menschen wäre Archäologie meiner Meinung nach staubtrocken – Feuersteine, Keramik, grobes Gestein und Metall, nur gelegentlich ein spannendes Einsprengsel in Form eines Knochens, eines Schmuckstücks oder eines behauenen Steins. Im Grunde führt der Archäologe die Ausgrabung durch und holt all diese wunderbaren Dinge auf sorgfältigste Weise aus dem Boden, aber dann sind es die Experten aus einer Vielzahl von Disziplinen – Metallurgie, Keramik, Entomologie, Botanik, Knochenkunde, Mikromorphologie alter und überdeckter Böden –, die alles zum Leben erwecken. Vielen Menschen ist das gar nicht bewusst.

Pollen, Sporen und viele andere mikroskopisch kleine Dinge in meinen Proben sind Zeugen der Vergangenheit. Während die Aktivität von Bakterien und Pilzen durch Sauerstoffmangel oder zu starken Säuregehalt unterbunden wird, können Pollen über Tausende Jahre hinweg erhalten bleiben. Wir durften keinen einzigen davon übersehen oder ignorieren, denn selbst unscheinbare, winzige Partikel können uns Informationen liefern. Nach der Vorbereitung des Materials wurden die Proben dauerhaft auf Objektträger gebannt, und dann begann die zermürbend schwere eigentliche Arbeit – man saß Stunden über Stunden am Mikroskop, untersuchte quer über die Glasplatte nach einem streng geregelten Ablauf einen Abschnitt nach dem anderen und widerstand der Versuchung, auch nur einen einzigen Bildausschnitt auszulassen, denn gerade hier konnte ja etwas Wichtiges zu finden sein. Ich war fasziniert davon, historische Lebensumwelten zu rekonstruieren, und es war wunderbar, mit Kollegen zusammen zu sein, die mit Befunden anderer Art arbeiteten. Im Abschlussbericht wurden alle unsere Tätigkeiten zusammengefasst und so Bilder von der Vergangenheit gemalt. Ich war mit meinem Schicksal ziemlich glücklich, und als eines Tages das Telefon klingelte, erwartete ich überhaupt nicht, dass dies der Beginn eines neuen Kapitels in meiner Lebensgeschichte sein würde.

Die Stimme am anderen Ende der Leitung hatte einen starken schottischen Akzent und gehörte einem Beamten im Polizeibezirk Hertfordshire.

»Sind Sie Pat Wiltshire?«, fragte er. »Der botanische Garten von Kew hat uns Ihren Namen gegeben. Dort konnte man uns nicht weiterhelfen …« Hier legte er eine Pause ein, als wollte er mir Zeit geben, seine Worte sacken zu lassen. »… aber man meinte, Sie könnten es.«

Vor wenigen Augenblicken noch war ich irgendwo im Neolithikum gewesen und hatte ein Bild davon aufgebaut, wie unsere ursprünglichen Wälder ausgesehen hatten, bevor sie von den ersten Bauern zurückgedrängt und niedergebrannt wurden. Nun, wieder in die Gegenwart zurückgerissen, zögerte ich.

»Ähm, ja«, sagte ich.

Die Sache machte mich neugierig – noch nie hatte die Polizei Kontakt mit mir aufgenommen.

»Worum geht es denn?«

»Sie sind doch eine … eine Polyogistin?«

»Nicht ganz«, sagte ich und täuschte angesichts dieses verbreiteten Irrtums Geduld vor, so gut es eben ging. »Ich bin Palynologin.«

Palynologie. Wörtlich übersetzt die »Wissenschaft vom Staub« – oder um es verständlicher auszudrücken, die Erforschung von Pollen, Sporen und all den anderen winzigen Palynomorphen und Partikeln, die wir aus der Luft, dem Wasser, aus Ablagerungen, manchen Böden und der Vegetation gewinnen können. Palynologin zu werden, hatte auch nicht in meiner Lebensplanung gestanden, aber es war der Weg, auf den mich das Leben geführt hatte, und ich war ziemlich zufrieden damit. Es verschaffte mir viel größere Freiheiten, als wenn ich noch für die Studenten verantwortlich gewesen wäre.

Der Kriminalbeamte am anderen Ende der Leitung wartete immer noch auf eine Antwort.

»Warum brauchen Sie einen Palynologen?«, fragte ich.

Die Antwort kam frei heraus: »Wir haben hier einen Mörder.« Ich musste mir das Lachen verkneifen, denn in seinem schottischen Akzent rollte der Polizist die Rs so sehr, dass »Mörder« zu

»Merr-derr« wurde. Alles war so unwirklich und absurd, dass es einem Theaterstück vom West End hätte entstammen können.

»Ein Mordfall? Wie kann ich Ihnen dabei helfen?«

»Wir haben eine Leiche, und wir haben einen Wagen.«

Auf dieses Gespräch habe ich oft zurückgeblickt, denn es war ein Wendepunkt in meinem Leben. Tatsache ist, dass ich, sobald das Wort »Mörder« gefallen war, mehr als neugierig wurde. Wenn Sie tagein, tagaus im Labor arbeiten, ist ein Einbruch der Außenwelt manchmal sehr willkommen. Außer im engsten Familienkreis hatte ich nie eine Leiche gesehen, obgleich ich am King's College Lehrveranstaltungen zur Verwesung und Zersetzung von Stoffen nach dem Tode gegeben hatte. Das hatte ein Verständnis der Rollen erfordert, die winzige Tiere, Bakterien und Pilze bei der Zersetzung von Körpern spielen, egal ob es sich nun um einen toten Vogel oder einen abgestorbenen Baum handelt. War es von dort aus wirklich ein so großer Schritt bis zu einem toten Menschen? Im akademischen Sinne vielleicht nicht, aber in jeder anderen Hinsicht war es ein Sprung ins Unbekannte, und ich war darauf nicht vorbereitet.

Ich hörte dem Kriminalisten aufmerksam zu, während er mir alles, was ich seiner Meinung nach wissen musste, in Kurzfassung darstellte. Man hatte in einem Abflussgraben eine Leiche gefunden, irgendwo im ländlichen Hertfordshire, aber es sah nach einer unbeabsichtigten Tötung aus.

»Wir haben es mit einem Verbrechen der chinesischen Triaden zu tun.«

Das war etwas, von dem man sonst nur im Fernsehen hörte, und es war kaum zu glauben, dass es tatsächlich existierte – es klang wie den Gefilden von Sherlock Holmes entsprungen. Aber man muss wohl wirklich annehmen, dass die Triaden eine kriminelle Clique sind, deren Aktivitäten schwerwiegende Folgen haben. Bei dieser Gelegenheit hatten sie nicht beabsichtigt, ihr Opfer zu töten; sie hatten es an seinem Hochzeitstag entführt – nicht aus dem Bett seiner Ehefrau, sondern aus dem einer Prostituierten. Ich gestehe, dass ich ziemlich perplex war, als ich diesen speziellen Informationsschnipsel hörte. So etwas war mir noch nicht untergekommen. Ich lebe in einem Ort, wo wir nicht einmal Graffiti haben (obwohl ich annehme, dass am Bahnhof hin und wieder ein Fahrrad wegkommt).

Die Bande hatte ihn an Händen und Füßen gefesselt und in den Laderaum eines Transporters verfrachtet; sie wollten ihm eigentlich nur eine brutale Lektion erteilen. Sie hatten ihn für eine Geldwäschegeschichte verpflichtet, bei der Grundstücke gekauft und weiterverkauft wurden, aber er hatte den Fehler begangen, Geld für seine eigenen Zwecke abzuschöpfen. Er war ein korpulenter Mann, und als er in gefesseltem Zustand vornüberfiel, erlitt er ein Herz-Lungen-Versagen – er erstickte buchstäblich unter seinem eigenen Gewicht.

Als ich das erste Mal mit den Polizisten sprach, hatten sie nichts in den Händen als das Auto, das den Transporter begleitet hatte, als die Leiche fortgeschafft worden war. Den Transporter selbst hatten die Täter rasch verschwinden lassen. Bei der Clique muss Panik geherrscht haben – sie beschlossen, die Leiche an einem abgelegenen Ort in Wales abzuladen, aber irgendwie war ihr Orientierungssinn getrübt. Um von London aus nach Wales zu gelangen, muss man auf der M 4 westwärts fahren, aber sie fanden sich plötzlich in Hertfordshire wieder, auf der A 10 Richtung Norden. In der Dunkelheit und desorientiert, wie sie waren, müssen sie erleichtert gewesen sein, als sie eine Autobahnausfahrt entdeckten, die auf ein abgelegenes Feld zu führen schien.

Dann passierte ihnen der zweite Fehler. Sie legten die Leiche in den Graben und versuchten dummerweise, die Identität des Opfers unkenntlich zu machen, indem sie den toten Körper mit einem Brandbeschleuniger übergossen und anzündeten. Hätte man die Leiche sich selbst überlassen, wäre sie vielleicht niemals entdeckt worden – außer von Fliegen und Aasfressern wie Ratten, Vögeln, Füchsen und Dachsen. Gestrüpp wäre um sie herumgewachsen, und hohes Gras hätte die Sicht auf sie versperrt. Regenwürmer, Nackt- und Gehäuseschnecken, Käfer und Ameisen wären schon bald angerückt, und binnen weniger Monate – besonders, wenn warmes Wetter geherrscht hätte – wäre von der Leiche kaum noch etwas übrig gewesen. Die blitzblank gepickten Knochen wären schließlich von geschäftigen Regenwürmern begraben worden. Sie bringen alles, was man auf den Boden legt, unter die Erde, wenn man ihnen nur ausreichend Zeit lässt. Darwin hat das anschaulich demonstriert, indem er Pflastersteine auf seinen Rasen legte. Aber indem die Mörder die Leiche anzündeten, erzeugten sie ein Leuchtfeuer, das am nächsten Tag immer noch qualmte. Dieser aufsteigende Rauch hatte die Aufmerksamkeit eines Bauern auf sich gezogen und danach das Interesse der Polizei.

»Wir haben sie in U-Haft gesteckt«, sagte der Kriminalist. Es war, wie ich heute weiß, Bill Bryden, inzwischen Member of the Order of the British Empire. »Wir haben ihren Wagen. Wir sind sicher, dass sie es waren. Aber … wir müssen es erst mal beweisen.« Er hielt einen Augenblick inne. »Und da dachte der Chef an … Maispollen.«

Wie sich herausstellte, war sein Chef einer der angenehmsten Menschen, denen ich je begegnet bin. Es war Paul Dockley, ein junger und intelligenter Assistant Chief Constable. Ich hatte bisher nie etwas mit der Polizei zu tun gehabt, und nun lernte ich mit Bill und Paul gleich zwei tolle Burschen kennen, die bis heute meine Freunde sind. Sie haben meine Arbeit und die biologische Forensik überhaupt immer sehr unterstützt.

»Maispollen?«

»Sie mussten doch ins Feld hineinfahren, um ihn in jenem Graben zurücklassen zu können, und der Bauer erzählte uns, dass er dort gewöhnlich Mais anbaut. Der Chef dachte, dass am Auto Maispollen haften könnten, wo sie doch übers Feld gefahren sind.

Und da kommen Sie ins Spiel. Wir brauchen jemanden, der uns das mit Sicherheit sagen kann. Wir müssen wissen, ob dieser bestimmte Wagen in dieses bestimmte Feld gefahren ist.«

Es sei eine neuartige Idee, sagte er noch. Bisher hätten Polizeikräfte an so etwas nicht gedacht. Nun ja, ich hatte schon mit dem Gedanken gespielt, wenngleich auf eher vage Weise; der eine oder andere Artikel in Illustrierten hatte mich in diese Richtung nachdenken lassen, und doch hätte ich mir nie vorstellen können, eines Tages mit so etwas betraut zu werden. Warum im Kopf seines Chefs ausgerechnet Maispollen aufgetaucht waren, konnte er mir nicht recht sagen. Ich hatte das Auto noch nicht gesehen, wusste aber bereits, dass die Erfolgschancen unendlich klein waren. Der Kalender an der Wand zeigte Mai, und das bedeutete, dass wir in Südengland noch mindestens sechs Wochen von der Maisblüte entfernt waren. Und mehr noch: Die Bauern pflügen und düngen, damit ihre Felder fruchtbar bleiben. So werden die Böden durchlüftet und mit Nährstoffen angereichert, was die mikrobielle Aktivität steigert. Bestellte Felder, besonders in Südengland, sind Paradiese für Pilze, Bakterien und andere Mikroorganismen, sodass sich organisches Material rasch zersetzt. Nein, ich glaubte nicht, dass auf solch einem typischen bewirtschafteten Feld Pollen und Sporen erhalten geblieben waren. Und doch …

»Wer weiß?«, begann ich. »Möglich, dass es dort Mikrobiotope gibt. Ecken, in denen etwas überlebt hat.«

»Hört sich das nach etwas an, das Sie bewerkstelligen könnten?«, fuhr die Stimme fort.

»Nun, versuchen kann ich es ja, aber ich muss Sie gleich warnen, dass ich womöglich nichts finden werde.« Und ich beschrieb ihm das potenzielle Problem mit landwirtschaftlich genutzten Böden.

Der Gedanke an einen toten Körper machte mir nicht weiter zu schaffen. Ich konnte mich noch lebhaft daran erinnern, wie ich einst den Flur des Charing Cross Hospital entlangspaziert war, in den Armen ein in ein Tuch gehülltes, abgetrenntes Bein. Es war für ein

Infusionsexperiment im Forschungslabor vorgesehen. Eine Leiche ist einfach nur eine Leiche. Sie ist Fleisch, Blut und Knochen. Nein, was mir zu schaffen machte, war das große Unbekannte. Polizeiarbeit war eine andere Welt, und ich hatte nie auch nur im Traum daran gedacht, ich könnte einmal in sie eintreten. Ich hatte keine Ahnung von forensischen Verfahren, hatte nie den Begriff »Spurenmaterial« gehört und auch keinen der anderen Termini, Abkürzungen und Ausdrücke, die ich bald entdecken sollte. In meinem Berufsalltag hatte ich gelernt, Landschaften der Vergangenheit im Geiste wiedererstehen zu lassen – aber über die Landschaften der Gegenwart nachzusinnen, nach zurückgelassenen Dingen zu suchen, Methoden zu erfinden, wo noch niemand welche erfunden hatte? Während ich den Kriminalisten am anderen Ende der Leitung atmen hörte, kam mir das alles vor wie ein vollkommen unbekanntes Territorium. Es war ein bisschen wie im Vorspann von *Raumschiff Enterprise*: »To boldly go …«

Dann dachte ich: Du fragst immerzu *Warum?* statt *Warum denn nicht?* Du hast so etwas doch schon gemacht. Du hast in Laboren und Krankenhäusern gearbeitet, hast dich als erfolgreiche Sekretärin im Baugewerbe neu erfunden und danach noch einmal neu als Mikrobiologin und noch einmal als Palynologin. Und gehört es nicht überhaupt zur Wissenschaft, dass man neugierig ist und etwas ausprobiert? Du hast dein Leben doch bisher auch nie geplant. Warum solltest du die neue Gelegenheit nicht beim Schopf packen?

Wenn es nicht klappte, dann klappte es eben nicht. Wer nicht wagt, der nicht gewinnt. Ein Fehlschlag wäre für mich doch keine Katastrophe – ich hätte dann immer noch meine Arbeit bei den Archäologen, die mir wirklich Freude machte. Es gab doch noch so viele Dinge aus der Vergangenheit, die darauf warteten, wiederentdeckt und ausgegraben zu werden. Und so dachte ich den Rest des Tages nur noch selten an den ermordeten Mann und an Bills Glasgower Akzent am anderen Ende der Telefonleitung. Es hörte sich nach einer interessanten Fingerübung an, aber damit hatte es sich auch schon. Wie hätte ich wissen können, dass dieser Anruf die Ausrichtung meiner zweiten Lebenshälfte bestimmen sollte?

Der Wagen, mit dem sie das Opfer im Entwässerungsgraben abgeladen hatten, wartete auf mich in der Polizeigarage und sah aus wie jedes andere alte Auto. An seinen Radkästen klebten Schmutzspritzer; unten an den Türen sah es generell schmutzig aus, und an der Oberfläche war hier und da ein wenig Boden angeschmiert. Der Garagenwärter, der mich hereingelassen und die Deckenbeleuchtung eingeschaltet hatte, damit der Wagen ins rechte Licht gerückt wurde, sah nicht besonders beeindruckt aus. »Ich frage mich, wieso man Sie geholt hat«, sagte er und konnte seine Verachtung kaum verbergen. In meinen ersten Jahren gewöhnte ich mich allmählich daran, auf solch einen herablassenden Sarkasmus zu stoßen. »An dem ganzen Ding hängen doch Pollen. Diese Karre war schon sonst wo unterwegs. Gucken Sie bloß mal, wie die aussieht!«

Ich kauerte mich erst an der einen Seite des Autos nieder, dann an der anderen. Seine Außenhaut sah aus, als könnte sie jede Menge Informationen preisgeben, aber ich hatte nicht den blassesten Schimmer, wie man diese gewinnen und womit man anfangen sollte.

Ich hatte die Polizei bereits darum gebeten, mir Proben von der Bodenoberfläche des Feldes zu beschaffen, auf dem man die Leiche gefunden hatte – Proben von den Fahrspuren. Ich hatte sie dem üblichen Verfahren unterzogen, aber wie erwartet hatte das Mikroskop nur einige wenige Fleckchen von Zelluloseresten zutage gefördert. Von meinem Färbemittel Safranin waren sie hellrot geworden. Der Rest war das, was ich »Hintergrundkleckse« nannte, hin und wieder mit dem Fragment eines Pollenkorns, das schon bis zur Unkenntlichkeit zersetzt war. Meine Prognose, dass sich organische Überbleibsel in diesem Boden vollständig zersetzt haben würden, erwies sich als korrekt. Als ich auf die Bodenspuren am Reifenprofil schaute, auf die schwarzen, schlammigen Ablagerungen in den Radkästen – gesammelte Spuren der Zeit – und im Innenraum auf die undeutlichen, staubigen Schuhabdrücke auf den Fußmatten, fragte ich mich, ob ich überhaupt etwas finden würde. Der Garagenwärter schaute verstohlen zu mir herüber, und man sah, dass er hoffte, ich würde nichts entdecken. Das aber weckte meinen Tatendrang mehr als alles sonst. Trotzdem war es unmöglich, unter diesen Bedingungen noch etwas zu tun, und ich hatte von der Haltung des Polizeibeamten auch die Nase voll, und so wählte ich die Autoteile aus, die mir am meisten herzugeben schienen, und bat die Polizisten, sie in unser Labor zu bringen.

Es war in vielerlei Hinsicht eine steile Lernkurve. Obgleich die Elemente des Fahrgestells sehr unterschiedlich geformt sein können, weiß ich inzwischen, in welchen Winkeln und Ritzen sich am ehesten Spurenmaterial ansammeln kann. Damals aber wusste ich nichts – ich hatte ja in meinem Leben noch nicht einmal ein Motorfahrzeug von unten gesehen und erst recht nicht aus nächster Nähe, die Nase nur fünf Zentimeter entfernt vom ölüberzogenen, dreckverschmierten Metall der verschiedenen Rohre und Gestänge. Bald wurde mir klar, dass ich einfach nur mein Bestes geben und nach dem Trial-and-Error-Prinzip (»Versuch und Irrtum«) den ergiebigsten Weg zur Probenentnahme finden musste. Ich war es schon gewohnt, von verschiedenen Artefakten den Schmutz abzuschrubben, um herauszufinden, was sie enthalten hatten. Sollte das jetzt gar keine Ähnlichkeit damit haben? Also setzte ich einfach meinen gesunden Menschenverstand ein; ich begann mit den Teilen, die sich am leichtesten entfernen ließen, und ließ sie mir ins Labor bringen – Fußmatten, Pedale, Stoßstangen, Luftfilter und Kühler. Anfangs ließ ich die Räder links liegen, denn sie konnten ja Material von allen möglichen Orten aufgelesen haben. Der Innenraum eines Wagens hingegen würde größtenteils Material enthalten, das von den Schuhsohlen der Leute und von den beförderten Gegenständen hineingebracht worden war. Ich ließ mich von einfachen logischen

Erwägungen leiten, und wenn ich falsch lag, stand ja immer noch das restliche Auto in der Garage, und ich konnte neue Proben nehmen.

Ich war froh, dem sarkastischen und schlichtweg unhöflichen Garagenwärter zu entfliehen. Ich brauchte ewig, um die einzelnen Teile sorgfältig abzuschrubben und zu waschen und das dreckige Waschwasser dann zu sieben und zu dekantieren, damit die Rückstände zu konzentrierten Kügelchen zentrifugiert werden konnten. Das schlimmste Teil war der Kühler, der große Klumpen von Insekten hergab. Ich bewahrte diese Batzen auf und bat einen Kollegen, sie sich einmal anzuschauen, aber das Übrige machte ich selbst.

Pollen fand sich überall. Der Garagenwärter, der unser Unternehmen mit solcher Häme überschüttet hatte, lag zumindest in einem Punkt nicht falsch: Eine Autokarosserie war ein echter botanischer Garten ganz verschiedener Pollentypen, und diese Pollen stammten offensichtlich aus unterschiedlichen Quellen. Ich unterzog die zentrifugierten Kügelchen dem Standardverfahren – genau, als wären es archäologische Proben. Dies beinhaltete, dass ich nacheinander eine Reihe sehr starker und gesundheitsschädlicher Säuren einsetzen musste, um die Hintergrundmatrix des Bodens zu entfernen – Quarz (Sand), Lehm, Zellulose, Lignin und Huminsäuren. Im besten Fall würden am Ende nur die verschiedenen Palynomorphe übrig bleiben.

So erstaunlich es auch klingen mag – die Außenhüllen solcher Palynomorphe (Pollenkörner, Sporen, Pilzrückstände, Insekten, Krustentiere) enthalten allesamt unglaublich widerstandsfähige Polymere, welche die brutale Behandlung während der Reinigungsverfahren aushalten können. Diese Polymere sind bei Pflanzen Sporopollenin und bei Pilzen und Tieren Chitin. Das Verfahren ist so gefährlich, dass man im Labor dabei nie allein gelassen werden darf und mehrere Schichten von Schutzkleidung, Handschuhe und eine Maske tragen muss. Niemand darf den Raum betreten, wenn die Verarbeitung gerade im Gange ist, und alle möglichen Vorsichtsmaßnahmen sollen die

Kontamination durch zufällig in der Luft herumschwebende Pollenkörner verhindern. Außerdem werden Objektträger als Pollenfallen an verschiedenen Stellen des Labors ausgelegt – auf Fensterbrettern, auf der Oberfläche des Dunstabzugs und an einigen nach dem Zufallsprinzip bestimmten Plätzen. Auf diese Weise kann man überprüfen, ob in der Luft Verunreinigungen umherschweben. Ich machte auch Blindproben, um die verschiedenen Reagenzien zu testen; so konnte ich sicherstellen, dass sie nicht irgendwie kontaminiert waren.

Hatte ich erst einmal die Hintergrundmatrix des Bodens entfernt, wurden die Pollen, Sporen und anderen organischen Überreste, die auf wundersame Weise überlebt hatten, angefärbt und in Glyceringelatine eingebettet. Die Gelatine von jeder Probe wurde dann dünn auf eine Glasplatte gestrichen und durfte erst einmal fest werden. Erst jetzt konnte die wirklich harte Arbeit beginnen. Ich hatte noch nie solche modernen und profanen Dinge wie Autos, Kleidung oder Schuhwerk untersucht. Aber ich war von der Aufgabe gefesselt. Jede Probe aus dem Auto enthielt massenhaft Pollen, Sporen und Fragmente von Insekten sowie winzig kleine Gebilde, die sich einer sofortigen Identifizierung entzogen.

Der Kühlergrill an der Frontseite hatte alle Dinge aufgenommen, denen der Wagen ausgesetzt gewesen war. Hier fand ich einen Mischmasch aus Resten von Organismen, der sowohl auf ein ländliches als auch auf ein städtisches Umfeld hindeutete, sowohl auf Ackerland als auch auf Wald. Wer weiß, wie lange diese Schicht schon an der Innenseite des Grills haftete? Auch die Reifen waren so voll von Palynomorphen, dass sie gewiss mehr als einen Ort abbildeten – vermutlich Hunderte Orte. Gleiches galt für das Fahrgestell, auf dem Schnipsel verschiedener Stoffe, Pflanzenreste, Erdklumpen und Pfützenwasser allesamt ihre Spuren hinterlassen hatten. Es war mir gelungen, ein reichhaltiges Mosaik mikroskopisch kleiner Materie zu extrahieren, die vielgestaltig und gut erhalten war … und doch im Grunde nichts bewies. Der Gesamtbefund fiel umfangreich und ergiebig aus, aber alles war dermaßen durcheinander, dass es wertlos war. Und doch bemerkte ich, als die Arbeiten langsam vorangingen, dass einige Teile des Wagens spezifischere Resultate erbrachten. Die Laufflächen der Reifen hatten Schmutz von allen Stellen aufgenommen, an denen der Wagen unterwegs gewesen war – aber ihre inneren Seitenwände bildeten viel speziellere Landschaften ab, denn in diese versteckten Winkel war viel weniger Pollen gelangt. Ich begann zu begreifen, dass an den verschiedenen Teilen des Wagens auch unterschiedliches Material zusammengetragen wurde. Die Unterschiede waren nicht gewaltig, aber wir arbeiten schließlich in einer Welt voll mikroskopisch kleiner Dinge, und da zählen auch geringe Abweichungen. Zu den bemerkenswerten Resultaten gehörte das unerwartete Vorherrschen von Baumpollen in den Proben von der Karosserie des Autos.

Dann begann ich das Innere des Wagens zu untersuchen und freute mich, dass ich immer besser in Fahrt kam – und plötzlich änderte sich alles.

Ich hatte nicht damit gerechnet, aber eigentlich wusste ich ohnehin kaum, womit ich rechnen musste. Das Wageninnere war viel sauberer und frei von schmierigem Dreck – zumindest von der Art Schmutz, die man mit bloßem Auge sieht. Ich analysierte das Gewebe der Sitze, die Luftfilter, die Fensterrahmen, jeden Winkel und jede Ritze in diesem Wagen, und die Ergebnisse waren alles andere als interessant. Eins aber sprang mir ins Auge: Das Pollenprofil der Fußpedale stimmte mit dem der entsprechenden Fußmatten überein. Es war keine hundertprozentige Deckungsgleichheit. Bei solchen Untersuchungen hat man die sowieso nie. Aber beide Profile spiegelten dieselbe Art von Ort wider. Sie enthielten beide Pollen von Hartriegel, Hundsrose, Eiche, Weißdorn, Brombeere, Feldahorn, Efeu – und eine Menge Pollen vom *Prunus*-Typ.

Als ich mir die übrigen Arten anschaute, die diese Pflanzengesellschaft bildeten, war ich mir sicher, dass es sich bei der *Prunus*-Art um Schlehdorn handelte, jene sehr verbreitete Pflanze, die uns in reicher Fülle kleine, pflaumenähnliche Früchte liefert, aus denen sich ein wunderbarer Schlehen-Gin machen lässt. Was mich ebenfalls interessierte, war das Vorherrschen von Pollen solcher Unkräuter, wie man sie gewöhnlich an den Rainen bestellter Felder findet. In archäologischer Hinsicht betrachtet man sie als Indikatoren für früheren Ackerbau – Schwarzer Nachtschatten, Klatschmohn, Weiße Taubnessel, Brennnessel, Wundklee, Ampfer, Gänsefuß und Gräser, um nur ein paar zu nennen. Ich fand auch einige Getreidepollen. Natürlich sind auch die Getreidearten Gräser, und ihre Pollenkörner ähneln einander sehr, nur nicht in der Größe. Diese Körner gehörten offensichtlich zu keinem Wildgras, denn dafür waren sie zu groß; für Maispollen wiederum waren sie viel zu klein, und Roggen war es definitiv nicht, denn sie hatten nicht jene längliche, sich verjüngende, abgerundete Form, sondern waren einfach rund. Vermutlich stammten sie von Weizen oder Gerste.

In meinem Kopf begann sich ein Bild von diesem Ort aufzubauen. Man hatte mir schon gesagt, dass der Wagen in ein Feld hineingefahren war, das für Maisanbau genutzt wurde. Ich fand keine Maispollen, aber das hatte ich auch nicht wirklich erwartet. Die Art und Weise, in der man das Feld gedüngt und durchlüftet hatte, hatte sein Verschwinden im Spätwinter oder Vorfrühling begünstigt. Eine solche Behandlung des Bodens steigert die Aktivität von Zersetzungsmikroben, und der Pollen ist dann einfach weg. Aber die Böden an den Feldrainen hatten sicher keine regelmäßigen Gaben von Dünger und Pestiziden erhalten, und durch Pflügen belüftet hatte man sie auch nicht. All dies bedeutete, dass die mikrobielle Aktivität hier sehr verringert war und Pollen sowie Sporen sich vielleicht besser erhalten hatten. Wichtig war, dass angesichts eines so üppigen Wachstums von Ackerkräutern jeder, der sich dem Graben näherte, unweigerlich auf sie treten musste. Sie würden ihre eigenen Pollen an seinen Schuhen ablagern und dazu weitere von den Sträuchern und Bäumen der

Hecke und schließlich auch Pollen, die in der Luft aus größerer Entfernung herangetragen worden waren. Selbst Pollen und Sporen aus früheren Jahren konnten sich an den Blättern und Stielen festgesetzt haben und auch im Graben selbst vorhanden sein.

Es ist eine mühsame und ein wenig öde Arbeit, die einzelnen Proben durchzugehen und die Funde zu dokumentieren, aber Momente wie dieser, in denen sich vor dem inneren Auge allmählich ein Bild formt, belohnen einen dafür reichlich. Es war ein Pollenmix, den ich bereits oft gesehen hatte. Eigentlich war es eine typisch archäologische Mischung von der Art, wie es sie in Großbritannien seit vielen Tausend Jahren gab – seit die ersten Bauern damit begannen, Ackerbau zu betreiben, und sich Feldraine herausbildeten.

Auf diesem Feld gab es gerade weder Mais noch Maispollen, aber ich blickte auf die Vegetation, die in den vergangenen Jahren um die Ackerkulturen herum gewachsen war und dort vermutlich noch viele weitere Jahre gedeihen würde. Es gab jetzt Belege dafür, dass die Passagiere des Wagens auf Pflanzen getreten waren, die am Rande eines bestellten Feldes wuchsen, das von einer artenreichen Hecke gesäumt wurde. Die Zahl der Baum- und Strauchpollentypen, die ich dort fand, zeigte vermutlich an, dass es sich um eine alte Hecke handelte, und höchstwahrscheinlich wuchs sie auf einem kleinen Wall, der in ferner Vergangenheit beim Ausheben des Grabens entstanden war. Eigentlich schauten wir auf ein archäologisches Gebilde. Und so fügten sich die Puzzleteile zusammen.

Ich griff nach dem Telefonhörer.

Die Sonnenstrahlen fielen schräg durch die Bäume von Hertfordshire, als der Wagen des Ermittlers stoppte und ich von der Rückbank auf den Feldweg hinauskletterte. Ich hatte die Gelegenheit genutzt, mit hinauszufahren und mir das Gelände selbst anzuschauen. Und hier war sie nun, die Hecke, und sie verlief über eine lange Strecke am Feldrain entlang. Dort, an der anderen Seite der Straße, mindestens 200 Meter entfernt, gab es ein Weizenfeld – das erklärte wahrscheinlich die Getreidepollen, die ich gefunden hatte. Trotzdem war ich ziemlich überrascht, dass die Pollen so weit fortgetrieben worden waren. Experimente von Kollegen hatten gezeigt, dass sie normalerweise höchstens ein paar Meter vom Feldrain entfernt zu finden sind – eine weitere Anomalie in den Standardwerken.

Feldraine an Hecken mögen für den Bauern verlorene Flächen sein, nicht aber für die Tier- und Pflanzenwelt. Sie sind von Leben wimmelnde Habitate. Sie beherbergen Hunderte verschiedene Arten: Pflanzen, Insekten, Vögel und andere Tiere. Und dieser eine Rain, dessen an Brombeeren, Nesseln und Kräutern reicher Wall sich von mir aus in Richtung Horizont erstreckte, war der Ort, an dem man einen Mann abgeladen und in Brand gesetzt hatte – in der Hoffnung, dass man seine Leiche nie finden würde.

Die Hecke war unterschiedlich hoch, je nachdem, welche Sträucher in ihr wuchsen. Was für ein üppiges Areal sie doch war mit ihren vielen verschiedenen Arten! Sie alle produzierten ihren speziellen Pollen und hinterließen Spuren an jedem, der mit ihnen in Berührung kam. Was für ein Gegensatz zu dem sterilen, nackten Boden des Ackers! Hätte dort Mais gestanden, als der Wagen über den Feldweg fuhr, wären die Belege sehr leicht zu interpretieren gewesen: Ja, das Feld trug Mais, und ja, der Wagen und seine Passagiere wären mit Maispollen überhäuft gewesen. Solche Indizien erlangt man allerdings recht selten, und hier war es eindeutig nicht der Fall gewesen. Ein so reichhaltiger und mannigfaltiger Ort hinterließ noch zahlreiche andere Markierungen, aber wenn ich nicht schon so viele historische Feldgräben analysiert hätte, hätte ich womöglich zwei und zwei nicht zusammengezählt und die Bedeutung des Pollenprofils nicht erkannt.

Über Hecken habe ich in meinem Leben viel nachgedacht. In der Archäologie können wir auf einen bestimmten Mix von Pollenkörnern stoßen, der auf eine Hecke hindeutet, und die Ergebnisse so interpretieren, dass sie dem Archäologen sagen, hier sei in vergangenen Zeiten Ackerbau betrieben worden. Auf diese Weise beginnen wir, Bilder davon zu entwerfen, wie unsere Landschaften einmal ausgesehen haben könnten. Aber als ich jetzt auf dem Feld stand, kam mir ein anderer Gedanke: Was unterschied einen Teil dieser Hecke von einem anderen? In Großbritannien gibt es Hecken, die mehrere Tausend Jahre alt sind. Unsere ältesten Hecken reichen bis zu den Kelten der Eisenzeit zurück, bis in die dunklen Zeitalter nach dem Abzug der Römer, bis zu den ersten Königen und Königinnen, und von da an haben sie immerzu bestanden, bis in unsere Gegenwart hinein. Hecken entwickeln sich auf ganz unterschiedliche Weise, aber einige der ältesten sind Überbleibsel der Wälder, die von unseren bronzezeitlichen Vorfahren dezimiert wurden, weil sie das Land für den Ackerbau beanspruchten. Und sie existieren immer noch, oft mit ihren Gräben und Wällen, und bilden Barrieren zwischen einzelnen Landstücken, womit sie möglicherweise historische Eigentumsverhältnisse oder Grenzverläufe kennzeichnen. In ferner Vergangenheit waren diese Grenzlinien vielleicht Markierungen zwischen den Stammesterritorien; heute sind viele von ihnen nur noch vernachlässigte Überreste, und doch sind sie nach wie vor deutlich sichtbar.

In einiger Entfernung konnte ich Feldahorn erkennen, aber nahe bei mir nur Weißdorn und Eiche. In der Paläoökologie (der Wissenschaft von der Ökologie vergangener Zeiten) und der Archäologie gräbt man den Boden auf, und je tiefer man gräbt, desto weiter geht man in die Vergangenheit zurück. Man zählt die Pollenkörner, die überdauert haben, arbeitet heraus, welchen Anteil an der Vegetation sie hatten, und beobachtet, wie im Wandel der Zeiten beispielsweise Birken eine Landschaft dominierten, ehe ihr Anteil dann abnahm und sie Kiefern und später Erlen, Ulmen und Linden wichen – wie sie vom Menschen zunehmend entfernt wurden und Gräser und Kräuter an ihre Stelle traten, im Hochland auch Heidekraut. In der Archäologie kann man das Schicksal verschiedener Pflanzen im Wandel der Zeiten erhellen, doch all diese Pflanzengesellschaften werden durch die Kompression der Sedimente im Kernbohrgerät zusammengefasst, und kleine Unterschiede verschmelzen miteinander. Aber auf diesem Feld hatte man den Schnappschuss eines einzigen Augenblicks. Der Unterschied zu den Forschungen in Archäologie oder Paläoökologie lag darin, dass Veränderungen über lange Zeiträume hinweg hier irrelevant waren. Die wichtigste Frage lautete, was es an diesem Ort gab, als die Leiche abgeladen wurde. Archäologische Analysen sind im Prinzip dreidimensional, denn die Zeit ist mit im Spiel. Verkörpert wird sie durch die Tiefe der Ablagerungen. Hier aber lief die Analyse in zwei Dimensionen ab – Länge und Breite. Über Veränderungen im Laufe der Zeit brauchte ich mir nicht den Kopf zu zerbrechen.

Ich hatte noch eine andere plötzliche Eingebung. Weshalb hatte ich in den Proben so wenig Eichenpollen, obwohl es hier, am Feldgatter, doch viele Eichen gab? Und weshalb hatte ich so viele Pollen vom Schlehentyp sowie von Schwarzem Nachtschatten und Taubnessel gefunden? Hier am Gatter gab es diese Pflanzen doch gar nicht. Es war auch nicht eine einzige kompakte Hecke, sondern sie bestand aus vielen kleineren, bei denen sich jeder Abschnitt vom nächsten optisch absetzte und doch wieder mit ihm verschmolz. Heute mag es für jeden auf der Hand liegen, aber damals war es längst nicht so klar. Seinerzeit verstand niemand wirklich, wie sich das Muster des Pollenniederschlags in einem solchen Szenario veränderte.

Ich blickte noch aufmerksam die Hecke entlang, als die Spurensicherer mich fragten: »Möchten Sie sehen, wo die Leiche hingeworfen wurde?«

»Na ja, eigentlich möchte ich die Stelle lieber selbst finden.«

Im Gänsemarsch spazierten wir die Hecke entlang, aber noch stimmte nichts mit dem Bild überein, das ich mir im Kopf aufgebaut hatte. Ich musste sowohl an die holzigen als auch an die krautigen Pflanzen denken, deren Pollen die Straftäter aufgenommen hatten. Hier aber war die Artenmischung falsch, falsch, falsch – und plötzlich war sie richtig.

»Ich möchte wetten, es war hier.«

Die Ermittler schauten mich an. Auf dem Gesicht des Deputy Chief Constable erschien ein Lächeln. »Wie haben Sie das gemacht, Pat?«

»Ich habe es ja vorher schon gesehen … vor meinem inneren Auge.«

Ich hatte den Schlehdorn gesehen und den Feldahorn, deren Zweige sich ineinanderschoben, und dazu Weißdorn mit einem Efeu in seiner blühfähigen Altersform, der sich hinterlistig über die obersten Weißdornäste hinausgeschoben hatte. Gräser, Weiße Taubnessel, Schwarzer Nachtschatten, Wundklee, Ampfer, Gänsefuß und einige Brennnesseln trugen zum dichten Bewuchs des Walls zwischen dem nackten Ackerboden und dem Graben bei. Sie alle hatten ihre Pollen auf die Blätter des grasbewachsenen und kräuterreichen Walls ausgeschüttet. Die Täter waren hineingetreten und hatten die Pollen bis an ihren Wagen zurückgeschleppt. Dieser Heckenabschnitt und dieser Wall waren Zeugen gewesen, als sie die Leiche angezündet und die Flucht ergriffen hatten. Und nun verrieten sie die Täter.

Die Sommersonne brannte auf mich nieder, die Büsche quollen über vor Schlehen, und ich stand da und ließ den Blick zurück an der Hecke entlangschweifen. Wie hatte ich gewusst, dass es hier war, genau hier? Tatsache war: Es gab schlicht und einfach keinen anderen Platz, an dem es gewesen sein konnte. Der Rest der Hecke war – Fehlanzeige. Er konnte nicht jene bestimmte

Mischung aus Pollenkörnern geliefert haben, die ich im Wagen gefunden hatte. Plötzlich wurde mir bewusst – und vielleicht hätte es mir schon längst bewusst werden sollen –, dass die Welt tatsächlich um so vieles heterogener und mannigfaltiger ist, als ich es mir je hätte vorstellen können. Es gab am Feldrain nur diesen einen Ort, an dem die Leiche gelegen haben konnte, nur diesen einen Ort, an dem der Pollenmix, den ich im Labor gefunden hatte, und das Bild, das mir innerlich vor Augen stand, beinahe perfekt mit dem zusammenpassten, was ich hier am Tatort sah. Wäre man der Hecke zehn Meter weiter gefolgt, hätte die Mischung schon anders ausgesehen und noch einmal zehn Meter weiter sogar deutlich anders. Im Pollenbefund lag ein hohes Maß an Genauigkeit und Unverwechselbarkeit.

Was mich damals überraschte (und mir heute banal vorkommt): Der Pollen am Boden passte eigentlich ziemlich genau zu den Pflanzen, die sehr, sehr nahe an der Stelle wuchsen, an der die Täter ihren Wagen abgestellt hatten. Die nennenswerte Ausnahme aber waren die Getreidepollen. Die Pollen von dem Feld jenseits der breiten Straße mussten mindestens 400 Meter zurückgelegt haben. Das war für mich wie eine Offenbarung. Pflanzenarten, die in viel kürzerer Entfernung wuchsen, hatten den Pollenmix hingegen nur unwesentlich beeinflusst. Jetzt zweifelte ich kaum mehr daran, dass vieles von der überkommenen Weisheit in palynologischen Lehrbüchern und Fachaufsätzen revidiert werden musste, zumindest in manchen Punkten.

Wenn der eine Abschnitt einer Feldhecke sich so deutlich vom nächsten unterschied, fragte ich mich, was das für die Ansammlung von Pflanzen und Pilzen in Wäldern bedeutete, auf Wiesen, auf Grünstreifen und in Gärten – an Orten, an denen wir täglich vorbeikommen? Wenn zwei Enden desselben Maisfelds so verschieden waren, bedeutete das dann auch, dass sich jeder Quadratmeter Landschaft so sehr vom nächsten unterschied wie ein Mensch vom anderen? Vielleicht waren Pollen und anderes winziges Material, das man von einem Stiefel, einem Radkasten, einer Türmatte oder den Pedalen in einem Auto gewann, ja ebenso einzigartig und nützlich wie ein Fingerabdruck, wenn man bestimmen wollte, was jemand berührt oder getan hatte? Als ich an jener Hecke in Hertfordshire stand, an dem Ort, wo man einen Menschen verrotten lassen wollte, spürte ich meine persönliche Version der Erleuchtung, die Edmond Locard überkommen hatte, als er das Prinzip »jeder Kontakt hinterlässt eine Spur« entdeckt hatte. Ich hatte gedacht, ich würde die Natur ziemlich gut kennen, aber die Wahrheit war, dass ich noch kaum an der Oberfläche gekratzt hatte. Ich hatte so vieles übersehen, und die Welt, die ohnehin schon so seltsam und voller Wunder war, kam mir nun noch ein wenig seltsamer und wunderbarer vor. Die Informationen, die ich liefern konnte, waren überzeugende Beweise dafür, dass die Passagiere des Autos Kontakt mit dem Rand jenes speziellen Grabens gehabt hatten. Ich erfuhr erst viel später, wie der Fall ausgegangen war, aber mein Beweismaterial war im Gerichtsverfahren und bei der darauffolgenden Verurteilung der Mörder offensichtlich ein wichtiges Element gewesen.

4 Unter der Oberfläche

Nicht gerade ein verheißungsvoller Start, könnte man sagen. Ich kam zur Welt im zur Straße hin gelegenen Schlafzimmer eines bescheidenen Häuschens in einem walisischen Bergarbeiterdorf, mitten in einem bitterkalten Winter und mitten im Zweiten Weltkrieg.

Die Welt war damals voll Leid und Elend – aber das alles spielte sich an fernen Orten ab. Wir wohnten nur eine halbe Meile hügelaufwärts und östlich vom Fluss Rhymney, der schwarz war von Kohlenschlamm und seinen Weg zur Trichtermündung des Severn hinab gurgelte und spritzte. Der Fluss trennte uns von der Grafschaft Glamorgan, wo die Leute anders waren als wir in unserem grünen Landstrich Gwent. Die Höhenzüge der Black Mountains und der Brecon Beacons befanden sich nicht weit entfernt nach Norden hin, in südlicher Richtung war man schon bald am Meer, und das funkelnde Wasser und die sattgrünen Auen des Wye lagen nur ein paar Meilen nach Osten. Ein kurzer, steiler Aufstieg hinter den Häusern verschaffte uns weite Ausblicke über die kahlen Berge. Wo wir lebten, waren Gartenblumen rar, denn ständig kamen Schafe die Hügel hinabgeklettert und plünderten die Gärten. Immer wieder gab es entlaufene Mutterschafe, die stolz wie Königinnen die Dorfstraßen entlangtrotteten, schmutzige Wollfetzen und Lämmer hinter sich her führend.

Abgesehen vom Winter und vom Krieg, verhieß für mich noch etwas anderes nichts Gutes: als Kind dieser Eltern geboren zu sein. Meine Mutter war zu jung, noch keine 22, als sie mich zur Welt brachte. Allerdings wollte sie unbedingt der Tradition folgen und nach drei Ehejahren ein Kind haben. Mein Vater war nur vier Jahre älter, und weil er in der Grube arbeitete, war er dort nützlicher als in der Armee. Sie waren ein auffälliges Paar. Meine Mutter war sehr klein und lebhaft mit blasser, milchweißer Haut, hellem Haar und alarmierend blauen Augen. Mein Vater sah aus wie Clark Gable oder Errol Flynn – pechschwarzes Haar, geschwungene Augenbrauen, ein schwarzer Schnurrbart à la Hollywood, blaue Augen und eine wunderbare, volle Bassstimme. An ihm war kein Gramm Fett, und er hatte einen Sixpack, der vom Kohlehauen kam und nicht von Workouts im Fitnessstudio. Er besaß Charisma, und die Frauen wurden in seiner Gesellschaft kokett. Das muss meine Mutter verunsichert haben, obwohl auch sie bestimmt ihre Bewunderer hatte. Leute, die sie noch aus ihren jungen Jahren kannten, sagten mir, dass sie in diesem trostlosen kleinen Dorf wie ein Filmstar wirkte. Nie sah man sie ohne Lippenstift, und jedes Haar war am richtigen Platz – welch ein Kontrast zu den jungen Arbeitssklavinnen um sie herum, die nach dem rosigen Erblühen an ihrem Hochzeitstag schnell unansehnlich wurden, wenn die raue Wirklichkeit des Lebens als Bergarbeiterfrau zuschlug. Es war üblich, das Haar in einem Turban zu verstecken und einen walisischen Schal so um den Körper gewickelt zu tragen, dass man ihn als Tragetuch für das Baby verwenden konnte und die Hände zum Arbeiten frei hatte. Meine Mutter war fest entschlossen, sich nicht so fesseln zu lassen – und das Ergebnis davon war, dass ich nie das sichere Gefühl hatte, nahe an ihrer Brust zu sein, solange ich wollte. Trotzdem erinnere ich mich genau an ihren zarten und unverwechselbaren Geruch. Meine Eltern führten eine stürmische Ehe, und wenn ich ein wenig wohlwollender wäre, würde ich sagen, dass sie nicht anders konnten. Aber ich stand im Herzen des Tumults, und wenn in unserem Elternhaus nie Ruhe einkehrt, können wir das später nur schwer verzeihen.

Die Welt war damals eine ganz andere als heute, obgleich manche der alten Sitten immer noch fortbestehen. Jeder wusste, was im Leben aller anderen Leute vor sich ging – oder glaubte es zumindest zu wissen. Meine Tanten, Onkel und Cousins wohnten in derselben Straße, und die Eltern meines Vaters besaßen den kleinen Lebensmittelladen oben auf dem Hügel. Meine Erinnerungen sind zersprungene Fragmente aus farbigem Glas, einige klar, andere verschwommen und wieder andere verzerrt. Mein erstes scharfes Erinnerungsbild ist dieses: Ich sitze mit ausgestreckten Beinen auf der lederbespannten Rückbank eines schwarzen Autos. Ich erinnere mich noch genau an meine Verblüffung darüber, dass meine Beine kürzer waren als die aller anderen Leute – und außerdem mochte ich meine Schuhe nicht. Als ich das meiner Mutter zum ersten Mal erzählte, wollte sie mir nicht glauben, bis ich mein gelbes Seidenkleidchen mit den zu engen Puffärmeln beschrieb und meine grünen Schuhe, die jeder einen gelben Streifen über dem großen Zeh hatten. Ebenso perplex war sie, als ich erzählte, wie man ein Foto von mir gemacht hatte: Sie hatten mich in der Wohnstube meiner Tante Eva auf einen Stuhl gesetzt, und ich trug ein kratziges, pinkfarbenes Organzakleidchen, das mir zu groß war. Verwandte aus Australien hatten es geschickt, und die Familie war mächtig stolz darauf. Meine Mutter konnte es gar nicht fassen, dass ich mich so genau daran erinnerte. »Aber du warst doch erst achtzehn Monate alt, als du in dem schwarzen Wagen saßt«, protestierte sie, »und erst zwei, als das Foto gemacht wurde!« Und trotzdem habe ich Erinnerungen daran; diese Augenblicke haben sich mir eingeprägt. Noch heute staune ich im Rückblick, dass ein so kleines Mädchen derart analytisch und bestimmt sein konnte. Unterschätzen Sie nie ein Kleinkind – es könnte sich an Dinge erinnern, die Sie lieber dem Vergessen überantworten würden!

Natürlich sind wir das Produkt der kombinierten Gene unserer Eltern. Diese Gene beeinflussen unsere angeborene Gehirnchemie, aber das, »was wir sind«, hängt auch von unseren Kindheits- und Lebenserfahrungen ab. Ich glaube, die Leute würden sagen, dass ich aufgeschlossen, selbstsicher und energisch bin. Das waren sowohl meine Mutter als auch mein Vater, und dass ich vom Verhalten der Menschen um mich herum gelernt habe, hat sicher eine Rolle gespielt. Der Einfluss der Gene wird durch Meme, Gedächtniseinheiten, abgemildert. Immer wenn ein Besucher in unser Haus kam, erwartete man von allen Kindern, dass sie etwas aufsagten, ein Lied sangen oder ein Klavierstück darboten (meistens in schauderhafter Ausführung). Niemand durfte schüchtern sein oder sich weigern. Vielleicht war es ein gutes Training für die spätere Kommunikation; Lehrer waren in unserem kleinen Land ein wichtiger Exportartikel, und die Waliser scheinen auch einen Hang zum Theater zu haben.

Verglichen mit den Kindern von heute, waren wir völlig frei von der bangen Vorstellung, dass Fremde uns gefährlich werden könnten. Jeder Auswärtige, der in unsere Gemeinde kam, war rasch identifiziert, und überhaupt bekamen wir selten jemanden zu Gesicht, der uns nicht wenigstens ein bisschen vertraut war. Bis ich die Täler von Südwales verließ, habe ich keinen einzigen Schwarzen gesehen. Dabei lebten einige im Hafengebiet von Cardiff. Ich habe auch nie eine andere englische Stimme gehört als das fremdländische Genuschel meines Onkels Fred aus dem Forest of Dean. In unserem Bezirk gab es einen Exhibitionisten. Er war jedem bekannt, und niemand fürchtete sich vor ihm. Es hieß, er habe zu viel studiert, und das habe ihm »das Hirn verdreht«. Armer Mann, er pflegte in einem alten Armeemantel durch die Gegend zu laufen, und jeder nannte ihn »Organ Morgan« – weshalb auch immer. Meine beste Freundin und ich bekamen ihn manchmal zu Gesicht, wenn wir unsere »Abenteuerausflüge« machten. Wir waren eifrige Leser von Enid Blytons Buchreihe *Fünf Freunde* und hatten keinen Zweifel daran, dass auch wir Geheimnisse enträtseln könnten und würden. Wir machten uns selbst unsere Marmeladensandwiches, stibitzten Kuchen aus der Speisekammer und stiegen den Berg hinauf, um nach Problemen zu suchen, die gelöst werden mussten. Wir fanden aber nie welche, sondern kamen mit blaurot beschmierten Mündern, Händen und Knien zurück, weil wir Blaubeeren gepflückt hatten, und gewöhnlich hatten wir nasse Füße, weil der Boden hier und da sumpfig war. Manchmal fürchteten wir uns ein wenig, wenn uns ein Trupp Bergponys den Weg versperrte und den Inhalt unserer kleinen Taschen ausrauben wollte. Solche Pferde streifen dort nach wie vor umher und bedrängen einen, wenn man ihnen nur die kleinste Gelegenheit gibt, auch heute noch auf der Suche nach Leckereien.

Wenn ich auf unsere grenzenlose Freiheit zurückblicke, kann ich die Kinder von heute nur bedauern: Sie werden verpackt und versiegelt, und die Höhenflüge ihrer Fantasie werden mit elektronischem Zauberkram befriedigt. Heute wundere ich mich, wie jung wir waren, wie weit wir ohne Aufsicht herumwanderten, dass niemand das Bedürfnis hatte, uns zur Schule zu bringen oder von dort abzuholen – und wie völlig normal dieses freie, wilde Leben damals war.

Ich war ein Kind, das die Schule liebte. Dieses solide, gedrungene Gebäude aus Pennant-Sandstein, das umgeben war von einem weiten, abschüssigen Schulhof und hohen eisernen Zäunen, bedeutete für mich alles. Es war voller begabter Lehrer, die aus dem Lernen eine Freude machten, und ich war überzeugt, dass unser Direktor, Mr. Davies, Jesus persönlich war. Ich *wusste*, er war Jesus. Er hatte ein komisches Nasenloch und Narben auf den Handflächen, und auch wenn meine Mutter mir zu erklären versuchte, dass er im Krieg verletzt worden war, glaubte ich nichts davon. Mr. Davies verhielt sich wie Jesus. Er war freundlich, und wir liebten ihn alle. Er war das genaue Gegenteil von Mr. Probert, der uns vor Angst erstarren ließ. Er hatte in derselben Schule schon meinen Vater unterrichtet und trug dieselbe gestärkte Fliege, denselben Umlegekragen und dasselbe schwarze Jackett wie vor vielen Jahren. Er hatte beschlagene Stiefel, die Funken schlugen, wenn er, seine Lektionen bellend, im Klassenzimmer auf und ab ging und sein Schuhwerk auf die Nägel in den Holzfußböden traf. Selbst die wildesten Burschen waren in Mr. Proberts Gegenwart ganz kleinlaut, und sogar mein Vater sprach von ihm mit widerwilliger Ehrfurcht.

Ich kannte nur wenige Jungen und Mädchen, deren Väter nicht in der Grube arbeiteten. Aus unserer Sicht hatten sie keine richtigen Jobs. Von ganz wenigen Ausnahmen abgesehen, waren wir alle gut genährt, gut gekleidet und alles in allem gut erzogen. Es gab aber eine Familie, in der jedes Jahr ein Baby zur Welt kam, und jedes neue wirkte noch kleiner und zarter als sein Vorgänger. Wie passten sie nur alle in dieses kleine Haus? Sie schienen unaufhörlich Brot und Marmelade zu essen, und die Jungs trugen, egal wie das Wetter war, alte Gummistiefel, die Schorfränder an ihren Beinen zurückließen. Ich erinnere mich noch, dass sie alle die Ringelflechte bekamen und man ihnen die Haare schor und die Köpfe mit Gentianaviolett blau anmalte. Damals war das die einzig verfügbare Arznei gegen solche Pilzerkrankungen. Wir machten uns aber nicht über sie lustig, sondern bemitleideten sie, wobei wir allerdings Angst hatten, ihnen zu nahe zu kommen. Immerhin achteten die Nachbarn darauf, dass genügend Nahrung in die Speisekammer jenes Hauses gelangte, und die Kinder trugen die abgelegten Kleider der anderen Familien.

Nach so vielen Jahren sehne ich mich immer noch nach dem Leben in meinem Heimatdorf zurück. Es war ein schlichtes Leben; wir respektierten die Erwachsenen und empfanden besonderen Schrecken vor »Dai book and pencil«. Das war der örtliche Polizeibeamte, der seinen Namen daher bekommen hatte, dass er gern sein Notizheft und seinen Bleistift zückte, was eine Warnung sein sollte. Eigentlich hatten die meisten von uns wirklich Angst davor, etwas Böses zu tun. Dafür sorgten schon die Kirche und der Gruppenzwang. Wie anders ist das heute! Heutzutage wissen schon die Kleinen über soziale Klassen Bescheid, über Vorurteile gegenüber Menschen anderer Hautfarbe, über sexuelle Abweichungen und Partydrogen. Für uns existierte das alles nicht, und ich bin froh, in solcher Ahnungslosigkeit aufgewachsen zu sein – all diese Dinge haben mich nie belastet. Manche Leute waren vornehmer als andere, aber die Unterschiede zwischen uns waren unbedeutend, und niemand fühlte sich minderwertig. Ich vermute, wir wurden als eine der »besseren« Familien angesehen, denn ich machte mich selten schmutzig, und mein Vater hatte ein Motorrad. Ich besaß mehr als die übliche Ration Spielzeug, und wegen des Geschicks meiner Großmutter mütterlicherseits hatte ich die schickste handgenähte Kleidung. Auch meine Puppen hatten solche Kleider.

Moderne Internetseiten zum Thema Genealogie haben mir verraten, dass ich von einem jener jüngeren Farmerssöhne abstamme, die aus Pembrokeshire, Radnorshire und Gloucestershire fortgegangen waren. Sie hatten die frische Landluft hinter sich gelassen, um ihr Glück im boomenden Kohlebergbau des 19. Jahrhunderts zu suchen. Damit trugen sie unabsichtlich zur Verwüstung unserer schönen walisischen Täler bei. Aufseiten meiner Mutter war es anders. Ihr Vater war Waliser, aber ihre Mutter stammte von den Söhnen schottischer Farmer und Gastwirte ab, die in den 1830er Jahren mit ihren Frauen und einigen Kindern, zusammengepfercht in kleinen Schiffen, eine dreimonatige Reise ins australische Neusüdwales durchgestanden hatten. Dort wurden sie Farmpächter und Goldschürfer. Ich habe also zähe Vorfahren – Abenteurer und Leute, die hart gearbeitet haben. Auch wenn meine australische Großmutter ganz klein war, verkörperte sie doch diese Stärke und Robustheit, und von allen Menschen in meinem Leben hat sie mich am meisten beeinflusst.

Eine meiner frühesten Erinnerungen an meinen Vater: Er liegt schlotternd, schweißüberströmt und von Hustenanfällen geschüttelt im Bett, während ich winziges Mädchen zu ihm unter die Decke kriechen will. Er hatte sich eine Lungenentzündung eingefangen, als er bei einer Heimwehrübung auf dem Caerphilly Mountain im nassen Gras gelegen hatte. Das war noch bevor der Nationale Gesundheitsdienst geschaffen wurde und bevor antibakterielle Medikamente problemlos zur Verfügung standen, und ich erinnere mich an die erschreckende Tatsache, dass er wirklich sterben konnte. Das Einzige, was ihm zu helfen schien, waren in heißem Wasser eingeweichte Zitronen; mir stehen die Krüge neben dem Bett immer noch vor Augen. Damals lief es so: Entweder ging es einem besser oder man starb. Den Husten unterdrückte man, denn sonst dachten die Leute vielleicht, man hätte Tuberkulose, eine seinerzeit unheilbare Krankheit, die mit einem Stigma behaftet war. Die nächste Erinnerung an meinen Vater ist noch schärfer: Diesmal liege ich im Bett, und er beugt sich über mich, das Gesicht tränenfeucht – was ich wirklich sonderbar fand. Jetzt nämlich war die Lungenentzündung in mir, seinem Töchterchen, und ich wurde zusehends schwächer.

Inzwischen hatten sich die Zeiten ein klein wenig geändert, und der Arzt holte M&B-Tabletten hervor, das einzige damals verfügbare Heilmittel. M&B stand für *May & Baker*, ein Pharmaunternehmen, das 1937 den Wirkstoff Sulfapyridin entwickelt hatte. Er gehört zur Gruppe der Sulfonamide, und die Forschung zu diesen chemischen Verbindungen reicht bis ins Deutschland des Jahres 1906 zurück. M&B in Pulver- und Tablettenform wurde zu einer Wunderwaffe gegen zahlreiche bakterielle Erkrankungen – von Lepra bis Tripper. Es heilte auch Winston Churchill von seiner Lungenentzündung und ermöglichte es ihm, weiterhin die Kriegsanstrengungen zu leiten. Heute wird es wegen seiner Nebenwirkungen nur noch selten beim Menschen angewendet, aber in den 1940er Jahren bewahrte es viele vor verheerender Sepsis und vor Todesfällen, die schon von kleinen bakteriellen Infektionen ausgelöst werden konnten. Inzwischen war ich sieben und wurde bereits als »anfälliges« Kind betrachtet, sodass ich meinen gerechten Anteil an M&B-Tabletten bekam.

Ein anderer Tag, der sich in mein Gedächtnis eingebrannt hat, ist ein heißer, sonniger Freitag. Freitag bedeutete *fish and chips*. Und als die Pausenklingel das Ende des Vormittagsunterrichts anzeigte, war ich die Erste, die aufsprang und aus dem Schultor stürmte; atemlos rannte ich über den Anger zwischen der Schule und unserer Straße. Mein Zuhause lag nur ein paar Hundert Meter entfernt, aber wenn man sieben ist, kann einem das ziemlich weit vorkommen. Und doch flitzte ich in freudiger Erwartung heim, denn ich wusste, dass meine Mutter, die für mich die Pommes frites jeden Freitagmittag selbst zubereitete, das Mittagessen so gut wie fertig hatte.

Als ich ankam, war die Haustür nicht abgeschlossen (nirgendwo im Dorf verschloss man die Türen), und ich schlich mich ungehört in die Diele und drückte mich an die Wand zwischen Küche und Esszimmer. Was für einen blöden Zuschnitt dieses Haus hatte! Die Speisekammer erreichte man nicht von der Küche, sondern vom Esszimmer aus. Bis heute weiß ich nicht, warum, aber ich wartete dort mit angehaltenem Atem, bis sich meine Mutter näherte. Sie hatte mich nicht kommen hören.

Ich wartete, bis sie fast auf meiner Höhe war, und dann rief ich: »Buuuh!«

Meine Mutter zuckte erschrocken zurück – genau wie ich es mir ausgemalt hatte. Aber der Spaß war schnell vorbei. Sie hatte nämlich den Topf mit dem siedend heißen Ausbackfett in die Speisekammer tragen wollen, und ich war ihr vor die Füße gesprungen.

Als sie zurücktaumelte, entglitt ihr der Frittiertopf. Das siedende Öl kam in hohem Bogen herausgeschossen. Ich konnte es sehen, als wäre es über mir in der Luft stehen geblieben. Dann stürzte es herab wie eine riesige Welle, über meine Haare und meinen Kopf, über Gesicht und Nacken. Ich schrie und schrie und schrie.

Ich erinnere mich noch an die Schmerzen. Ich erinnere mich an die Schreie, die von anderswoher zu kommen schienen, aber in Wahrheit aus meinem eigenen Mund drangen, wieder und wieder und wieder. Ich erinnere mich, wie die von meinem Geschrei alarmierten Nachbarn ins Haus strömten.

Was dann kam, weiß ich nicht mehr, aber eine Weile später stürmte mein Vater ins Zimmer. Bis heute sehe ich vor mir, welches Grauen ihm in den Augen stand, als er begriff, dass die winzige Gestalt, die dort in Bandagen eingewickelt lag, sodass nur Augen und Mund herausschauten, seine Tochter war. Meine Mutter stand im Hintergrund mit dem Rücken an der Tür und schaute nur; sie schaute nur, während mein Vater auf Knien zu mir heranrutschte. Ich glaube, dass er ihr diesen Tag nie wirklich verziehen hat. Mein Kopf war zwei Jahre lang bandagiert. Heutzutage würde es eine Notfallaufnahme geben, Hautverpflanzungen und die bestmögliche Behandlung, aber damals war der Nationale Gesundheitsdienst erst zwei Jahre alt, und ich hatte nur den Hausarzt und die Heilmittel, die er beschaffen konnte. Und vielleicht liegt es daran, dass mich die Prägung durch jenen Tag nie verlassen hat – noch heute, fast siebzig Jahre später, muss ich meine Haare sorgfältig arrangieren, um die Narben zu verdecken.

Nicht lange danach begann ich von einer Krankheit in die nächste zu rutschen. War es ein Zufall, oder hatte es mit meiner Konstitution zu tun, die durch die Verbrennungen irreparabel geschwächt worden war? Keuchhusten und Masern stellten sich sofort ein. Lungenentzündung, Bronchitis und Rippenfellentzündung waren häufig meine Bettgefährten. Meine Lunge schien sich nie zu erholen, und bald hatte sich eine Bronchiektasie herausgebildet. Bei dieser Krankheit weiten sich Teile der Atemwege aus, was zu übermäßiger Schleimproduktion führt. Ich war ständig am Husten, litt unter Kurzatmigkeit und spuckte Blut. Immer tat mir die Brust weh. Von nun an war ich nicht mehr wie die anderen Kinder, die jeden Morgen aufwachten und über den Anger zur Schule gingen. Ich blieb zu Hause, in meinem Sessel am Kamin. Die Lehrer kamen zu mir, aber in jener Zeit konnte man beeinträchtigten Kindern nicht groß helfen, und ich erhielt nur eine unregelmäßige und planlose Schulbildung, die von niemandem richtig überwacht wurde.

Zum Glück war ich sehr gut in Lesen. Ich benutzte die Bücher, die mir von der Schule hinübergebracht wurden, aber auch meine eigenen Bände von Arthur Mees Kinderenzyklopädie. Was M&B für meinen Körper getan hatte, das tat Arthur Mee für meinen Geist. Ich liebte die Geschichten – John Evelyns Entdeckung des Holzschnitzers Grinling Gibbons in einer Werkstatt im Londoner East End, Achilles und seine verwundbare Ferse, die Entdeckung der Elektrizität und die Eigenschaften von Bernstein. Mithilfe dieser Enzyklopädie brachte ich mir selbst bei, wie man gemusterte Vierecke strickt; ich lernte etwas über Musiktheorie, die Flaggen der Welt, Äsops Fabeln sowie römische, griechische und altnordische Mythologie. Ich »erfand« Filzpantoffeln mit gestrickter Oberseite und Gummibändern, die das Ganze zusammenhielten; ich weigerte mich, etwas anderes an den Füßen zu tragen. Meine Bücher waren magisch, und wenn mir einmal erlaubt war, in die Schule zu gehen, dann trug ich immer eins unter dem Arm.

Während dieser Monate und Jahre, in denen ich von Krankheiten geplagt wurde, war eine Person entscheidend für meine Genesung. Sie saß an meinem Bett, und wir lasen gemeinsam *Peter Rabbit*, *Igel Fuzzypeg geht zur Schule*, das Magazin *Woman & Home*, die Tageszeitung und meine Lieblingsbände der Kinderenzyklopädie. Sie nahm mich auf Spaziergänge mit, damit ich sah, was in einer Hecke wuchs, und nach Vogelnestern Ausschau hielt, und sie brachte mir bei, was wir aus der Natur essen konnten und was nicht. Diese Person war meine australische Großmutter, die ein seltsames Leben führte, wohnte sie doch abwechselnd bei allen ihren Kindern und deren Familien. Wir rissen uns darum, dass sie zu uns kam, und ich liebte sie mehr als sonst jemanden auf der Welt.

Im Jahre 1950, als ich noch an den Folgen der Verbrennungen laborierte, wurde eine Entscheidung getroffen. Verwandte meiner Großmutter, ihre Cousine Gwen und ihr Cousin Walter, hatten sich in Rhyl in Nordwales niedergelassen, nachdem sie viele Jahre in

Burma und Indien verbracht hatten – Ländern, die sich gerade erst aus dem ehemaligen britischen Empire herausgelöst hatten. Meine Lungen hatten immer noch zu kämpfen. Ich rang weiterhin nach Luft. Ich hustete immer noch zu viel Schleim aus und versäumte zu viele Schultage. Ich hatte bereits eine gewisse Zeit in einem Sanatorium verbracht und wollte nicht dorthin zurückkehren. Es hatte Räume mit blass schimmernden Wänden und unbarmherzig glänzende Fußböden. Vor dem sauberen Krankenhausgeruch, der dort rund um die Uhr in der Luft lag, gab es kein Entkommen. Das Essen wurde von humorlosen Automaten ausgereicht, und die Räucherheringe zum Frühstück waren so voller Gräten, dass mein Teller schon wieder abgeräumt wurde, ehe ich sie alle herausgepult hatte. Jeden Morgen und dann noch einmal am späten Nachmittag wurden die Kinder in einen speziellen Raum gebracht, wo ihre Lungen gereinigt werden sollten; dazu gehörte, dass man sich bei den Atemübungen über einen abgepolsterten Balken beugte und jemand einem heftig auf den Rücken klopfte. Eines der kleinen Mädchen hatte eine fahle Narbe, die sich von seinem Schulterblatt um den Körper herum bis zu seiner Brust erstreckte. Ich hatte große Angst davor, auch so etwas zu bekommen. Ich hatte Wutanfälle, als man davon sprach, mich noch einmal in dieses Sanatorium zu bringen. Und so wurde ich stattdessen mit meiner Großmutter nach Rhyl geschickt, wo die Meeresluft meiner Lunge hoffentlich wieder etwas Leben einhauchen würde. Von so einem Abenteuer konnte ein kleines Mädchen wie ich, dessen beste Freunde die Bücher waren, nur träumen. Und dann noch der Gedanke, dass meine Großmutter mich begleiten würde! Die Aussicht darauf bereitete mir große Freude.

Meine Großmutter Vera May war eine außergewöhnliche Frau. Wir alle haben sie als winzig klein, dünn und runzlig in Erinnerung. Sie hatte weißes Haar und künstliche Zähne, an denen sie ihre Pfefferminzdragees entlangklappern ließ. Sie war beeindruckend, kompetent, tüchtig, streng und von überwältigender Güte. Sie war mein Gravitationszentrum, die Person, an die ich mich klammerte, wenn meine Eltern sich stritten, wenn sie Frieden miteinander schlossen und sich bald darauf in meiner Gegenwart wieder zankten.

Sie war 1890 in Neusüdwales geboren, in einem Küstenort nördlich von Sydney, und stammte aus einer Familie von Farmpächtern, die das Land in den 1830er Jahren urbar gemacht hatten. Mein Großvater Edmund, ein Kohlekumpel aus unserem britischen »Altsüdwales«, hatte die weite Überfahrt 1909 gewagt, als seine Lungen schwächer zu werden begannen. Er begegnete Vera May genau zu Beginn des Ersten Weltkriegs. Sie verliebten sich ineinander und heirateten, aber als sie der Geburt ihres ersten Kindes freudig entgegensahen, erhielten sie die Nachricht, dass Veras Schwiegermutter dahinsiechte. Die alte Frau, die in Wales zurückgeblieben war, fürchtete, dass ihr Ende nahe war, und wollte unbedingt ihre Kinder um sich haben, wenn sie diese Welt verließ. Sie war eine kraftvolle, gebieterische Frau, und meinem Großvater blieb keine andere Wahl, als ihre Wünsche zu erfüllen. Und so kam es, dass er 1916, im Jahr der Sommeschlacht, dem Jahr, als der Krieg die Erde aufzehrte, meine schwangere Großmutter in ein Schiff setzte und mit ihr quer über den Indischen und den Atlantischen Ozean fuhr, um wieder an die Seite seiner Mutter zu gelangen.

Dank irgendeiner seltsamen Fügung schafften es meine Großeltern, unversehrt vom anderen Ende der Welt bis nach Europa zu kommen. Aber als sie in Wales waren, dachte meine Urgroßmutter nicht daran zu sterben – anders als sie es versprochen hatte. Noch als ich selbst zur Welt kam, klammerte sie sich ans Leben, eine hinfällige alte Dame. Ich erinnere mich an sie, wie sich ein Kind an einen seiner frühesten Träume erinnert, vage und undeutlich. Aber obwohl sie weiterlebte, ging mein Großvater mit Vera May nie wieder zurück nach Australien, was er ihr eigentlich versprochen hatte. Es heißt, der Ruf der Heimat sei mächtig, und Wales ruft seine

Söhne und Töchter oft zurück. Auf jeden Fall brachte Vera hier ihren ersten Sohn zur Welt und danach einen zweiten. Meine Mutter und ein viertes Kind folgten bald darauf.

Dann, im Jahre 1931, in einer jener grausamen Launen des Schicksals, die häufiger vorkommen, als es man es sich wünschen würde, kehrte die Lungenkrankheit, zu deren Bekämpfung mein Großvater einst Wales verlassen hatte, mit voller Wucht zurück. Noch im gleichen Jahr schied er dahin – und meine Großmutter musste sich mit ihren vier Kindern allein durchschlagen. Es gab ja niemanden sonst. Nichts, das ihr helfen konnte. Mein Großvater hatte ihr keine Rente hinterlassen. Die Grubenbesitzer behaupteten, dass die Staublunge, die ihn das Leben kostete, nicht ihre Schuld sei, sondern dass in ihm schon immer etwas gegärt habe. Und so stand meine Großmutter vor der Aufgabe, vier Kinder zu ernähren, zu beherbergen und zu versorgen, obwohl sie völlig mittellos war.

Sie hielt sich an die einzigen Dinge, über die sie Bescheid wusste. Sie stickte und nähte für jeden, der ihre Dienste brauchte; im Garten hinterm Haus hielt sie Kaninchen, um Fleisch zu haben, und in einem Stall Hühner wegen der Eier; sie ließ Hähnchen heranwachsen, bis sie Fleisch angesetzt hatten, und tötete sie dann eigenhändig; auf den kleinen Ackerflecken rund ums Haus baute sie Kartoffeln, Möhren, Porree und Kohl an. Da es noch keine Kühlschränke und Gefriertruhen gab, wurde alles, was man nicht gleich aß, eingesalzen oder sauer eingelegt; sie wollte so viel wie möglich konservieren, und nichts durfte verschwendet werden. Wenn die Zeit dafür herangerückt war, musste die ganze Familie am Waldrand Blaubeeren und Brombeeren sammeln, und für die von Flecken übersäten Hände und den schmerzenden Rücken wurde man im Winter vollauf entschädigt.

Ja, meine Großmutter kannte die Natur. Sie wusste, welche Pflanzen essbar waren und welche giftig; sie kannte sich mit Speisepilzen aus und mit Giftpilzen; sie wusste, wie junge Weißdornblätter schmecken, Heckenpflanzen und Beeren, die aus der Welt eine natürliche Vorratskammer machten. Durch Charakterstärke, harte Arbeit und die Tiefe jenes Wissens schaffte sie es, dass keines ihrer Kinder hungern musste, und sie achtete darauf, dass alle von ihnen aufs Gymnasium gehen und dort Dinge lernen konnten, die sie ihnen nicht selbst beizubringen vermochte – eine erstaunliche Leistung, wie man es auch dreht und wendet. Und als sie Jahre später wieder gebraucht wurde – von einem kleinen Mädchen mit Verbrennungen und mit einer Lunge, die so geschädigt war wie einst die von Veras Ehemann –, da war sie zur Stelle, saß in meinem Schlafzimmer an der Bettkante und lehrte mich die wunderbaren Dinge, die sie wusste.

Meine Großmutter führte ein Wanderleben. Nachdem sie so lange geschuftet hatte, um ihren Kindern ein Dach überm Kopf zu sichern, zogen die vier schließlich aus, und sie wusste, dass sie das Haus für sich allein nicht würde halten können. Ihre herangewachsenen Kinder waren nun übers ganze Land verstreut, hatten Ehepartner gefunden und sich eine eigene Existenz aufgebaut. Und so reiste meine Großmutter herum, um bei ihnen zu sein; sie verbrachte ein paar Monate hier, ein paar Monate dort. Sie sagte mir leise und im Geheimen, dass ich ihr Liebling sei – vielleicht, weil ich das älteste Enkelkind war, aber vielleicht auch, weil sie in mir so etwas wie ein kleines Abbild ihrer selbst sah. Ich hing an ihr und an der Liebe, die sie verströmte, und unser gemeinsamer Aufenthalt in Rhyl, der zwei volle Jahre dauern sollte, war für mich eine sehr glückliche Zeit.

In Rhyl teilten wir uns beide ein Schlafzimmer. Das Haus war groß und picobello; es war angefüllt mit Schätzen aus dem Osten:

großen schönen Buddhas, geschnitztem Elfenbein und Orientteppichen. Auf der Veranda hinterm Haus wuchsen Hyazinthen in herrlichen Arrangements, und weil die Verwandten meiner Großmutter ehemalige Koloniebewohner waren und die alten Sitten und Gebräuche aus den Kolonien pflegten, gab es zum Frühstück, zur Teestunde und zum Abendessen unterschiedliches Geschirr – eine Eigenheit, die ich sehr mochte. Walter und Gwen hatten ein bisschen Sorge, ein kleines Mädchen in ihr großes Haus aufzunehmen, aber bald schon waren sie erfreut über meine guten Manieren und meinen sorgsamen Umgang mit allem, was man mir in die Hand gab.

Das Leben mit diesen drei älteren Leuten war für mich eine Idylle. Wir spielten Mahjong, und ich verbrachte viele glückliche Stunden im stillen Bibliothekszimmer, wo ich die Hefte von *National Geographic* las.

Eines Tages flüsterte mir eine aufgeregte Vera May zu, ich solle mit ihr in den Rosengarten kommen, zum Heckenbogen über dem Weg. Sie hob mich hoch, damit ich das Amselnest mit drei blassblauen Eiern sehen konnte, das sich im Inneren der Hecke zwischen die Zweige schmiegte. Ich teilte die Begeisterung meiner Großmutter beim Anblick dieses Naturwunders.

Als sie fort war, ging ich mir den Kalifornischen Goldmohn anschauen, der seine orangegelben Blütenblätter aus der Knospenhülle geschoben hatte. Das Nest aber stand mir weiterhin vor Augen. Und als die Minuten dahinrannen, stellte sich ein neuer Gedanke in meinem Kopf ein. Ich wusste nicht, woher er kam – vielleicht aus jenem kleinen, nicht ausmessbaren Winkel eines Kindergehirns, der sich immer fragt: »Was wäre, wenn …?« Was auch immer es war, eine Frage verfestigte sich immer mehr. Was würde passieren, fragte ich mich, wenn ich meinen Ball gegen das Nest warf? Und genau das tat ich dann auch. Aus der Rückschau halte ich es für den sinnlosen Akt eines gefühllosen und neugierigen kleinen Balgs. Ich beobachtete mit wachsender Neugier, wie der verzweifelte Vogel mit hektischen Flügelschlägen davonflatterte.

Am nächsten Morgen sah ich, wie meine Großmutter vor den im Rosengarten verstreuten Resten des Nests stand. Die Vogelmutter hatte ihr Gelege zerstört. Bruchstücke von Schalen markierten die Stellen, wo sie ihre Eier auf den Weg geworfen hatte. Meine Großmutter, diese kleine, weißhaarige Frau, war erstarrt vor unterdrückter Wut – und all ihr Zorn richtete sich auf mich. Es war nicht das Töten, gegen das sie protestierte. Meine Großmutter tötete selbst Tiere, wenn es sein musste. Wie alle australischen Jungen und Mädchen des 19. Jahrhunderts hatte sie gelernt, dass es in der freien Natur viele Dinge gibt, die einen verletzen oder töten können – Skorpione, Schlangen, Spinnen … Alle amüsierten sich, weil sie, egal wohin sie kam, hinter der Toilette und unter der Klobrille nachschaute, denn das sind bevorzugte Rückzugsorte der giftigen Rotrückenspinne. Ihre Angst vor Spinnen hatte sie gewiss an meine Mutter weitergereicht und dann an mich. Aber ihre Haltung zum Wildgetier war viktorianisch und, so nehme ich an, nicht durch Bildung geprägt. Alles, was hässlich aussah oder möglicherweise giftig war, konnte aus dem Weg geräumt werden. Aber mit Vögeln verhielt es sich nicht so – sie fielen in eine andere Kategorie, und ihnen durfte man nichts zuleide tun.

Mittlerweile wusste ich, was ich zu erwarten hatte. Ich ließ den Kopf hängen und konnte meiner Großmutter nicht in die Augen schauen. Sie hatte gelernt, wie man mit kleinen Sündern umgeht. Immerhin hatte sie ja drei Jungs und ein Mädchen ganz allein aufgezogen. Sie war so ausgelastet damit, sie zu versorgen, lange Tage und Nächte für jeden im Dorf zu sticken und zu nähen, die Hausarbeit zu erledigen und für ihre Familie auf Nahrungssuche zu gehen, dass sie es sich kaum leisten konnte, sich auch noch mit dem Fehlverhalten unartiger Kinder herumschlagen zu müssen. Viele Jahre später sagte meine Mutter häufig zu mir: »Du hast von meiner Mutter all die Zuneigung bekommen, die eigentlich mir zugestanden hätte.« Es klang ein bisschen, als wären die Wechselfälle ihrer Kindheit irgendwie meine Schuld gewesen. Wenn man ganz leidenschaftslos darauf zurückblickt, hatte sie vermutlich recht. Ja, wenn sie es mir gegenüber auch selten zeigte – meine Großmutter konnte genauso knallhart sein, wie sie sonst fröhlich und liebenswürdig war.

Meine Bestrafung wegen des Vogels war unausweichlich, aber sie wurde mir auf sehr clevere Art präsentiert. Großmutter sagte, ich solle ihr fest in die Augen schauen und eingestehen, dass ich etwas Schlechtes getan und die kommende Strafe verdient hätte. »Willst du lieber eine Ohrfeige, Ausgehverbot oder eine Arbeit erledigen?« Die Ohrfeige wäre schnell überstanden gewesen, hätte aber meine Würde beschädigt. Am Samstag nicht zum Kinderfilmclub ins örtliche Kino gehen zu dürfen, kam gar nicht infrage. Und so wählte ich nichts von beidem, sondern entschied mich für die Arbeit. Insgeheim freute ich mich sowieso darauf, auch wenn ich mich dabei langweilen und elend fühlen sollte. Großmutter setzte Onkel Walter von meinem Vergehen in Kenntnis und reichte mich an ihn weiter. Er wiederum reichte mir die vertraute Nagelschere. »Das Gras wartet schon auf dich.« Ich folgte ihm hinaus auf den Rasen, der sich hinterm Haus meilenweit bis zur Gartenlaube erstreckte. Eigentlich war er nur 150 Meter lang und 10 Meter breit, aber mir kam er so groß wie ein Feld vor. Erinnern Sie sich noch daran, wie die alten Rasenmäher die weicheren Blätter absichelten, aber die zäheren Blütenstängel des Weidelgrases stehenließen?

Diesen Job hatte man mir schon einmal übertragen, und ich war überrascht und fasziniert gewesen, zwischen den abgeschnittenen Grashalmen so viele winzige, unbekannte und fremdartige Dinge zu finden. Die Rasenkante war der ergiebigste Bereich für Insekten, Schneckengehäuse, Tiere mit zu vielen Beinen und winzige farbige Körnchen, die ich heute Mineralien nenne. Es gab eine Menge harte Stiele zu schneiden, aber ich konnte mit der Schere auch im Boden herumstochern. Bald merkte ich, dass dieser Boden schon über geringe Entfernungen hin unendlich vielgestaltig aussah und dass er nicht nur unbestimmtes braunes Zeug war, sondern ein richtiger Schauplatz. Er beheimatete so viele kleine Dinge mit Beinen. Ich musste mein Mittagessen draußen auf dem Rasen einnehmen, aber auch das war keine Strafe, vor allem nicht, nachdem ich herausgefunden hatte, dass sich die Dinge verwandelten, wenn ich mein Wasserglas über dem Gras und dem Boden ausgoss. Bei einem heißen Getränk verwandelten sie sich sogar noch mehr.

Das passiert mit einem Kind, das nicht oft zur Schule gehen kann, das krank ist und verschickt wird und nicht fähig ist zu all den Dingen, die andere Kinder gewöhnlich tun. Man bleibt seinen eigenen Gedanken überlassen und kann herumexperimentieren, ohne dass es jemand weiß. Und das, so habe ich immer gedacht, ist der Ursprung dieser Faszination nicht nur von der Natur, sondern von den Dingen, die unter der Oberfläche liegen, von den Aspekten, die niemand von uns sehen kann. Sieben Jahrzehnte später spüre ich diese Faszination immer noch.

5 Konflikt und Auflösung

Schauen Sie einmal aus dem Fenster. Was sehen Sie?

Während ich dies schreibe, sitze ich in dem Haus, das ich nun schon mehr als ein halbes Leben lang mein Zuhause nenne – mein abgeschiedenes Heiligtum in einem grünen Teil der Grafschaft Surrey. Dies ist der Ort, an dem ich wohne und schlafe und den Hauptteil meiner Arbeit mache. Könnten Sie aus meinem Fenster blicken, würden Sie einen Garten mit Rasenflächen sehen, die durch schwer mit Rosen und Blauregen behangene Spaliere voneinander getrennt werden; Sie würden Steinvasen erblicken, ein Vogelbad, eine Sonnenuhr und Hecken, die Gemüsebeete von einem kleinen Obstgarten und den Zierbeeten abteilen. Zur Stirnseite des Hauses führt ein breiter Zufahrtsweg, der von Blütensträuchern, Bäumen und den gefürchteten Spanischen Hasenglöckchen gesäumt wird, die ich seit vielen Jahren auszurotten versuche. Es ist verzeihlich, wenn Sie glauben, dieser Garten hätte einen einzigen »Pollenabdruck«, durch den man ihn identifizieren kann. Aber da würden Sie sich irren. Mein Garten hat eine Vielzahl von Pollenprofilen. Schauen Sie auf einen beliebigen Garten, eine beliebige Hecke, auf irgendeinen Grassaum oder Feldweg. Für das ungeübte Auge verschmelzen all das Grün und Braun der Natur, ihr Weiß, Blau und Gelb und alle Farbtöne dazwischen zu einem einzigen. Natur, so denken wir häufig, ist »da drüben«, irgendwo jenseits unseres eigenen Standorts. Wir kategorisieren sie als ein Ganzes. Aber die Wahrheit ist weitaus komplizierter. Wenn ich aus meinem Fenster schaue, kann ich sagen, dass sich – palynologisch gesprochen – eine Gartenecke von der anderen sehr unterscheidet.

Tatsächlich konnten eifrige Studenten, die ich früher betreut habe, auf genau diesem Stück Land nachweisen, dass das Pollenprofil von der einen Seite eines Blumenbeetes ein ganz anderes Bild ergeben kann als das von der anderen Seite, die nur eine Handvoll Meter entfernt liegt. Und Proben, die man vom Fuß der alten Hecke nimmt, die unseren Garten nach hinten hin begrenzt, werden völlig anders ausfallen als welche vom Rand einer anderen Hecke, die den Gemüsegarten vom zur Terrasse hinaufführenden Rasen trennt. In der einen Probe könnten die Pollen von Weißdorn, Feldahorn, Schlehe, Eibe, Brombeere, Klettenkerbel und Brennnesseln vorherrschen, während andere ein Übergewicht von Gräsern, Liguster, Flieder, Geißblatt und Goldregen aufweisen; der eine Winkel könnte voll von Farnsporen, Eiche und Buche sein, während eine andere Ecke von Gräsern dominiert wird, ergänzt durch etwas Gänseblümchen, Mohn, Kornblume, Zwiebel, Möhre, Bohne und viele Unkräuter.

Die Proben zeugen von den ganz unterschiedlichen Anpflanzungen, von vernachlässigten Stellen und der Diversität des Gartens. Vielleicht würde es Ihnen seltsam vorkommen, dass eine Reihe von Proben nicht völlig mit dem übereinstimmt, was man an der betreffenden Stelle wachsen sieht. Das liegt daran, dass – vorausgesetzt, es gibt keine physischen Barrieren – der Nachbarsgarten und selbst ein Waldstück am Rande des Dorfes in der Pollenmischung mit repräsentiert sein können. Immerhin hat sich Pollen im Laufe der Evolution so entwickelt, dass er sich gut ausbreiten kann. Sie sollten auch im Hinterkopf behalten, dass es viele von Insekten bestäubte Pflanzen gibt, die so wenig Pollen produzieren, dass dieser gar nicht in die Luft gelangen kann. Diese »selteneren« Pollentypen sind für den forensischen Ermittler besonders wichtig, denn ihr Vorhandensein an Schuhen, Hosenbeinen oder Fahrzeugpedalen deutet auf einen direkten Kontakt mit ihnen hin. Stellen Sie sich zum Beispiel einen Fingerhut vor (der ganz passend benannt ist, denn Sie können sich seine Blüten auf die Fingerspitzen stecken). Insekten müssen tief in die Blüte hineinkriechen, um an Pollen und Nektar zu gelangen. Wenn jemand also auch nur wenige Fingerhutpollen an sich hat, können wir mit einiger Gewissheit sagen, dass er nahe einer

Stelle war, an der ein Fingerhut wächst. Vielleicht ist er auf den Boden am Fuß der Pflanze getreten oder an einem Hochsommertag gegen sie gestoßen, nachdem der Pollen von den Staubbeuteln freigesetzt wurde. Pollen solcher Pflanzen wie Fingerhut oder Stiefmütterchen sammelt man meist beim Berühren der Pflanze auf oder beim Kontakt mit dem Boden, auf den die verwelkten Blüten fallen. Wenn Sie auf diesen Boden treten, kann der Pollen richtig fest an Ihre Schuhe gedrückt werden, und es macht Mühe, ihn wieder abzubekommen.

Es ist eine wunderbare Erkenntnis, dass Pollen und Sporen verräterische Geschichten von Kontakten zu erzählen haben – und noch viel mehr, wie ich später zeigen werde. Der Pollen, der sich Ihnen an die Schuhe heftet, ist kein totaler Mischmasch. Alle Lebewesen existieren dort, wo sie sich gut entwickeln können, und verschiedene Pflanzen bevorzugen vielleicht dasselbe Habitat, sprechen jedoch auf unterschiedliche Aspekte davon an. Deshalb kann man erwarten, Hasenglöckchen in einem Eichenwald zu finden, in einem Haselnussgebüsch oder selbst am Rande einer kleinen Straße unter einer Hecke aus gestutzten Sträuchern. Man würde sie jedoch nicht in einem dichten Kiefernwald erwarten, nicht auf sehr nassem Boden und nicht in einem Heidemoor.

Auch wenn Sie nur mäßig aufmerksam sind, haben Sie unwissentlich bestimmt schon eine Menge ökologische Informationen gespeichert. Wo würden Sie Rohrkolben erwarten? Wo würden Sie damit rechnen, auf Ampfer, Brennnesseln und Bärenklau zu stoßen? Wo würden Sie Geißblatt oder Löwenzahn suchen? Sie tauchen nicht überall auf, auch wenn so mancher Anwalt vor Gericht das Gegenteil zu behaupten versuchte. Jede Pflanzenart neigt dazu, auf einem bestimmten Bodentyp und in einer bestimmten Umgebung zu wachsen – und in Gesellschaft anderer Arten mit ähnlichen Anforderungen. Man kann Rhododendron nicht auf Kalkboden kultivieren, und viele andere »kalkfliehende« (also kalziumfeindliche) Pflanzen können mit ihm gemeinsam in einer ganz markanten Pflanzengesellschaft auftreten. Clematis wiederum ist »kalkliebend« und wird zusammen mit anderen Pflanzen wachsen, die entweder hohe Kalziumwerte im Boden brauchen oder diese zumindest tolerieren. Wenn ich an einem Schuh also Pollen von Rhododendron oder Clematis finde, vermittelt mir das sofort eine Vorstellung davon, mit welcherlei Orten die Sohle Kontakt hatte, und es liefert mir auf jeden Fall Informationen über den Boden, auf dem die Pflanze wuchs.

Aber nicht nur Pflanzen haben eine Vorliebe für ein bestimmtes Habitat. Auch Tiere und Pilze, die auf sie angewiesen sind, können gemeinsam mit ihnen gefunden werden. Wenn ich also ganz spezielle Pilzsporen identifizieren kann, muss ich vielleicht gar keinen Pollen finden, um zu wissen, dass eine bestimmte Pflanze dort wuchs. Ein gutes Beispiel für solches sekundäre Spurenmaterial ist die Primel *(Primula vulgaris)*. Sie produziert sehr geringe Pollenmengen – die Bienen müssen tief in die Blüte eintauchen, um ihre Belohnung zu finden –, und so finden wir Primelpollen nur selten als Spurenmaterial. Aber es gibt einen Pilz *(Puccinia primulae)*, der nicht nur massenhaft Sporen hervorbringt, sondern auch ausschließlich auf Primelblättern auftritt. Wenn man also auch nur eine Spore davon findet, kann man wetten, dass in der Nähe eine Primel wuchs. Und mehr noch: Die meisten Leuten glauben, dass Pilze überall sind – Schimmel im Brotkasten, faulige Äpfel, Speisepilze auf dem Waldboden. Aber die Sporen der meisten Arten bewegen sich überhaupt nicht weit fort, manchmal nur wenige Zentimeter. Die schimmligen Dinge, die wir üblicherweise sehen, sind von »Unkraut«-Pilzarten besiedelt worden, aber die meisten Pilze fallen nicht in die Kategorie »Unkraut«. Manche bringen nur alle paar Jahre Sporen hervor, wenn die Bedingungen stimmen, und einige Pilze sind ausgesprochen selten. Sie können sehr spezifische Indikatoren für Wachstumsbedingungen und Standorte sein. All dies hilft mir, wenn ich das »Bild eines Ortes« visualisieren muss –

jenes Ortes, an dem ein Verdächtiger untergetaucht ist, ein Verbrechen begangen oder eine Leiche beiseitegeschafft wurde.

Schauen Sie noch einmal aus dem Fenster. Was sehen Sie jetzt? Wenn ich gute Arbeit geleistet habe, ist das, was Ihnen vorher klein und kompakt zu sein schien, nun zu etwas Ausgedehntem und Unbekanntem geworden. Ihr Garten, ja selbst noch der allerkleinste Garten, enthält so viele Informationen, die Sie aufnehmen könnten.

Aus der Perspektive eines winzigen Pollenkorns ist selbst der kleinste Garten eine weiträumige Landschaft mit unterschiedlichen Geländeformen – alle miteinander vernetzt, wie Ökosysteme es eben sind; jedes hat einen Einfluss auf andere, aber auch einzigartige, identifizierbare Merkmale für sich allein. Und wenn schon ein Garten so groß ist, wie viel riesiger ist dann erst ein Feld? Um wie vieles wilder und komplexer sind eine Hecke, ein Moorland, ein Wald? Sie denken vielleicht, dass Sie sich in diesen Weiten verlieren könnten, und in gewisser Weise hätten Sie recht, denn wenn Sie erst einmal hinzuschauen beginnen, gibt es dermaßen viel zu sehen. Aber ich selbst habe bald entdeckt, dass Komplexität und Variation von ganz zentralem Nutzen sind, wenn sich ein Quadratmeter Land vom nächsten unterscheidet. Indem man das biologische Spurenmaterial charakterisiert, kann man das Wann und das Wo eines Verbrechens bestimmen; man kann genau angeben, wo jemand gewesen ist, wann er dort war und (durch die an der Kleidung haftenden Spuren) vielleicht sogar, was er dort getan hat.

Und genau das sollte passieren, als ich einige Wochen nach dem Fall mit den chinesischen Triaden in Hertfordshire in meinem Labor stand und das Telefon erneut klingelte. Die schon bekannte Stimme mit ihrer Glasgower Schroffheit begrüßte mich. Für mich hatte sie inzwischen einen Namen: Bill Bryden. »Pat«, sagte er, »falls Sie noch nicht die Nase voll von uns haben – hier ist etwas passiert …«

Nicht immer ist es ein Mord. Morde sorgen für Schlagzeilen, aber tagtäglich ruiniert irgendwo jemand durch selbstsüchtiges oder bösartiges Verhalten das Leben eines anderen Menschen. Und so fand ich mich an einem wolkenverhangenen Julitag plötzlich in Welwyn Garden City wieder, auf einem gepflegten kleinen Platz mit Geschäften und Wohnungen in den oberen Stockwerken. Ich starrte auf das städtische Alibi-Blumenbeet, das man zwischen die Pflastersteine gesetzt hatte. Die als Bodendecker gepflanzten Rosen waren pink und dufteten, hatten aber dichte und scharfe Dornen, um unerwünschte Gäste fernzuhalten. Ich fand es rührend und zugleich seltsam, dass man junge Lindenbäume auf dieselben Flächen wie die Rosen gepflanzt hatte. Sie sind ein merkwürdiges Gespann. In der Natur ist die Wahrscheinlichkeit, in ein und derselben Probe viele Linden- und viele Rosenpollen zu finden, vermutlich äußerst gering. Ganz allgemein ist die Pollenausbeute bei Rosengewächsen nie üppig. Man könnte ohne große Mühe daraus schließen, dass es sich um ein künstliches Habitat handelt – einen Garten oder einen Park, wenngleich ein Einkaufszentrum einem nicht sofort in den Sinn kommen würde.

Eine junge Frau behauptete, ein junger Mann habe gedroht, sie umzubringen, wenn sie nicht bereit sei, mit ihm Geschlechtsverkehr zu haben. Sie waren gemeinsam in einem Jugendklub gewesen, aber dann hatte er – wie es so häufig geschieht – seine jugendlichen Testosteronwallungen nicht mehr zügeln können. Die meisten neigten dazu, der jungen Frau zu glauben, denn ihre Haut war von tiefen Kratzern entstellt, und im Rosenbeet sah man eine große niedergedrückte Stelle in Form eines Körpers. Niemand, der bei Sinnen war, hätte sich freiwillig in dieses Dornenbett gelegt, aber der junge Mann stritt die Sache vehement ab, und nun bat man mich, seine Story zu überprüfen.

Mein »Heureka«-Moment mit der Hecke im vorigen Fall hätte mir die Augen für neue Zugänge in der Palynologie öffnen können, aber danach war ich wieder in mein Labor und zu meiner alltäglichen Arbeit zurückgekehrt, ohne große Erwartungen zu haben. Akademische Arbeit ist manchmal so: eine merkwürdige Ablenkung, eine sonderbare Abschweifung, und danach zurück zur Feldforschung, zu Beratungen des Fachbereichs, zu den Alltagsmühen des Auszählens von Pollen oder Sporen, die zu altrömischen Zeiten womöglich in eine Grube oder einen Entwässerungsgraben gefallen waren, oder zur Entschlüsselung des Rätsels, was die besondere Mischung von Pollenkörnern in einem Bronzegefäß, das man im Fenland-Distrikt aus einem Grab geborgen hatte, wohl bedeuten könne.

Und doch waren meine Gedanken in den zurückliegenden Wochen zu dem Mord zurückgewandert. Internationale Banden, Geldwäsche und ein glückloser Versuch, eine Leiche zu verbergen: So weit, so farbenprächtig – aber der Fall, in dessen Tiefen ich nun starrte, war nicht annähernd so absurd. Es war nur eine der gewöhnlichen Bösartigkeiten, wie sie Menschen tagtäglich gegeneinander verüben. Ich zwang meine Gedanken zurück zu dieser mutmaßlichen Vergewaltigung und versuchte, mir das Szenario vorzustellen – was hatte sich auf diesem kleinen Platz mit Geschäften und Wohnungen abgespielt, an diesem so offenen und leicht zu überblickenden Ort? Der Junge und das Mädchen hatten den Abend zusammen im örtlichen Jugendklub verbracht. Als das Pärchen nach Einbruch der Dunkelheit nach Hause spazierte, hatte es hier verweilt, während sich die Begleiter lachend verabschiedet hatten und in die Nacht eingetaucht waren. Die junge Frau sagte, sie hätten Händchen gehalten und sich geküsst. Vielleicht war es sogar schon etwas weitergegangen. Aber als der junge Mann sie zum Sex drängte, habe sie Nein gesagt, und hier begannen ihre Geschichten auseinanderzudriften.

Zwei unterschiedliche Versionen der Ereignisse: In der einen schlagen der Junge und das Mädchen getrennte Wege ein, jeder seinem Zuhause entgegen; in der anderen stößt er sie nach hinten, drückt sie nieder in jene tückischen Rosen auf dem Blumenbeet, reißt ihr einen Teil ihrer Kleider vom Leib und presst seinen Körper auf sie.

Was war die Wahrheit?

Vergewaltigungen wie diese sind außergewöhnlich schwer nachzuweisen. Wenn das DNA-Material nicht beweiskräftig ist oder am Tatort keine solchen Spuren zurückgelassen wurden, wenn es keine Zeugen gibt, die eine bestimmte Version untermauern können, und auch die Videoüberwachung keine Rückschlüsse erlaubt, hat die Polizei nichts in der Hand als zwei miteinander konkurrierende Geschichten. Verängstigt oder lügnerisch? Von Rachsucht getrieben … oder ein Opfer? Belastbares Beweismaterial für die eine oder die andere Version zu erbringen, ist manchmal fast unmöglich. Und an dieser Stelle kam ich nun ins Spiel mit meinem zweiten »Probeeinsatz« für die Polizei.

Bei meinem ersten Fall war ich auf einige (für mich) spektakuläre Fakten gestoßen: Jeder Mix von Pollenkörnern fällt so spezifisch aus, dass man mit seiner Hilfe ein Bild seines Herkunftsortes erstehen lassen kann. Natürlich hatte ich so etwas in der Archäologie seit Jahren getan, aber dort gab es nie eine eindeutige Bestätigung für meine Ideen. Palynologen, die mit uraltem Material arbeiten, können nie sicher sein, dass das Bild, das sie vor ihrem inneren Auge sehen, wirklich zutreffend ist. Die Vergangenheit ist aus und vorbei. Ich war ganz aufgekratzt, als ich feststellte, dass ich nunmehr die Stichhaltigkeit meiner Interpretationen würde überprüfen können – und ich hatte entdeckt, dass die Landschaft so exakt und so kleinteilig rekonstruiert werden konnte, dass die Methode ein großes Potenzial für forensische Ermittlungen hatte. Es war zu aufregend, als dass ich es in Worte hätte fassen können. In Hertfordshire war eine Bande aus dem organisierten Verbrechen aufgrund des Pollens überführt worden, den sie an ihren Füßen ins Auto getragen hatte. Als ich nun auf das Blumenbeet schaute, schien mir meine Mission klar zu sein. Der Junge hatte zugegeben, dass er mit dem Mädchen an diesem kleinen Platz gewesen war, aber geleugnet, dass er es zu vergewaltigen versucht habe. Er hatte erklärt, keinerlei Kontakt mit irgendwelchen Blumenbeeten gehabt zu haben. Vielleicht würden seine Schuhe und seine Kleidung eine andere Geschichte erzählen.

Sowohl Rosen als auch Linden setzen bei der Bestäubung auf Insekten, und beide Pflanzen produzieren relativ geringe Pollenmengen. Dieser unscheinbare Fakt sollte bei allem, was ich unternahm, sehr bedeutsam werden. Eines wusste ich schon: Wenn Rosenpollen an Kleidungsstücken auftauchte, konnte man wetten, dass der Stoff eine Rosenpflanze oder den Boden unmittelbar unter ihr berührt hatte. Wären die Pflanzen allgemein verbreitet und windbestäubt gewesen, hätte dies bedeutet, dass sie ihren Pollen in einem größeren Umkreis verteilt hätten. Er wäre dann vielleicht über den ganzen Platz verweht worden. Das hätte es schwieriger gemacht, mit Sicherheit zu klären, ob der Junge tatsächlich im Rosenbeet gewesen war oder nur unschuldig in der Nähe herumgehangen hatte. So sollte es jedenfalls sein, oder? Um das herauszufinden, musste ich einige Analysen durchführen.

Die Arbeitshypothese in einem Fall wie diesem mag simpel klingen: Wenn der Pollen aus dem Blumenbeet mit dem an seiner Kleidung übereinstimmte, und zwar qualitativ und quantitativ, dann war es sehr wahrscheinlich, dass er Kontakt mit dem Blumenbeet gehabt hatte. Aber in Wahrheit ist die Herausforderung viel differenzierter, und es hängt von der Natur des Pollens selbst ab, ob man am Ende eine eindeutige Antwort erhält.

Die Morphologie von Rosenpollen ähnelt der von engen Verwandten der Rose so sehr, dass es sehr schwierig gewesen wäre, die Pollenkörner mit Sicherheit auseinanderzuhalten, wenn es am gleichen Ort Brombeeren, Apfelbäume oder Weißdorn gegeben hätte. Funde von Rosenpollen in alten Ablagerungen sind, verglichen mit denen anderer Pflanzen, relativ selten. Wenn wir also sowohl hier als auch an den Kleidungsstücken des Jungen Rosenpollen fanden, durften wir annehmen, dass sie vom selben Ort stammten. Auch Linde findet man nicht so häufig wie etwa Eiche, Haselnuss oder Kiefer.

Soweit ich sehen konnte, gab es in der Nähe keine anderen Lindenbäume. Falls ich also Lindenpollen an seiner Kleidung fand, war dies hier mit einiger Wahrscheinlichkeit die Kontaktstelle gewesen. Da Rosen so wenig Pollen produzieren und man ihn selten in palynologischen Profilen findet, dürfen wir ihn als palynologisch rar betrachten. Die Pflanze selbst mag recht häufig vorkommen, aber ihren Pollen findet man selten, denn er wird von Insekten eingesammelt und fortgetragen. Klee mit seinen Köpfen aus winzigen Blüten fällt in dieselbe Kategorie. So haben sich diese Pflanzen entwickelt, und die Palynologie kann dieses zweckdienliche Merkmal für sich nutzen.

Es war erst mein zweiter Fall, und meine Lernkurve war steil. Mit der Polizei zog ich ein Raster über das Blumenbeet und sammelte systematisch Rosenblätter und Bodenproben von jedem Quadrat. Dadurch würde ich bestimmen können, wie gut jede Art am mutmaßlichen Tatort vertreten war. Jede Probe wurde nummeriert, mit Datum und Uhrzeit versehen und in Papiertüten verfrachtet, die außen mit polizeilichen Detailangaben beschriftet wurden. Der Tatortermittler machte sich ausführliche Notizen, während ich eine Skizze vom Blumenbeet anfertigte und meine eigenen Anmerkungen zur Probenentnahme aufschrieb. Man hatte mir gesagt, dass jedes kleine Kritzelblatt für den Fall, dass es zu einem Prozess kam, aufbewahrt werden musste. Bis heute achte ich stets darauf, alles aufzuheben, was von Belang sein könnte.

Es gab keine physischen Barrieren wie Zäune oder andere Sträucher, und so ging die Probenentnahme auf dem kleinen Platz straff voran. Am Ende hatte ich auch die nötigen »Vergleichsproben«, die es mir ermöglichen würden, Ähnlichkeiten mit denen von der Jacke des Jungen zu überprüfen. Ein Verdächtiger wird immer behaupten, Pollen und Sporen an anderen Orten aufgelesen zu haben, den sogenannten Alibistellen. Dann ist es wichtig, diese Orte aufzusuchen und dort »Alibiproben« zu entnehmen, die man mit den Proben vom Tatort vergleichen kann und mit dem, was die von der Polizei sichergestellten Beweisstücke erbringen. Die einzigen Beweisstücke, die mir zur Verfügung standen, waren die Bomberjacke des Verdächtigen und seine Schuhe. An der Identität ihres Eigentümers gab es nie einen Zweifel; zumindest hierin waren der junge Mann und die junge Frau einer Meinung. Den Pollen aus den Bodenproben herausgelöst zu bekommen, war relativ unkompliziert – ich hatte das schon so oft gemacht. In meiner archäologischen Arbeit hatte ich gutes Analysematerial von Keramik und Bronzeartefakten gewonnen. Nun aber musste ich darüber nachdenken, wie man es von frischen Blättern gewinnen konnte, von einem Paar Schuhen und einer Bomberjacke, die eine Masse aus synthetischem Gewebe und Plastik war. Hier würde ich erfinderisch sein müssen. Aber das war ich von meiner ökologischen wie auch meiner archäologischen Arbeit ja schon gewohnt.

Zunächst einmal musste ich mir genau vorstellen, was bei einer Vergewaltigung geschieht. Den Aussagen des Mädchens zufolge hatte der Junge es zu Boden gedrückt und sich auf es gelegt. Das bedeutete, dass seine Ellenbogen und die Vorderseite seiner Jacke wohl die besten Stellen waren, an denen man Beweismaterial finden konnte. Er musste sich auch hingekniet haben, und dann hätten seine Knie direkten Kontakt mit den Blättern und dem Erdboden gehabt. Ich vermutete, dass Knie, Brust, Ellenbogen und Zehen des Verdächtigen während der mutmaßlichen Tat die Kontaktstellen gewesen waren. Brust, Ellenbogen und Zehen ließen sich anhand seiner Jacke und seiner Schuhe überprüfen, also waren die Chancen gut, dass wir die Story des Verdächtigen am Ende entweder akzeptieren oder widerlegen konnten.

Die Logik dahinter war: Wenn die Verteidigung behaupten würde, die Pollen an der Jacke kämen aus der Luft und von zufälligen Kontakten, dann müssten die Schultern, die Rückseite und die Vorderseite der Jacke ganz ähnliche Profile ergeben. Mit anderen Worten: Die Proben von der Rückseite der Jacke wären so etwas wie die Kontrollgruppe in einer Studie, wenn ich meine

Hypothese testen wollte, dass das an der Vorderseite beobachtete Pollenprofil vom direkten Kontakt mit dem Blumenbeet herrührte. Wenn die Pollen der Vorderseite denen vom Blumenbeet ähnelten, aber nur ganz geringe Ähnlichkeit mit denen von der Rückseite aufwiesen, könnte man das als gutes Indiz für einen Kontakt betrachten. Ich versuchte, das Ergebnis nicht vorauszusagen; ich wollte einfach nur die Resultate abwarten. Im Labor achtete ich darauf, dass sich die verschiedenen Teile der Jacke nicht berührten; erst schnitt ich die Ärmel ab, dann trennte ich das Rückenteil heraus. Nun blieben mir zwei Vorderhälften, die ich zu einer Probe zusammenfassen konnte.

In diesen frühen Tagen, in denen ich erst zögernde Schritte in die Welt der forensischen Ermittlungen machte, wusste ich sehr wenig über die Verfahren der Forensik – all die Regeln und Vorschriften, mit denen sichergestellt werden sollte, dass niemand am Beweismaterial herumgedoktert hatte und keine Beweisstücke verdorben oder während der Handhabung durch die Polizei unbrauchbar gemacht worden waren. Ich hatte nie ein forensisches Labor betreten, aber natürlich war ich im ganzen Laborprozedere schon sehr geübt. Jedenfalls verstand ich wegen meines beruflichen Hintergrunds in der Mikrobiologie die Grundprinzipien steriler Arbeitstechniken und der Verhütung von Kontaminationen. Für mich war es einfach gesunder Menschenverstand, und ich brauchte darin keinen speziellen Nachhilfeunterricht.

Es ist eine schockierende Wahrheit, dass selbst heute noch manche Polizeibeamte beklagenswert schlecht darauf vorbereitet sind, mit bestimmten Arten von Beweismaterial korrekt umzugehen. Sie haben gelernt, wie man DNA-Proben nimmt und Kreuzkontamination verhindert. Sie denken an Locards Idee, dass jeder Kontakt eine Spur hinterlässt, und wissen, dass Beweismaterial vor Gericht total wertlos sein kann, wenn sich zwei verschiedene Beweisstücke irgendwie berührt haben. Aber noch jetzt, obwohl man sie jahrelang darin geschult hat, scheint es ihnen nicht in den Kopf zu gehen, welche Bedingungen und Anforderungen beim Umgang mit Umweltproben gelten.

Viele Leute haben eine falsche Vorstellung von Forensik, und der Begriff wird häufig auf sehr vage und inkorrekte Weise verwendet. Vielleicht denken auch Sie, »forensisch« heiße einfach nur »mit großer Sorgfalt ausgeführt«, aber die wahre Bedeutung des Wortes ist viel spezifischer. Im antiken Rom wurden Gerichtsverhandlungen im Forum abgehalten, und das Wort »forensisch« leitet sich vom lateinischen *forensis* ab, das so viel bedeutet wie »in Bezug auf einen öffentlichen Prozess oder die Öffentlichkeit«. Wenn wir also von »forensisch« sprechen, meinen wir damit, dass jedes vorgelegte Beweisstück in einer Gerichtsverhandlung stichhaltig sein muss. Hat man bei einem Arbeitsschritt nicht schon im Hinterkopf, dass das Resultat bei einem Prozess von Belang sein könnte, dann ist er von vornherein nicht forensisch. Und genau deshalb war ein sorgfältiger Umgang mit der Jacke des jungen Mannes eine absolute Notwendigkeit. Was auch immer ich entdecken würde – es musste unverfälscht und kontaminationsfrei sein, und meine Ausbildung und langjährige Erfahrung in Laborarbeit brachten es mit sich, dass dieses Konzept bereits tief in mir verwurzelt war. Ich nutze dieselben Prinzipien auch, wenn ich zu Hause koche, und ich bin sicher, dass niemand aufgrund meiner Speisenzubereitung eine Lebensmittelvergiftung davontragen würde.

Bei dieser Untersuchung musste ich kein »Bild vom Schauplatz« vor meinem inneren Auge erstehen lassen. Ich wusste ja schon, wie der mutmaßliche Tatort aussah. Aber um zu entscheiden, wie man am besten vorgehen sollte, war es sehr wichtig, sich bildlich vorzustellen, was dort auf dem kleinen Platz passiert war. Viel Fantasie brauchte ich dafür freilich nicht. Ich hatte ja schon festgestellt, welche Teile der Jacke und der Schuhe für Proben verwendet und untersucht werden mussten. Aber wie sollte ich die Palynomorphe aus dem Gewebe der Jacke herausbekommen? So etwas hatte ich noch nie getan. Jahre später auf einer Konferenz wollten Handelsvertreter, dass die Teilnehmer ihre Produkte unter die Lupe nahmen. Zu den dort vorgeführten Erzeugnissen zählte ein Mikroskop mit einem speziellen Anhängsel, das wie eine lange Antenne hervorstand und in schwer zugängliche Stellen gesteckt werden konnte. Sein Objektiv war so leistungsfähig, dass man mit ihm Pollenkörner direkt sehen konnte, ohne sie erst auf Objektträger bannen zu müssen. Ich lief aus dem Konferenzzentrum, um etwas Pollen aus dem anliegenden Garten zu gewinnen, und kam mit einigen Tulpenstaubbeuteln zurück, die voll und reif waren. Der Vertreter tupfte etwas Pollen auf ein Stückchen Stoff und führte die Antenne mit ihrem starken Objektiv heran. Um ihn herum hatten sich Zuschauer versammelt, die sehen wollten, was passieren würde. Zu jedermanns Erstaunen schienen die Pollenkörner lebendig zu werden. Sie wackelten herum und tanzten tiefer in das Gewebe hinein. Ich war erstaunt, aber es brachte mir auch zu Bewusstsein, weshalb es immer so schwierig ist, palynologisches Spurenmaterial von gewebten Stoffen zu bergen. Diese Schwierigkeit bedeutet wohlgemerkt aber auch, dass Pollen und Sporen ein exzellentes Spurenmaterial abgeben, denn anders als Fasern und mineralische Partikel sind sie tief in den Stoff eingebettet und gehen nicht so leicht verloren. Meine spätere Arbeit hat gezeigt, dass sie viele Jahre lang in allen möglichen Textilien verweilen können. Deshalb ist die Palynologie auch so eine großartige Wissenschaft, wenn man »kalte Fälle« neu auswerten will und Analysen lange Zeit nach dem Verbrechen durchgeführt werden sollen.

Erst nach vielen Recherchen in der Fachliteratur begriff ich, weshalb die Pollen so herumtanzen. Es hat alles mit Elektrizität zu tun. Pollen sind negativ geladen und werden daher von jeder positiven Ladung angezogen. Bienen sind positiv geladen und werden (was ganz wundervoll ist) von Blüten mit der stärksten positiven Ladung angezogen. Ich hatte immer angenommen, die Pollen würden an den Bienen hängen bleiben, weil diese Insekten behaart sind und die Pollen klebrig. Das mag tatsächlich ein Teil der Erklärung sein, aber es bestehen kaum Zweifel daran, dass statische Elektrizität für den Transfer von der Blüte zum Bestäuber ebenfalls wichtig ist. Der negativ geladene Pollen springt durch elektrische Anziehung zur positiv geladenen Biene über.

Seit jenen frühen Begegnungen mit dem Unbekannten haben mir Fallstudien und von meinen Masterstudenten ausgeführte Experimente gezeigt, dass viele Gegenstände, Gewebe und Substanzen Pollen stark anziehen: menschliches Haar, Fell, Federn, Nylon und andere Kunstfasern, Wolle, Fleece (das aus Recyclingkunststoff hergestellt wird), Plastik selbst und andere. Anscheinend saubere Beweisstücke können eine starke Pollenlast tragen, die natürlich vollkommen unsichtbar ist – aber ich verliere diese Tatsache nie aus dem Bewusstsein und lasse bei einem Kriminalfall inzwischen keinen Gegenstand links liegen. Einmal gewann ich ein paar Sporen von einer Taschenlampe, die ein Mörder benutzt hatte, als er sein Opfer begrub. Diese Taschenlampe lieferte mir nur ganz wenige Pollenkörner und Sporen, aber es reichte, um uns zu verraten, dass er die Leiche am Rande eines Brachfelds abgelegt hatte. Nicht viel mehr als das, aber für den cleveren Ermittler war es ausreichend, um den Mörder schließlich verhaften zu können. Palynologischer Sachverstand kann gewaltige Auswirkungen haben.

All dies lag seinerzeit aber noch in der Zukunft. Bei der Ermittlung zu den Rosenbeeten wusste ich davon noch nichts, und ich selbst musste eine Methode ersinnen, um das Beweismaterial aus jener Jacke herauszulösen. Ich wusste nicht, wo ich anfangen sollte, aber zumindest war ich mit soliden Grundlagen gewappnet, was die Dinge betraf, die ich zu finden erwartete. Pollenkörner und Pflanzensporen sind bemerkenswert robust. Beide haben eine Außenwand aus einem komplexen Polymer namens Sporopollenin, über dessen genaue chemische Beschaffenheit wir uns immer noch nicht im Klaren sind. Wie manche Paläobotaniker und Geologen bestätigen werden, kann es unter den richtigen Bedingungen Millionen von Jahren überdauern. Eine Freundin von mir, Professor Margaret Collinson, barg eine komplette Biene aus kreidezeitlichen Ablagerungen, und die Pollensäckchen an ihren Beinen mit all den wunderbar erhaltenen Pollenkörnern waren deutlich zu erkennen. Der Pollen hatte ein Alter von ungefähr hundert Millionen Jahren, war aber in den Sedimenten, die sich später verfestigt und zu Gestein umgebildet hatten, gut bewahrt worden. Nicht nur Bernstein kann Insekten erhalten.

Die Widerstandsfähigkeit jener Pollenkörner musste bei meinen Versuchen, sie aus dem Gewebe herauszubekommen, ein Vorteil sein. Eine mögliche Vorgehensweise war, das Gewebe in starken Säuren aufzulösen und am Ende die robusteren Pollenkörner und Pflanzensporen zurückzubehalten. Das hätte mit Baumwolle, Leinen oder allen anderen natürlichen Pflanzenfasern funktionieren können – und selbst mit Regeneratfasern wie Rayon oder Viskose –, aber bei synthetischen Gewebearten wie Acryl, Nylon oder Polyester, die aus den Beiprodukten der Erdöl- und Kohleindustrie hergestellt werden, wäre es nicht wirksam gewesen. Die Jacke war aus einem fleeceartigen Material gemacht (tatsächlich aus recycelten Plastikflaschen), und ich war mir ziemlich sicher, dass ich es nicht auflösen und verschwinden lassen konnte. Auf alle Fälle wäre es ein grauenhafter Job gewesen – und bei dieser Menge von Gewebe war es ohnehin nahezu unmöglich und zugleich ungeheuer kostspielig. Nein, es musste eine andere Lösung geben.

Eigentlich hätte sie mir gleich ins Auge springen müssen. Ich hatte einen großen Teil meines Berufslebens in Laboren verbracht, aber die Lösung für mein Problem fand ich nicht dort. Ich mag Wissenschaftlerin sein, aber ebenso bin ich Hausfrau, und vor langer Zeit war ich auch einmal Mutter gewesen. Ich wusste doch, wie man Schmutz aus Kleidungsstücken entfernt. Man braucht ein Tensid wie beispielsweise Waschmittel, das die Oberflächenspannung des Wassers verringert, sodass es in den Stoff eindringen und die darin eingebetteten Schmutzteilchen und anderen Partikel herausheben und fortschwemmen kann. War es hier wirklich anders? Es schien so klar auf der Hand zu liegen. Es war genau das, was jedes Mal passierte, wenn ich meine Waschmaschine anwarf.

Vielleicht haben Sie schon von »Ockhams Rasiermesser« gehört. Nun, mein Problem war die perfekte praktische Veranschaulichung davon. Wilhelm von Ockham (1287–1347) war ein Franziskanermönch und Gelehrter, der das »Gesetz der Parsimonie« verfocht. Wenn wir Probleme lösen müssen, so sagte er, sei die einfachste Lösung oftmals die richtige. Schon viele Jahrhunderte zuvor hatte Aristoteles die gleiche Idee gehabt, und das Prinzip ist in der Wissenschaft zweifellos nützlich, vor allem wenn man mit komplexen Szenarien und zahlreichen Möglichkeiten zu kämpfen hat.

Waschmittel schien die einfachste Lösung zu sein, und so nahm ich eben Waschmittel. Ich machte mir Sorgen, dass in einem angefeuchteten Gewebe die mikrobielle Aktivität stimuliert werden und der Pollen sich zu zersetzen beginnen könnte. Daher brauchte ich auch eine Art Desinfektionsmittel. Auch hier war ich besorgt, dass die im Haushalt gewöhnlich verwendeten die Palynomorphe angreifen könnten. Ich brauchte etwas Sanftes, etwas, das die Palynomorphe nicht oxidieren lassen würde. Wie wäre es mit medizinischem Shampoo? Zunächst einmal musste ich überprüfen, ob medizinisches Shampoo nicht vielleicht Pollenkörner enthielt. Das war höchst unwahrscheinlich, aber ich hatte nie nachgeschaut, und ich bezweifle, dass es überhaupt jemand schon einmal getan hat. Ich fand heraus, dass das Shampoo in jeglicher Hinsicht steril war, und so hatte ich nun ein gutes Waschmittel und ein Desinfektionsmittel in einem. Wie ich später entdecken sollte, als ich mit Proben von verwesenden Leichen zu tun hatte, hat der Einsatz von medizinischem Shampoo noch einen anderen Vorteil. Es sterilisiert Proben, die mit Bakterien kontaminiert sind, und beseitigt auf diese

Weise auch die ekelerregenden Gerüche. Was für ein wunderbares Produkt für einen forensischen Palynologen!

Ich kaufte ein paar neue Edelstahlbehälter und sterilisierte sie mit unverdünntem Bleichmittel. Das oxidiert viele organische Moleküle fort, aber auch Bakterien und Pilze. (Übrigens können Sie damit auch den Tanninbelag in Ihrer Teekanne entfernen.) Dann nahm ich die nötige Mindestmenge von sehr heißem entionisiertem Wasser, das ja eigentlich steril sein sollte, aber trotzdem auf Kontamination mit Pollen getestet werden musste. Als ich das Shampoo verdünnt hatte, begann ich, wie eine Waschfrau zu arbeiten. Ich schüttelte, rubbelte und wässerte jeden Teil des Kleidungsstücks, um es am Ende mit entionisiertem Wasser noch einmal richtig durchzuspülen. Das war gewiss nicht gerade Raketenwissenschaft, aber eine bessere Methode fiel mir nicht ein.

Jede Probe wurde zu einer grauen, trüben Suspension. Es war interessant zu sehen, wie schmutzig diese dem Augenschein nach saubere Jacke tatsächlich gewesen war. Am Ende musste ich fünf Proben (zwei von der Vorderseite, zwei von den Ärmeln und eine von der Rückseite der Jacke) mit den zehn Proben abgleichen, die ich auf dem Blumenbeet genommen hatte – fünf von den Blättern und fünf vom Boden. Ich wusch die Blätter genauso, wie ich den Stoff der Jacke gewaschen hatte. Danach machte ich die Präparate fürs Mikroskop und konnte es mir nicht verkneifen, jede der Proben schon einmal im Schnelldurchlauf passieren zu lassen, um zu sehen, wie sie geworden waren. Meine Extraktion durch Auswaschen hatte auf jeden Fall gut funktioniert, und die Präparate waren reich an Palynomorphen. Nach wenigen Minuten dieser flüchtigen Untersuchungen kannte ich bereits die Auflösung des Kriminalfalles. Aber ein grobes Überfliegen des Materials wäre für die Präsentation vor Gericht nicht ausreichend gewesen, und die eintönige Arbeit, alles, was ich sah, zu identifizieren und auszuzählen, war von wesentlicher Bedeutung.

Wenn ich mit der Analyse einer Probe beginne, lege ich meinen ersten Beobachtungsausschnitt immer nach links oben und gehe danach langsam nach links unten; ich schaue dabei unablässig durchs Mikroskop und halte nur inne, um ein Detail zu vergrößern und es so sicherer bestimmen zu können. Dazu muss man Immersionsöl zwischen Objektiv und Präparat bringen und am Mikroskop mit den Phasenkontrasteinstellungen arbeiten. Wenn ich irgendein Pollenkorn nicht so leicht identifizieren konnte, vermerkte ich, welche Koordinaten es auf der Glasplatte hatte, sodass ich es mir später noch einmal genauer anschauen und mit meiner reichen Sammlung an Pollen-Referenzplatten abgleichen konnte. So ging es also von der linken oberen Ecke bis an den unteren Rand, anschließend hinüber zum nächsten Bildfeld und wieder nach oben, um die Untersuchung des nächsten Ausschnitts beginnen zu können. Das wiederholte ich immer wieder und versuchte, dabei einen möglichst großen Teil des Objektträgers auszuwerten, um Probenverzerrungen zu vermeiden.

In der Archäologie wie in der Forensik ist das ein mühseliges Unterfangen. Ich habe Stunden, Tage, ja Wochen meines Lebens am Mikroskop verloren. Die Arbeit erfordert enorme Konzentration; alles Gesehene muss geprüft und katalogisiert werden, egal ob es sich um ein Pollenkorn, eine Pilzspore, eine fossile Spore oder einen anderen winzigen Organismus handelt. Sich derart angestrengt auf klitzekleine Dinge zu konzentrieren, ist eine ausgesuchte Tortur ganz eigener Art. Manchmal dauert es eine Ewigkeit, ehe man das geistige Bild von einem Schauplatz aufbauen kann. Man sucht nach wiederkehrenden Mustern, nach Konzentrationen des einen oder anderen Pflanzenpollens. Aber diesmal deutete ein flüchtiger Blick auf die Glasplatten, noch bevor das richtige Auszählen beginnen konnte, bereits darauf hin, dass es hier genau die Pollenmischung gab, nach der ich suchte: Rosenpollen, jeder mit drei tiefen Furchen, die sich von den Polen bis zum Äquator ziehen, an dem gewölbte Poren liegen, und Lindenpollen, der so leicht zu identifizieren ist. Er ist an den Polen abgeflacht und hat um seinen Äquator herum drei eingesunkene Poren. Seine Außenwand ist mit winzigen Kratern geschmückt. Dieses Korn ist bei Studenten, die gerade mit Palynologie beginnen, sehr beliebt, weil es so leicht zu erkennen ist.

Ein anderer Palynologe hätte vielleicht auf die Menge der Linden- und Rosenpollen auf meinen Glasplatten geschaut und befunden, dass sie nicht ausreichend sei, um irgendwelche Schlüsse zu ziehen. Für mich aber war es nur eine Bestätigung dafür, wie wenig die Rosen und Linden zum sogenannten Pollenregen beitragen – den Pollen und Sporen, die sich aus der Luft zu Boden senken.

Die Proportion von Rosenpollen im Blumenbeet betrug 10 % und auf der Vorderseite der Jacke 7 %; für Lindenpollen lag das Resultat bei 18 % zu 15 %. Die Prozentzahlen lagen nahe genug beieinander, um mich zu überzeugen. Die Wahrscheinlichkeit, eine solche Menge dieser Taxa ohne direkten Kontakt aufgelesen zu haben, war verschwindend gering. Die sehr kleinen Mengen von Rosen- und Lindenpollen, die ich aus dem Blumenbeet gewonnen hatte, veranschaulichten nur, wie wenig Pollen die Blüten dieser Pflanzen freisetzen. Das restliche Pollenprofil auf der Kleidung und im Blumenbeet war recht vielgestaltig, aber interessanterweise gab es hier wie dort dieselbe Artenmischung.

Verblüffend war, dass sich an den Schuhspitzen des jungen Mannes keine Rosen- oder Lindenpollen fanden und auch kaum welche von anderen Arten. Dann dachte ich an den Schauplatz zurück. Das Blumenbeet war so klein, dass seine Füße auf den Gehwegplatten, die es umgaben, geblieben waren, und von diesem Pflaster konnte er nicht viel aufgelesen haben.

Die Rückseite der Jacke gab nur wenige Pollenkörner her, und ich fand weder Rose noch Linde. Nun schien es mir klar zu sein, dass der Rücken im Unterschied zur Frontseite keinen Kontakt mit dem Blumenbeet gehabt hatte. Dies war eine gute Kontrollprobe, denn sie demonstrierte eindeutig, dass die Pollen, die aus der Luft oder anderen Quellen stammten, sehr spärlich waren und dass ihre Mischung nicht mit der vom Blumenbeet übereinstimmte. Meiner Ansicht nach hatte die Jacke an Vorderseite und Ellenbogen mit hoher Wahrscheinlichkeit die Blätter und den Boden des Blumenbeetes berührt.

Der Junge log also, und das Mädchen hatte sich bestimmt nicht selbst die Haut zerkratzt, um eine falsche Anschuldigung zu erheben. Es kommt gelegentlich vor, dass Frauen fälschlicherweise behaupten, sie wären vergewaltigt worden, und ich konnte mit ähnlichen Analysen den einen oder anderen jungen Mann vor dem Gefängnis bewahren.

In den frühen Tagen meiner palynologischen Tätigkeit verlebte ich viele frohe Stunden damit, mir eine Referenzsammlung aufzubauen. Dafür musste ich in freier Natur Blumen sammeln, sie korrekt bestimmen und Herbarien und Museen besuchen, falls man dort so großzügig war, mir ein paar Staubbeutel von Belegstücken zu überlassen. Meine Referenzsammlung ist äußerst kostbar, und ich würde mich ohne sie nicht sicher fühlen. Allerdings hört man nie damit auf, zu sammeln und zu vergleichen. Der Prozess des Identifizierens und Auszählens jedes Pollentyps in einer jeden Probe ist wahnsinnig ermüdend, obwohl es auch Augenblicke freudiger Erregung gibt, wenn man auf ungewöhnliche Pollen oder Sporen stößt. Am meisten hasse ich die kleinen, ovalen Pollen mit drei Furchen und einem feinen Netzwerk über der ganzen Oberfläche des Korns. Sie sind im Reich der Pollen das Äquivalent zu schwierigen Pflanzentaxa wie Brombeeren oder Löwenzahn, die nur von winzigen Gruppen von Spezialisten sicher bestimmt werden können, oder zu den »kleinen braunen Problemfällen«, wie mein Mann sie nennt – unscheinbaren braunen Pilzen, die kaum charakteristische Merkmale haben.

Es ist auch schwer zu sagen, wann man genügend Pollen ausgezählt hat, um stichhaltige Argumente in der Hand zu haben.

Manchmal können schon relativ wenige gutes Beweismaterial liefern, ein andermal muss man womöglich Tausende zählen. Über diese Probleme sollte man ein Lehrbuch schreiben; vielleicht könnte ich ja … eines Tages … wer weiß? Nachdem ich gezwungenermaßen, wenn auch eigentlich unnötigerweise die Proben von der Kleidung des Jungen Korn für Korn ausgezählt hatte, berechnete ich die relative Häufigkeit verschiedener Pollen- und Sporentaxa und zeichnete ein paar Balkendiagramme, damit die Polizisten besser verstanden, was ich herausbekommen hatte. Sie reichten meine Grafiken an die Staatsanwaltschaft und den Anwalt des jungen Mannes weiter.

Sein Anwalt muss sich mit ihm, den Eltern und dem Rechtsbeistand zusammengesetzt haben und ihm meine Diagramme und Abbildungen samt zugehörigen Erklärungen gezeigt haben. Vermutlich war der junge Mann perplex, weil seine Jacke die Wahrheit ans Licht gebracht hatte, und widerstrebend gestand er seine Attacke. Dem Mädchen blieb die Qual erspart, im Zeugenstand eines Gerichts aussagen zu müssen und jene Nacht unter den prüfenden Blicken der Geschworenen, der Öffentlichkeit und der Presse innerlich noch einmal zu durchleben. Die Zeugenaussagen der dornigen Rosen und der Lindenbäume auf dem kleinen Platz bewahrten es vor dieser Tortur.

Was ich getan hatte, war so einfach gewesen – Erdboden und Schmutz, ein Spritzer medizinisches Shampoo, ein paar innovative Ideen und eine gute Portion gesunder Menschenverstand. All das natürlich gestützt von jahrelangen Studien, hart erworbenem Wissen und Erfahrung. In meinen ersten beiden Fällen hatte ich wertvolle Informationen geliefert, die für den Ausgang der Angelegenheit bedeutsam waren. Vielleicht hatte die forensische Palynologie ja eine Zukunft.

6 »Ich habe bewiesen, dass Sie dort waren.«

Ich war nicht der erste Mensch, dem klar wurde, dass die Botanik für forensische Ermittlungen nützlich sein kann. Die Identifizierung des Holzes, mit dem eine Leiter in Eigenbau hergestellt worden war, erwies sich als entscheidend für die Verurteilung von Richard Hauptmann, der im Jahre 1934 den kleinen Sohn des berühmten Fliegers Charles Lindbergh entführt und ermordet hatte. Hauptmanns Prozess war einer der ersten mit großem Medienrummel – einer der frühesten »Jahrhundertprozesse« –, und seine Verurteilung beruhte auf der Arbeit von Arthur Koehler, einem Holzanatomen aus Wisconsin. Indem Koehler die Baumgattung, das Fräsmuster und die Wachstumsrichtung identifizierte, konnte er beweisen, dass das Bauholz für die Leiter, mit der der Entführer ins Zimmer des Kleinkinds eingedrungen war, dem Dachboden von Hauptmanns Wohnhaus entnommen worden war. Hauptmann wurde im April 1936 auf einen elektrischen Stuhl geschnallt und bezahlte für das Verbrechen mit seinem Leben – alles aufgrund des Zeugnisses, das ein Stück Holz abgelegt hatte.

Ich war auch nicht die erste Person, die im Zuge der Aufklärung eines Mordes oder eines Vermisstenfalles Pollenkörner identifizierte. Der früheste erhaltene Bericht von einer polizeilichen Ermittlung, bei der Palynomorphe verwendet wurden, stammt aus dem Jahre 1959 und aus Österreich. Dort ging es um das Verschwinden eines Mannes, der die Donau flussabwärts gesegelt war. Ohne eine Leiche hatte die Polizei wenig in der Hand, aber dann wandten sich die Ermittler an Wilhelm Klaus, einen angesehenen Palynologen der Universität Wien. Man händigte Klaus die Stiefel eines engen

Freundes des Vermissten aus, und er konnte durch mikroskopische Analysen eine Mischung aus frischen, gut erhaltenen Pollen von Fichten, Weiden und Erlen feststellen. Aber in den Proben fanden sich auch versteinerte Körnchen von Hickorypollen. Deren Vorkommen war eng begrenzt; es gab sie nur in einem kleinen Areal zwanzig Kilometer nördlich von Wien. Klaus sagte den Polizisten, wo sie suchen sollten, und der Verdächtige war angesichts des Beweismaterials so geschockt, dass er ein Geständnis ablegte und die Ermittler zur Leiche führte. Klaus hatte diesen Ort dank seiner Kenntnisse in Botanik und Geologie ins Auge gefasst.

Diese und andere Menschen unternahmen bereits vor meiner Zeit Vorstöße in die biologische Forensik, aber in Großbritannien wurde das Potenzial der Botanik, zu Kriminalermittlungen beizutragen, vor dem Fall in Hertfordshire kaum genutzt, und die meisten Länder der Welt wissen bis heute nicht, was auf diesem Gebiet schon erreicht wurde. Über all die Jahre hinweg lag die Herausforderung für mich darin, eine ganze Reihe von Spezialdisziplinen zusammenzuführen, um die Grundlagen der biologischen Forensik zu schaffen, und dieses Wissen so umfassend wie möglich zu verbreiten.

Als ich meine ersten tastenden Schritte machte, war die Palynologie bereits eine gut etablierte Disziplin, aber die Überführung eines akademischen Lehrfachs in die Welt der Polizeiarbeit brachte eine ganze Reihe einzigartiger Aufgaben mit sich. Eigentlich ist dabei noch immer kein Ende abzusehen, und das wird auch so bleiben. Das Spektrum der Variablen in einer jeden Umgebung ist so breit, dass jeder neue Mord, jeder neue Vermisstenfall, jede brutale Attacke oder Vergewaltigung ein unverwechselbares Set von Umständen aufweist. Eine Disziplin wie die unsere kommt in kleinen Schritten voran – sie ist kumulativ. Die natürliche Welt ist ein komplexes Gebilde aus verschiedenen interagierenden Systemen, und wenn ein biologischer Forensiker die bestmöglichen Leistungen liefern will, muss er eine gute ökologische Ausbildung haben und die Wechselwirkungen zwischen Organismen und ihrer physikalischen wie biologischen Umgebung verstehen. Gewöhnlich haben diese Wissenschaftler zwei oder drei Spezialgebiete – etwa Botanik, Palynologie und Bodenkunde –, aber auch einige Kenntnisse in (und die nötige Wertschätzung für) Entomologie, Bakteriologie, Mykologie, Parasitologie und Zoologie sowie Chemie und Statistik.

Der Trial-and-Error-Methode folgend, habe ich das letzte Vierteljahrhundert damit verbracht, die Verfahrensweisen zu entwickeln, durch die die Disziplin heute definiert ist. Es ist jedoch die reine Wahrheit, dass zwei Situationen niemals deckungsgleich sind und dass es nur sehr wenige feste Regeln und Verfahren gibt, die sich auf alles und jedes anwenden lassen. Oft habe ich »aus dem Bauch heraus« gehandelt und musste erst einmal Methoden erfinden, um aus verschiedenen Gegenständen und Materialien Palynomorphe gewinnen zu können, sei es an Tatorten oder in der Leichenhalle. Am Ende war es mir durch mühsam erworbene Erfahrung möglich, eine Aufstellung von Verfahrensweisen für die forensische Palynologie zu veröffentlichen. Diese enthalten nichts Großartiges oder Weithergeholtes, und doch haben meine Erkenntnisse bei vielen Gelegenheiten gezeigt, dass lange akzeptierte Weisheiten in der klassischen Palynologie über Bord geworfen werden mussten, weil sie den Realitätstest nicht bestanden.

Das Pflanzenreich ist viel ausgedehnter, als es sich die meisten von uns vorstellen können. Wenn man von Algen, Moosen und ihren Verwandten absieht, gibt es schätzungsweise um die 400 000 Pflanzenarten, von denen etwa 370 000 Blüten und Pollen hervorbringen. Die anderen produzieren Sporen. Regelmäßig werden neue Arten entdeckt – allein 2015 bestimmte man mehr als 2000. Pilze spielen noch einmal in einer ganz anderen Liga, und man schätzt, dass es Millionen Arten gibt. Jedes Jahr entdeckt man enorm viele Spezies, die der Wissenschaft bisher unbekannt waren, und es sieht so aus, als würden die Zahlen noch viel stärker anwachsen, wenn nur genügend kompetente Mykologen, also Pilzforscher, verfügbar wären. Selbst bei meinen eigenen forensischen Fällen haben wir mehrere neue Arten bestimmt.

Wir werden niemals wissen, wie viele Tiere, Pflanzen, Pilze und andere Organismen es auf unserem Planeten gibt. Und es ist ein ernüchternder Gedanke, dass die meisten Arten, die sich einst entwickelten und existierten, inzwischen ausgestorben sind. Die ungeheure Weite der heutigen biologischen Welt ist nur noch ein kleiner Überrest von dem, was die Erde in der Vergangenheit trug, und doch lebt niemand lange genug, um die nötigen Fähigkeiten zu erwerben, von diesem Überrest auch nur einen kleinen Teil zu identifizieren. Aber die korrekte Bestimmung von Organismen oder Teilen davon ist für einen Biologen wichtig und für die forensische Arbeit sogar unverzichtbar. Die präzise Bestimmung von Familien, Gattungen und Arten kann für einen Verdächtigen am Ende den Unterschied zwischen Freiheit und lebenslanger Haft ausmachen.

Die Krümelchen und Bruchstücke der Umgebung, die man beim Kontakt aufliest – egal ob sie an der Kleidung haften bleiben, an Schuhen, in den Haaren, am Spaten oder am Fahrzeug –, sind Indikatoren, die stellvertretend für diese Umgebung stehen. Sie sind das Spurenmaterial, das uns mit einem bestimmten Ort zu einer bestimmten Zeit verbinden kann. Manchmal ist es ein ganzer Vegetationsbestand, manchmal eine vollständige Pflanze oder ein Teil von ihr; es kann sich um Wurzeln, Holzteile, Borke, Zweige, Blätter, Stängel, Blüten oder Früchte handeln, aber sehr wahrscheinlich sind es noch kleinere Teile – Pollen von Koniferen oder Blütenpflanzen, Sporen von Moosen, Farnen und Pilzen. Solche winzigen, unsichtbaren Proxy- oder Stellvertreterindikatoren wie Pollen und Sporen sind besonders wertvoll, da sie mit bloßem Auge nicht zu erkennen sind und ein Straftäter nicht mitbekommt, dass er sie an sich trägt und sie lieber entfernen sollte. Wir sind uns ihrer

Präsenz überhaupt nicht bewusst, und selbst wenn wir es wären, könnten wir sie nicht so leicht loswerden. Sie sind heimliche Aufzeichnungen darüber, wo wir waren und was wir dort getan haben.

Pilze sind dabei besonders interessant, denn sie können als sekundäre Proxyindikatoren fungieren. Manchmal wachsen sie auf einer Pflanze. Es ist nicht immer möglich, den Pollen dieser Pflanze zu bergen, aber vielleicht findet man die Sporen ihres Parasitenpilzes, der nur mit ihr zusammenlebt – so wie ich es für die Primel bereits erwähnt habe. Findet man ein Gemisch aus Palynomorphen auf der Kleidung eines Verdächtigen oder eines Opfers (oder in anderen Fällen am Auto, mit dem sie unterwegs waren, an den von ihnen genutzten Werkzeugen oder sogar im Inneren der Körper selbst), dann kann man im Prinzip ein Bild vom Typ der Landschaft heraufbeschwören, durch die sie gefahren sind, oder sich sogar ausmalen, was mit ihnen passiert ist. Mag dies auch erst einmal simpel klingen, als müsste man nur eins und eins zusammenzählen und eine imaginäre Landschaft mit einer realen zusammenbringen, so ist es in Wahrheit alles andere als einfach. Denn tatsächlich sind die Rückstände, die wir von einem Kleidungsstück bergen, ein Chaos aus ganz verschiedenen mikroskopisch kleinen Partikeln, von denen sich viele nicht identifizieren lassen und beim Aufbau der imaginären Landschaft nicht weiterhelfen.

Bei meinem ersten Fall in Hertfordshire zeigte mir die Außenhülle des Fahrzeugs die vielen unterschiedlichen Landschaften, die das Auto in den vergangenen Monaten durchquert hatte. Das Gleiche kann auf Schuhe, Jacken, Mäntel und Jeans zutreffen, die man nicht regelmäßig wechselt oder wäscht. Die richtige Landschaft zu finden und vor dem inneren Auge erstehen zu lassen, die nützlichen Daten von denen zu trennen, die uns vielleicht in eine Sackgasse führen, erfordert Aufmerksamkeit für Nuancen, die ich erst im Laufe von Jahrzehnten zu verstehen lernte. Dabei ist es nicht nur notwendig, ein Set von Palynomorphen vom anderen zu unterscheiden – schon hier können die Unterschiede winzig klein sein –, sondern auch zu begreifen, wie eine Mischung aus Palynomorphen uns zu falschen Vermutungen verleiten kann. Man muss unbedingt wissen, auf welche Art und Weise Pollen und Sporen von den Elternpflanzen und Pilzen verbreitet werden, wann die Blütezeit ist, auf welchen Böden und unter welchen Umweltbedingungen eine Pflanze am besten gedeiht und welche Pflanzen und Pilze häufig miteinander vorkommen, weil sie von den gleichen Standortfaktoren profitieren.

Pflanzen, die unter ähnlichen Bedingungen gedeihen, finden sich in denselben Habitaten. Sie können klar identifizierbare Pflanzengesellschaften bilden, aus denen sich viele Dinge ableiten lassen. Wenn mir jemand eine Palynomorphmischung aus Binsen, Schilf, Seggen, Wolfstrapp und Blutweiderich gäbe, könnte ich daraus einen Teich erkennen, ein Seeufer oder einen Wassergraben. Die jeweiligen Binsenarten könnten mir sogar Aufschlüsse über die Fließgeschwindigkeit des Wassers geben. Eiche, Haselnuss, Esche, Hasenglöckchen und Buschwindröschen könnten Bilder von unseren wunderbaren Hasenglöckchen-Wäldern erstehen lassen, die so charakteristisch für die britische Landschaft sind. Ausschlaggebend ist, dass Pflanzen nicht einfach irgendwo wachsen. Jeder weiß, dass man nicht erwarten kann, in Norwegen Bananen in freier Natur vorzufinden – ebenso wenig, wie Kakteen am Polarkreis vorkommen oder Eisbären im Dschungel. Sie haben ihre speziellen Anforderungen und würden dort, wo diese nicht erfüllt werden, nicht auf natürliche Weise vorkommen. Und doch habe ich vor Gericht schon häufig erlebt, dass Anwälte diesen Fehler machen. Sie wissen wenig über Botanik oder Ökologie, und ich wurde schon mit solchen Bemerkungen herausgefordert wie: »Aber Löwenzahn findet man doch überall, oder?« Das stimmt natürlich nicht, und in Wahrheit kann es uns ganz spezifische Informationen liefern, wenn wir auf Löwenzahnpollen stoßen.

Die Kenntnis der Besonderheiten von Pflanzenarten erlaubt es mir, aus den Mischungen von Pollenkörnern, die ich aus einer Bodenprobe gewinne, Rückschlüsse auf Habitate und Ökosysteme zu ziehen. Sie ermöglicht es mir, die Beschaffenheit des Ortes zu erkennen, der durch diese Pollen und Sporen repräsentiert wird, und je größer die Anzahl der Taxa in so einer Mischung ist, desto schärfer wird das Bild sein. Das alles sind keine einfachen Prozesse; es gibt kein genormtes Schritt-für-Schritt-Verfahren, das uns von einem Sammelsurium an Rohdaten zu einer absolut gültigen Antwort führen würde. Da es derart viele Aspekte im Hinterkopf zu behalten gilt, muss sich auch der beste biologische Forensiker von so etwas wie faktengestützter Intuition leiten lassen.

Mein Auftritt auf der Jubiläumskonferenz zum 30-jährigen Bestehen der *Association for Environmental Archaeology* (Vereinigung für Umweltarchäologie) in York im Jahre 2009 war wie eine Bestätigung dieser Worte. Hier trafen sich Umweltarchäologen aus der ganzen Welt, um das zu tun, was Wissenschaftler auf solchen Konferenzen gewöhnlich machen – um ihr Fachwissen zu bündeln. Inzwischen waren schon einige Jahre vergangen, seit ich das letzte Mal in der Archäologie gearbeitet hatte, aber nichtsdestotrotz hatte ich beschlossen, einen Vortrag einzureichen. Ich präsentierte ein Spektrum von Pollentaxa, das ich im Rahmen eines forensischen Falles erhalten hatte. Die Forschungsergebnisse stammten aus einem Prozess, den die Tierschutzorganisation RSPCA (Royal Society for the Prevention of Cruelty to Animals) gegen Dachsgräber angestrengt hatte. Diese Leute, die man nur als brutale Verbrecher bezeichnen kann, schicken ihre Hunde zum Aufspüren der Tiere in die Dachsbaue. Beide Arten fügen sich gegenseitig jedes Mal schreckliche Verletzungen zu. Unter normalen Umständen kommt der Hund schlimmer zugerichtet heraus – es sei denn, die Jäger können die unglückseligen Dachse genau lokalisieren, sie ausgraben und totschlagen. Ein toller Sport, nicht wahr? Natürlich verstößt er in Großbritannien gegen das Gesetz, und in diesem speziellen Fall hoffte die RSPCA, eine Verurteilung zu erreichen, um andere Dachsjäger abzuschrecken.

Man hatte mir mit Erde verklebte Spaten gegeben und Proben von der Oberseite und dem Zentrum eines Dachsbaus. Nun musste ich das Spektrum der Palynomorphe von Spaten und Dachsbehausung vergleichen. Die Analysen ergaben, dass sie gut zueinander passten, aber das Sahnehäubchen war, dass ich sowohl im Boden vom Tatort als auch in der Erde an den Spaten eine seltene Spore fand. Diese besondere Spore war so rar, dass weder ich noch meine Kollegin Judy Webb, die im Identifizieren von Pollen, Fliegen und vielen anderen Dingen absolut brillant ist, sie je zuvor gesehen hatten. Sie war ein Wendepunkt in diesem Fall – und tatsächlich auch in meinem Leben. Nicht nur, dass sie ein wichtiges Beweisstück der Anklage wurde; ich lernte durch sie auch meinen künftigen Ehemann kennen. Bis dahin war ich ihm noch nie begegnet, aber ich hatte das Glück, ganz zufällig auf diesen liebenswürdigen Mann zu stoßen, während ich mitten in dem Fall steckte. Es war bei einer Gedenkfeier für Francis Rose, einen meiner verehrten Botaniklehrer aus dem King's College. Die Feier fand in Wakehurst Place statt, einer auf dem Lande gelegenen Zweigstelle der Königlichen Botanischen Gärten Kew. Nach der unumgänglichen zeremoniellen Baumpflanzung spazierten dieser sehr gut gekleidete Mann und ich zusammen durch das Licht-und-Schatten-Gesprenkel des Waldes in Richtung Tee und Kuchen. Da erspähte ich zwischen den Bäumen einen Pilz, den ich für *Russula emetica* hielt, einen hübschen Täubling mit roter Kappe.

»Ja«, sagte mein Begleiter, »es ist *Russula*, aber meiner Ansicht nach nicht *emetica*.«

»Oh, Sie kennen sich mit Pilzen aus?«, fragte ich.

»Na ja, ein bisschen«, antwortete er bescheiden.

Mein Interesse war sofort geweckt, denn ich suchte verzweifelt nach jemandem, der schwierige Pilzsporen bestimmen konnte.

»Wie heißen Sie?«, fragte ich leichthin.

»David Hawksworth.«

Es dauerte eine Weile, bis ich das verarbeitet hatte.

»Aber doch nicht *der* David Hawksworth?!«

Ich war schockiert, denn diesen weltbekannten Mykologen hatte ich mir als alten Herrn von neunzig Jahren vorgestellt. Sein Werk war seit Jahren fester Bestandteil der Fachliteratur und stand gewiss auch auf der Leseliste für meine Studenten am King's College. Mindestens zwei seiner Publikationen fanden sich in meinem Bücherregal. Aber nun stand mir ein sehr interessanter Mann gegenüber, der ungefähr so alt war wie ich und funkelnde Augen sowie ein jungenhaftes Grinsen hatte. Als ich zurück war, erzählte ich Judy Webb von meiner zufälligen Begegnung, und sie war ganz aufgeregt. »Oh, Pat«, sagte sie, »den musst du dir warmhalten. Er kann uns von großem Nutzen sein.« Der Rest ist Geschichte, und drei Jahre später heiratete ich diesen klugen und kompetenten Mann.

Durch David entdeckten wir, dass die eigenartige Spore aus dem Dachsbau von einer ziemlich seltenen Trüffel stammte, die auf den Wurzeln von Eichen wächst. Wir lernten aus diesem Fall, dass nicht nur Hunde und Schweine, sondern offensichtlich auch Dachse Trüffeln lieben. Man konnte nur vermuten, dass sie auf Futtersuche zwischen den Wurzeln einer Eiche gewühlt hatten, die ungefähr hundert Meter entfernt stand, und Trüffeln zurück in den Bau gebracht hatten. Die Sporen zeugten davon und fügten dem palynologischen Profil tatsächlich eine seltene und überzeugende Komponente hinzu. In all den anderen Proben fand man nämlich keine, und die Trüffel verlieh dem Tatortprofil eine unverwechselbare Identität. Als wir die Sporen auch an den Spaten fanden, lieferten sie ein Beweismaterial von viel größerer Überzeugungskraft, als es die Pollen allein ergeben hätten.

Auf der archäologischen Konferenz präsentierte ich den Teilnehmern einen Pollenmix aus diesem Fall. Eiche herrschte darin vor, aber es gab auch Ulme, Ahorn, Linde, Weißdorn, Efeu und Geißblatt sowie einige Pollen von Hahnenfuß, Fingerhut, Gräsern, Ampfer und Farnsporen. Dann fragte ich die Zuhörer, was für ein Ort das ihrer Meinung nach war. Ein paar Hände reckten sich zögernd in die Höhe – niemand wollte für dumm gelten –, aber alle, die mir eine Antwort zuriefen, sagten ungefähr das Gleiche: »Das ist aus einem Waldgebiet, vom Rand einer Lichtung.«

Diese Annahme war vollkommen vernünftig – aber sie war auch ziemlich falsch. Es war ganz und gar kein Waldgebiet; alle Proben waren auf offenem Weideland entnommen worden, ungefähr zehn Meter von einer sehr alten Hecke entfernt und hundert Meter von einem Eichbaum. Die Landschaft als Ganzes war durchaus offen, aber in deutlich erkennbare Felder aufgeteilt, die alle von gemischten Hecken gesäumt wurden. Für mich hatte sich ein schon lang gehegter Verdacht bestätigt: dass nämlich viele Palynologen noch wenig darüber wissen, wie sich Pollen in den meisten Habitaten tatsächlich über den Boden verbreiten. Dabei gab es zu diesem Phänomen schon zentnerweise Fachliteratur.

Im Vereinigten Königreich haben sich die ländlichen Gegenden historisch durch unterschiedliche Nutzungsarten entwickelt, und es lassen sich zwei Haupttypen erkennen. Grafschaften wie Essex, Sussex und Suffolk haben eine Waldweidelandschaft, den sogenannten Bocage. Dies ist die klassische, hübsche, aus Äckern und Viehweiden zusammengesetzte Landschaft Englands mit ihren kleinen Feldern, die von artenreichen Hecken mit ein paar immer wieder auftretenden Baumarten umschlossen werden. Der andere Typ ist reines Ackerland, das historisch gesehen einfach eine Landschaft mit weiten, offenen Feldern ist. Hier führte der Ackerbau zur Aufteilung des Landes in Streifen, wie es typisch für Lincolnshire, Leicestershire, Wiltshire und viele andere Grafschaften ist.

Alle, die es gewagt hatten, in diesem Konferenzraum eine Antwort zu geben, hatten falschgelegen. Sie hatten ein Waldgebiet vermutet, aber in Wahrheit repräsentierte der Pollenmix eine Bocage-Landschaft, und die »waldtypischen« Pollen und Sporen kamen von den Hecken, die die Felder einfassten. Die Kräuter hatten die Beweidung überlebt oder waren im Schutze der Begrenzungshecken gewachsen. Das war natürlich die Lektion, die ich bei meinem ersten Einsatz für die Polizei gelernt hatte – und es gehört zu den Dingen, die es immer wieder schwer machen, Vermutungen anzustellen. Die anwesenden Palynologen waren völlig verblüfft, weil sie mit ihrer Interpretation so weit danebengelegen hatten. Die kleine Szene demonstrierte auch, wie groß die kognitiven Verzerrungen sind, die bei Deutungen eines Habitats durch Nachlässigkeit noch immer in vielen Köpfen vorherrschen.

Die Palynologen in jenem Raum waren durch die Bank zu einer falschen Schlussfolgerung gelangt, die in meinem eigenen Arbeitsbereich schwerwiegende Folgen für ein Verbrechensopfer oder einen Angeklagten haben könnte. In der Forensik steht viel mehr auf dem Spiel, nämlich das Leben und die Freiheit von Menschen. Und daran liegt es auch, dass die Erschaffung potenzieller Landschaften aus den Palynomorphen, die sich auf Kleidern und Schuhen abgelagert haben, nie einfach nur das Zusammenzählen von Pollentaxa, Sporen und anderen zurückgelassenen Partikeln bedeutet. Man kann sich nicht darauf beschränken, die vorhandene palynologische Literatur zu studieren und dann zu vermuten, dass ein bestimmter Pollenmix eine spezifische Landschaft repräsentiert. Man kann nicht wie ein Automat vorgehen und jedes Mal nur die publizierten Interpretationen anderer Leute nutzen. Das würde die Deutung von Pollen und Sporen zu einer mechanischen Aktion nach Schema F machen. Nur wenn wir Bescheid wissen über die Welt der Natur, in der wir leben – und zwar sowohl in großem als auch in mikroskopischem Maßstab –, können wir zuversichtlich sein, der Wahrheit nahezukommen.

Bei dieser Art von Wissenserwerb gibt es keine Abkürzungen. Es sind Fähigkeiten, die man innerhalb vieler Jahre hart errungen hat. Und es ist kein Job für Leute mit kurzer Aufmerksamkeitsspanne oder für solche, die sich leicht ablenken lassen. Ich habe schon erwähnt, dass das mühselige Geschäft des Auszählens und Katalogisierens sämtlicher Palynomorphe, die man von einem Kleidungsstück oder Arbeitsgerät gewonnen hat, Stunden, Tage oder sogar Wochen dauern kann. Aber viel länger noch dauert der Erwerb eines weitgefassten interdisziplinären Wissens, mit dem man imstande ist, sich die Befunde anzuschauen und ein Gefühl dafür zu entwickeln, an welchen Orten mit der größten Wahrscheinlichkeit etwas passiert sein könnte oder wie die Abfolge der Ereignisse ausgesehen haben dürfte. Es ist eine lebenslange Anstrengung. Aber wenn die Teile zueinanderpassen und eine Idee davon, was vielleicht geschehen ist, sich ganz von selbst aufdrängt, kann das Gefühl, eine Entdeckung gemacht oder ein schwieriges Puzzle erfolgreich zusammengefügt zu haben, überwältigend sein.

Als die junge Frau ins örtliche Polizeirevier einer Stadt am Rande der North Wessex Downs getaumelt kam, war ihre Verzweiflung sofort erkennbar. Ihr Gesicht war verschmiert und vom Weinen gerötet, ihre Augen zeigten Anzeichen von Panik, und als der Polizist am Empfangsschalter sie in einen Befragungsraum geleitete, um zu erfahren, was ihr Problem war, kamen die Worte nur so aus ihr herausgesprudelt. Es gebe da einen Ort, sagte sie, nur hundert Meter von ihrem Wohnhaus entfernt, einen Ort mit Bäumen und Sträuchern, einen Streifen Land zwischen zwei Häuserzeilen. »Er drückte mich zu Boden. Da lagen überall Holzschnitzel herum. Über seinen Jeans trug er eine Schlafanzughose mit Snoopy drauf.«

Eine Weile später, als ich den Anruf von der Polizei erhalten hatte und gebeten worden war, den Fall zu bearbeiten, erzählte man mir alles, was über diese Geschichte bekannt war. Der Junge und das Mädchen waren zusammen ausgegangen, und auf dem Heimweg im Dunkeln hatte er sich nicht am Gartentor verabschiedet, sondern das Mädchen dazu gedrängt, noch etwa hundert Meter bis zu diesem Waldstreifen zu gehen. Er bestritt nicht, Sex mit ihm gehabt zu haben, aber er leugnete, jemals an der Stelle gewesen zu sein, an der es ihrer Aussage zufolge passiert war. Dem Beschuldigten zufolge hatten sie sich, von Lust gepackt, in der Finsternis eines öffentlichen Parks zusammen auf den Rasen gelegt, ungefähr hundert Meter *vor* ihrem Wohnhaus – und dort hätten sie, so sagte er, einvernehmlichen Sex gehabt. Seine Alibistelle und der mutmaßliche Tatort lagen also rund 200 Meter auseinander.

Ehe man mich anrief, hatte man bereits die medizinische Untersuchung beider Parteien vorgenommen. Der Polizeiarzt hatte sowohl vom mutmaßlichen Opfer als auch vom Beschuldigten Abstriche gemacht; er hatte DNA-Material von der Spitze und dem Schaft seines Penis entnommen und ihr die Vagina ausgetupft. Dass man dabei seine DNA fand, half der Polizei allerdings nicht weiter, denn er hatte ja schon zugegeben, Geschlechtsverkehr mit der jungen Frau gehabt zu haben. Fälle wie dieser sind seit jenem »Wer hat die Wahrheit gesagt?«-Fall in Welwyn Garden City mein Alltagsgeschäft.

Der Einsatzbereich eines biologischen Forensikers ist ausgedehnt. Wenn man eine Leiche in einem überwachsenen Graben findet, kann es sein, dass man mich zur Untersuchung des Fundorts herbeiholt. Dann soll ich darlegen, welche Möglichkeiten der Mörder hatte, sich dieser Stelle zu nähern und sie wieder zu verlassen. Ist die Leiche bereits bis zur Unkenntlichkeit zersetzt, können wir – bisweilen mit einer Genauigkeit, die viele fassungslos macht – die Zeitspanne zwischen dem Mord und dem Auffinden der Leiche abschätzen. Wir können heimliche Begräbnisse in kleinem und großem Maßstab orten; wir können Ihren Darminhalt analysieren, um daraus zu schließen, welche Ereignisse zu Ihrem Tod geführt haben; wir können die Rückstände von giftigem oder psychoaktivem Pflanzenmaterial identifizieren, die in Tassen oder anderen Behältnissen verblieben sind – aber Menschen und Orte zusammenzubringen, ist das Kernstück von dem, was wir tun.

Vielleicht würde ich in diesem Fall aus North Wessex nicht eindeutig klären können, ob der Geschlechtsverkehr einvernehmlich war oder nicht, aber wenn ich das biologische Spurenmaterial aus der Kleidung und von den Schuhen unter die Lupe nahm, würde ich vermutlich erhellen können, wo die mutmaßliche Vergewaltigung stattgefunden hatte. Daraus könnte man ableiten, wessen Story falsch war und wessen Version näher an der Wahrheit lag.

Es war ein goldener Junitag, als ich in einer Marktstadt in North Wessex aus dem Auto des Tatortermittlers stieg. Gemeinsam machten wir uns auf den Weg zu dem Ort, an dem die junge Frau ihren eigenen Angaben zufolge vergewaltigt worden war. Das Stückchen Waldland sah weitgehend so aus, wie sie es in ihrer Aussage bei der Polizei beschrieben hatte. Die Straße, die an ihm entlangführte, wurde von einem breiten Rasenstreifen gesäumt. Er war reich an krautigen Pflanzen, ordentlich gemäht und mit Bäumen und Sträuchern bepflanzt. Wir schlugen den Pfad ein, der in den kleinen Waldbereich führte, und ich nahm sofort die große Eiche wahr, dazu eine Weißbirke und einen Holunderbusch, die nahe der Stelle wuchsen, an der die Straftat geschehen sein sollte. Unter der Eiche und unmittelbar neben dem Weg, der die beiden Häuserzeilen miteinander verband, war eine kahle Fläche von abgeschürfter, mit Holzschnitzeln bestreuter Erde. Überall dort, wo die Bäume genügend Licht durchließen, reckten sich Kräuter dem Himmel entgegen. Gegenüber der Stelle, an der man auf den Pfad abbog, hatten die Wohnhäuser gut gepflegte Gärten mit Goldregen, frühen

Rosen, einzelnen fremdländischen Bäumen, Obstbäumen, Zypressen, Efeu und anderen Gewächsen.

Ich spazierte zum mutmaßlichen Tatort zurück. Von den Baum- und Straucharten abgesehen, schien er mir nicht sehr ergiebig zu sein, und doch war er vielleicht reicher an Spurenmaterial, als man beim ersten Hinschauen denken mochte. Zunächst einmal war er unordentlich: eine Menge holzige Überbleibsel aus herabgefallenen Zweigen, die schon Moose und Flechten trugen, dazu ein paar blasse, aufgeschossene männliche Brennnesseln gleich neben dem Eichbaum. Wenn die beiden tatsächlich hier gewesen waren, hatten sie vielleicht ein breites und spezifisches Spektrum von Spurenmaterial verschiedenen Typs aufgelesen – sowohl welches von diesem Jahr als auch übrig gebliebene Pollen und andere Palynomorphe aus den Vorjahren.

In der Biologie gibt es kaum absolute Gewissheiten. Alles folgt den Gesetzen der Wahrscheinlichkeit – egal ob es die menschliche Gesundheit betrifft, die Zusammensetzung der Flora auf einer artenreichen Wiese, die Tier- und Pflanzenarten, die man in einem Teich finden kann, oder das Verteilungsmuster von Gänseblümchen in einem Rasen. Identität und Menge der verschiedenen Pollen- und Sporenarten, die man in einer Probe findet, hängen von unzähligen Variablen ab, die wir »taphonomische Faktoren« nennen. Ich definiere die palynologische Taphonomie als »alle Faktoren, die darüber bestimmen, ob ein Palynomorph an einem bestimmten Ort zu einer bestimmten Zeit gefunden wird«. Es ist etwas, das man allmählich erlernt und nie für selbstverständlich erachten kann. Es hängt stets vom Kontext ab, und immer wenn wir unsere Befunde interpretieren, müssen wir auf all seine Komplexität Rücksicht nehmen, denn nur zu leicht gelangt man zu einer falschen Schlussfolgerung, die womöglich jemanden hinter Gitter bringt.

Denken Sie einmal daran, was Sie in Ihrer Wohnung in einem Sonnenstrahl sehen. In der riesigen Zahl winziger Partikel können

Ihre eigenen Hautschuppen enthalten sein, Milben, kleine Fragmente von Insekten, Pflanzen, Pilzen oder sogar von mineralischem Boden. Alle zusammen bilden die »Aerospora«. Das ist ein nützlicher Begriff, um all die Pollen, Sporen und anderen mikroskopisch kleinen Dinge zu beschreiben, die in der Luft herumschweben. Am Ende gehen sie als »Pollenregen« nieder und bilden eine Staubschicht auf Ihrem Kaminsims oder Ihrem Büfett.

Manche Pflanzen verlassen sich für die Verbreitung ihrer Pollen oder Sporen auf den Wind, während andere Methoden entwickelt haben, um für die Bestäubung Insekten (oder sogar Fledermäuse und Vögel) anzulocken. Blüten, die Tiere anziehen, sind häufig bunt gefärbt, duftend und Nektar spendend, während andere, die Fliegen anziehen, sogar nach Dung riechen können. Vom Wind verwehter Pollen kann sich von der Elternpflanze ein ganzes Stück weit entfernen, und da der Prozess der Windbestäubung ein bisschen Glückssache ist, produzieren manche Arten sicherheitshalber riesige Pollenmengen. Das sind die Pflanzenarten, von denen wir immer Heuschnupfen bekommen. Gräser, Seggen, Eiche, Haselnuss und viele andere fallen in diese Kategorie. Ihre Blüten sind gewöhnlich grün, gelb oder bräunlich und wirken eher unscheinbar. Sie sind stets in Blütenständen an den Enden von Stängeln angeordnet und wackeln ein wenig wie Lämmerschwänze, wenn sie ihre Pollen in die Brise ausschütten. Wenn man vom Wind verbreitete Pollen etwa an einem Mordverdächtigen findet, bedeutet das nicht unbedingt, dass genau diese Pflanze am Tatort vorkam, denn je nach Lage des Landstücks und dem Vorhandensein von Barrieren wie Gebäuden und Vegetation schafft der Pollen es manchmal nicht bis zu dieser Stelle, obwohl er eigentlich durchaus beträchtliche Strecken zurücklegen kann. Eine Mauer oder ein Baumstamm können beachtliche Barrieren für die Pollenverbreitung bilden.

Denken Sie einmal daran, wie Haselkätzchen im Wind tanzen. Sie sind hübsch und ein Symbol des Vorfrühlings. Jedes Kätzchen besteht aus einer Menge männlicher Blüten, und seine Struktur ist so gut an die Bestäubungsweise angepasst, dass es von einem Windstoß geschüttelt wird und die Pollen so weit wie möglich ausstreut. Trotzdem landen die meisten in einer kreisförmigen Zone rund um die Elternpflanze. Stellen Sie sich eine blühende Zierkirsche zu der Zeit vor, in der ihre Blüten abfallen. Sie werden unweigerlich eine hübsche rosa Aureole um den Stamm herum bilden und nach außen so weit reichen, wie die Baumkrone breit ist. Die Pollen der meisten Arten bilden um die Elternpflanze herum solch einen Kreis von unterschiedlichen Abmessungen. Manche entfliehen aber auch in turbulentere Luftschichten und werden in die Aerospora getragen. Aus forensischer Sicht sind windbestäubte Pflanzen in den Proben, die wir am Tatort nehmen, häufig überrepräsentiert, während insektenbestäubte Pflanzen unterrepräsentiert sein können. Deren Pollen gelangen bisweilen gar nicht in die Luft oder fallen mehr oder weniger unmittelbar neben der Elternpflanze zu Boden. Daher findet man ihre Spuren an Schuhen oder Kleidung eines Verdächtigen beziehungsweise eines Verbrechensopfers viel seltener, und wenn doch, dann können sie von beträchtlicher Bedeutung sein. Pollen von Kiefer, Gräsern oder Haselnuss könnten in der Aerospora allesamt überrepräsentiert sein, Pollen von Gänseblümchen, Klee, Hahnenfuß, Schlehe und Rose hingegen unterrepräsentiert. Einige windbestäubte Pflanzen können bedeutungsvoll sein, obwohl ihre Pollenproduktion nur mäßig ist.

So kommen Brennnesseln und Ampfer zwar sehr häufig vor, aber trotzdem sind sie wertvollere forensische Marker als etwa Gräser. Obwohl auch ihre Pollenkörner durch den Wind verbreitet werden, bilden sie im Allgemeinen nicht so viele aus, und sie werden auch nicht so effizient ausgestreut. Nach und nach lernt man so einiges über die Verbreitungsdynamik verschiedener Arten.

Ausnahmen gibt es immer – das liegt in der Natur der Ökologie –, und in einem speziellen Fall war die sonst wenig aussagekräftige Präsenz von Gräserpollen sogar von entscheidender Bedeutung. Dallas Middenhall, ein Kollege aus Neuseeland, arbeitete an einem Mordfall. Wie sich später herausstellte, hatte der Straftäter sein Opfer in einen Fluss geworfen, und die Leiche war vom Tatort am Ufer hinweg stromabwärts getrieben. Die Aufgabe bestand darin, die Stelle zu finden, an welcher die Frau ermordet worden war. Nachdem man ihr die Strickjacke vom verwesenden Körper abgelöst hatte, sammelte man in mühsamer Kleinarbeit Gräserblättchen und Pollen aus dem Kleidungsstück. Seltsam war, dass diese Graspollenkörner nicht wie praktisch alle anderen Gräser- und Getreidepollen eine einzige Pore hatten, sondern zwei. Das ist wirklich selten. Gelegentlich findet man ein anomales Pollenkorn, das während seiner Entwicklung deformiert wurde, aber diese Anomalie war bei allen Graspollen von der Kleidung des Opfers sichtbar.

Schließlich entdeckte man den Tatort, und das Gras konnte an seinen Blättern identifiziert werden. Mein Palynologenkollege vom anderen Ende der Welt untersuchte die verschiedenen Gräser am Fundort und fand dabei mindestens zwei Pflanzen, deren Pollen zweiporig war. Niemand von uns war bisher auf ein solches Phänomen gestoßen, und wenn man die Zahl aller Palynologen weltweit bedenkt, wäre in der Fachliteratur davon sicher bereits die Rede gewesen. Diese Gräser mit den zweiporigen Pollen mussten irgendeine Mutation durchgemacht haben, um solche anomalen Körnchen hervorzubringen, und es ist möglich, dass man sie irgendwann mit einer mutationsauslösenden Chemikalie behandelt hatte, vielleicht mit einem Unkrautbekämpfungsmittel. Ich finde das wirklich erschreckend. Ich frage mich, ob solch eine Substanz auch in den Geschlechtszellen anderer Pflanzen oder Tiere Mutagenese bewirken kann – vielleicht sogar in menschlichem Sperma? Immerhin sind wir, so bizarr es klingen mag, mit den Gräsern verwandt (wenn auch nur entfernt), und manche Prozesse bei der Pollenbildung treten auch bei der Spermienproduktion auf. Jedenfalls waren diese mutierten Graspollenkörner wunderbare Helfer bei der Identifizierung eines Ortes. Und falls man zweiporige Gräserpollen an einem Tatverdächtigen gefunden hätte, hätte er einige Mühe gehabt, die Polizei davon zu überzeugen, dass er niemals Kontakt mit dem Tatort gehabt hatte. Allerdings wurde hier – wie in vielen anderen Fällen – nie ein Verdächtiger gefasst.

Tatorte verändern sich mit der Zeit. In einem dramatischen Fall im Norden Englands, dem brutalen Mord an einer Prostituierten, wollte der leitende Ermittlungsbeamte unbedingt, dass ich mir den Tatort genau anschaute. Es war Wochenende, es gab keine Flüge, und es hätte zu lange gedauert, wenn ich den ganzen Weg nach Norden mit dem Auto zurückgelegt hätte, denn die Sache war dringlich. Der Polizeibeamte dachte mal außerhalb gewohnter Bahnen, kontaktierte die Polizei von Surrey und bat sie, mich mit ihrem Helikopter in den Norden zu fliegen. Der Flug war schnell vorüber, aber trotzdem weitaus interessanter als eine Anreise über Autobahnen und Landstraßen, und auf jeden Fall machte er mehr Spaß – abgesehen davon, dass man an Bord riesige Pilotenhelme tragen musste. Als wir am Zielort landeten und ich aus dem Hubschrauber kletterte, machte man ein Bild von mir. Ich hätte darauf gern wie ein glanzvoller Fliegerheld ausgesehen, ähnelte aber mehr einem Zwerg mit knollenförmigem Kopf, der mühsam auf die windige Rollbahn hinabsteigt.

Ein Polizeiauto erwartete uns bereits und brachte uns im Nu zur Ablagestelle der Leiche, wo sich schon Gruppen von Polizisten versammelt hatten, die mit den Hufen scharrten und vermutlich auch sehnsüchtig darauf warteten, endlich eine rauchen zu können. Ein Tatortermittler begrüßte mich lächelnd.

»Pat, ich habe für Sie das ganze Gras und die Büsche schon mal abschneiden lassen«, erklärte er. »Guter Witz«, sagte ich lachend und zwängte mich in meinen Schutzanzug. Aber er hatte keinen Witz gemacht. Das Lächeln schwand von seinem Gesicht, und er starrte mich mit leerem Blick an. Er hatte den gesamten Tatort kurzgeschnitten und dabei alles kontaminiert. Sämtliches Beweismaterial, das ich am Ablageort der Leiche hätte finden können, war nun verloren. Nicht nur, dass die Vegetation abgemäht worden war – man hatte sie auch in einem kompletten Mischmasch auf dem einzigen Weg abgeworfen, den der Straftäter hatte einschlagen können. Der leitende Ermittler kam zu uns hinüber und biss sich vor Wut auf die Lippe. Er konnte es ebenso wenig fassen wie ich.

Hier in North Wessex nun verhielt es sich ganz anders: Seit dem mutmaßlichen Vorfall war fast ein Monat vergangen, und allein das hätte schon ein echtes Dilemma sein können. Die Natur ist ja immerzu am Arbeiten; die Pflanzen wachsen weiter und breiten sich aus, wobei sie das Aussehen eines Ortes bis zur Unkenntlichkeit verändern können; Regenwürmer setzen Bodenhäufchen an der Oberfläche ab; manche Pflanzen sterben vielleicht ab oder verschwinden sogar völlig.

Zum Glück hatten wir Hochsommer, und weil man mich ziemlich bald in diesen Fall einbezogen hatte, hatte der mutmaßliche Tatort in jenem Waldstreifen kaum Zeit gehabt, sich nennenswert zu verändern. Von dem nur etwa 200 Meter entfernten Park, in dem die junge Frau so willig gewesen sein sollte, konnte man das leider nicht behaupten. Die Stadt hatte den Rasen mähen lassen, aber der Boden war noch immer bestreut mit Grasschnitt, in dem sich reichlich Weißklee fand und auch Feldklee, eine mit ihm verwandte kleine Pflanze mit gelben Blüten. Die Oberfläche der Alibistelle des jungen Mannes wurde nur durch den Grasschnitt repräsentiert. Trotzdem stellte das Gemähte ein Abbild jener Oberfläche dar, auf der die beiden gelegen haben sollten. Der Verdächtige war sehr konkret beim Benennen der Stelle, auf der sie sich seinen Angaben nach vergnügt hatten. Das bedeutete, dass ich meine Vergleichsproben genau von dort entnehmen konnte, wo ihre Körper den Boden berührt hätten.

Ein Abgleich der beiden Orte mit Profilen, die aus den Kleidungsstücken des Beschuldigten und seiner Anklägerin erstellt wurden, würde es mir im Prinzip erlauben, die entscheidenden Fragen zu beantworten: Hatte der Mann die Wahrheit gesagt, als er behauptete, sie hätten im Park zusammen auf dem Rasen gelegen, oder sollte man der von der Frau vorgebrachten Version glauben, nach der sie in dem Waldstreifen zwischen den Häusern gewesen waren? Aber im Leben gibt es selten ein reines »Entweder-oder«, und so war es auch hier. Was die Sache noch komplizierter machte: Die Snoopy-Schlafanzughose, die der Mann über seiner Jeans getragen hatte (den Grund dafür fanden wir nie heraus), war einfach weggeworfen worden. Später fand man sie am Rande eines nahegelegenen Gartens, wo sie in den Zweigen eines Cotoneasterstrauches hing, aber das potenzielle Spurenmaterial, das man aus ihr hätte gewinnen können, war vielleicht schon verdorben. Zusätzlich verkompliziert wurde die Situation dadurch, dass Opfer und mutmaßlicher Angreifer nach dem Vorfall übereinstimmend aussagten, sie hätten zusammen auf dem Rasenstreifen vor dem Wohnhaus der jungen Frau gesessen. Möglicherweise hatten sie dort noch mehr kontaminiertes Spurenmaterial aufgelesen. Von all diesen Orten mussten Proben genommen werden, und wir konnten nur hoffen, dass wir sie dann in unserer Ermittlung nicht länger zu berücksichtigen brauchten. An den »beiden Tatorten« und allen anderen Stellen, die der junge Mann und die junge Frau aufgesucht oder berührt haben sollten, legte ich Artenlisten von allen Pflanzen an, die möglicherweise zum forensischen Spurenmaterial beitragen konnten.

Hier hatten wir nun zwei Örtlichkeiten, von denen eine durch Grasschnitt repräsentiert wurde und die andere durch Erdreich, das mit Holzschnitzeln vermischt war. Um so nahe wie möglich an das wahre »Abbild eines Schauplatzes« heranzukommen, ist es entscheidend, zahlreiche Proben zu entnehmen, denn ich weiß aus Erfahrung, dass die Erdoberfläche und der Boden selbst in Hinblick auf ihren biologischen Gehalt schon über sehr kleine Entfernungen hin extrem uneinheitlich sind; eine einzige Probe hätte nur ein Bruchstück der verfügbaren Informationen hergegeben. Ich hatte das große Glück, dass die beiden wichtigsten Stellen in diesem Fall klein und gut definiert waren, und so konnte ich hier eine beträchtliche Zahl von Oberflächenproben nehmen. Jede wurde sorgfältig verzeichnet, und alles wurde fotografiert, während wir vorrückten. Je größer die analysierte Fläche ist, desto näher kommt man der Wahrheit.

Es war heiß, ich schwitzte, und die Arbeit war unglaublich ermüdend, aber genauso sieht forensische Wissenschaft in der Praxis meistens aus. Man muss auch sehr fokussiert bleiben und sicherstellen, dass nichts vergessen wird. Vor Gericht könnte alles Übersehene oder Missachtete groß herausgestellt werden; man würde auf diesen Details herumhacken, sie auseinandernehmen und herablassend verwerfen – eine Kampfansage an den Forensiker.

Alle Proben von diesem Fall wurden ordnungsgemäß ans Labor geliefert, und nun begann die Arbeit daran, die Pollenkörnchen aus der Kleidung und den Vergleichsproben herausgelöst zu bekommen. Diese Pollengewinnung ist ein gefährliches Unterfangen, denn dazu muss man die Probe mit sehr starken Laugen und Säuren behandeln – etwa mit Ätznatron, Essigsäureanhydrid, Eisessig, Salzsäure, Schwefelsäure und Fluorwasserstoffsäure. Letztere ist furchtbar gefährlich, denn ihr Dampf kann einem die Lungen zersetzen, und in flüssiger Form kann sie sich tief in die Haut fressen und die Knochen auflösen. Sie wird zum Ätzen von Glas verwendet, und in meinem Beruf braucht man sie, um aus den Böden den Quarz zu lösen. Fluorwasserstoffsäure kann sich ihren Weg durch Glas und Metall bahnen – sie erinnert mich immer an den ätzenden Schleim, der von dem Monster tropfte, das in *Alien* aus John Hurts Brust hervorbrach. Auch dieser Schleim fraß sich nämlich durch die Hülle des Raumschiffs.

In Fluorwasserstoffsäure steckt das Potenzial für eine Horrorgeschichte im wirklichen Leben. Ihre Anwendung erfordert das Tragen hocheffizienter Schutzkleidung und einer Maske, und alles muss sich unter einem Dunstabzug abspielen. In Reichweite gibt es eine Dusche, Spezialsalben und eine Hotline, über die man die Notaufnahme des örtlichen Krankenhauses erreichen kann. Um diese Arbeit zu machen, muss man ziemlich robust sein. Ich finde es amüsant, das althergebrachte Klischeebild von einer Botanikerin dagegenzuhalten – Tweedrock, Handlupe, feste Schuhe und eine sanfte, liebenswürdige Wesensart. In *Jurassic Park* war die Angebetete eine Archäobotanikerin, und der kleine E. T. war ein Botaniker aus dem Weltraum, einfallsreich und sanftmütig zugleich. Ich würde mich freuen, wenn man mich für herzig, sanftmütig, leicht im Umgang und einfühlsam hält. Ich denke mal, einfühlsam bin ich wirklich, aber alle anderen Attribute passen nicht. Menschen mit solchen Eigenschaften finden viele Freunde, schlagen sich aber nicht gut vor Gericht, wo die Gegenseite immer aus brutalen Fieslingen zu bestehen scheint.

Bei der chemischen Bearbeitung gab es keinerlei Probleme, und am Ende lagen die Objektträger in langen Reihen auf dem Arbeitstisch. Nun konnte die langwierige, zermürbende Arbeit mit dem Mikroskop beginnen. In jedem Bildfeld wird alles identifiziert und gezählt. Manche Palynomorphe lassen sich nicht gleich identifizieren; sie werden dann als »unbekannt« registriert und noch einmal betrachtet, wenn die Zählung abgeschlossen ist. Falls man sie für wichtig hält, können lange Stunden damit vergehen, dass man ihrer Identität auf den Grund geht. Manchmal teile ich Bilder von unbekannten Pollen oder Sporen mit anderen Palynologen, denn vielleicht können sie dieses Ding ja bestimmen. Besonders häufig wende ich mich an meine Kollegen Vaughn Bryant in Texas und Dallas Mildenhall in Neuseeland, und auch sie fragen mich um Rat, wenn sie an einer Stelle festhängen. Bisweilen kann keiner von uns die Palynomorphe bestimmen, und dann werden sie als unbekannt verbucht. Nur so kann man glaubwürdige Daten liefern. Man kann es sich nicht leisten, einfach mal draufloszuraten; die Folgen davon könnten für das Leben eines Menschen einschneidend sein. Wenn die Profile aus Kleidung und Schuhen beider Seiten eher dem Park- als dem Waldprofil ähnelten, durfte man mit Fug und Recht annehmen, dass der junge Mann die Wahrheit sagte. Ähnelten sie hingegen dem Waldprofil, würde das Beweismaterial die Aussage der jungen Frau stützen.

Ich begann mit den Vergleichsproben, um schon mal eine Vorstellung davon zu bekommen, welche Bandbreite an Taxa ich erwarten durfte, und um zu sehen, ob diese sich mit den vor Ort erstellten Artenlisten deckten. Das ist immer von großer Bedeutung, weil es den Wert der Interpretation steigert. Überraschend war, dass die sehr offen gelegene Stelle im Park, die einen Rand von fortpflanzungsreifen Bäumen und sonst wenig Barrieren für die Pollenausbreitung aufwies, nur ganz wenige Baumpollen im Profil hatte; Gräser, Brennnessel, Spitzwegerich, andere Kräuter, Farne und Moose waren vorherrschend. Die erstaunlich großen Pollenkörner des Weißklees waren zahlreich vertreten, aber ich wusste ja, dass diese Pflanze auf dem Rasen in großen Beständen vorkam. Die anderen Kräuter hatte ich nicht auf meiner Liste; ihr Pollen musste also den Weg von den Rändern des Parks in den zentralen Bereich gefunden haben; die einzigen Pflanzen, die unmittelbar an der betreffenden Stelle wuchsen, waren Gräser, Feldklee, Wegerich und eben Weißklee.

Was die Stelle im Waldstreifen betraf, den mutmaßlichen Tatort, so war sie von Bäumen und Gesträuch umschlossen. Solcherlei Vegetation erweist sich fast immer als Barriere für den freien Polleneinflug von draußen, und trotzdem fand ich in den Proben von der Bodenoberfläche und dem trockenen Zweiggestreu Pollen von 28 verschiedenen Baum- und Straucharten. Die Pollen aus den

Gärten, die sich an einer Seite der Straße aufreihten, hatten ihren Weg hierher gefunden, und es war interessant zu sehen, wie weit die *Ceanothus*-Pollen geschwebt waren und wie viel Scheinzypressenpollen auf die Erdoberfläche und den Zweigbruch geweht waren. Von den krautigen Pflanzen waren nur Wiesenkerbel und Hahnenfuß bemerkenswert, und die standen ganz gewiss auf meiner Liste.

Es war hilfreich, dass sich die Pollenprofile der beiden Stellen so sehr unterschieden. Doch auch wenn die Ergebnisse der Pollenanalyse erstaunlich gut waren – die verblüffend krassen Unterschiede in den Pilzsporenmischungen waren sogar noch spektakulärer. Der mutmaßliche Tatort gab ein breites Spektrum von Pilzsporen preis, von denen die meisten mit Waldböden in Verbindung standen, wo abgestorbene Zweige, Äste, verrottende Blätter und andere Pflanzenreste den Pilzen perfekte Bedingungen schaffen. Unter den 21 identifizierten Pilzarten waren die zylindrischen, blassbraunen Sporen von *Camposporium cambrense*, einem Pilz, der auf verrottendem Material von Laubbäumen wie Birke, Stechpalme und Eiche häufig vorkommt; die von *Brachysporium britannicum*, einer verbreiteten zartwandigen Art, die man auf der Rinde von Eschen, Buchen, Birken, Kastanien und Eichen findet – und, was am spannendsten war, auch von *Clasterosporium flexum*, einem Pilz, dessen Sporen in Großbritannien erst sechsmal dokumentiert wurden und den man auf verrottenden Blättern der nicht einheimischen Zypressen findet.

Einen so seltenen Pilz hier zu entdecken, war vielleicht keine wirkliche Überraschung – immerhin wuchs eine Zypresse in einem Garten direkt neben dem mutmaßlichen Tatort –, aber auf jeden Fall liefern rare Palynomorphe in der Welt der forensischen Ermittlung aussagekräftiges Spurenmaterial. Sie helfen uns dabei, genaue Korrelationen aufzuzeigen. Und es war nicht die einzige seltene Spore, die wir hier bestimmen konnten: Ebenfalls im Sporenmix vertreten waren *Pestalotiopsis funerea*, der auf Zypressen schmarotzt, und *Glomus fasciculatum*, ein Pilz, den man nur im Boden findet. Obwohl es von dieser speziellen *Glomus*-Art in den Wäldern Europas umfangreiche Vorkommen gibt, ist sie in Großbritannien erst viermal dokumentiert worden. Ihre Seltenheit machte sie für uns zu einem wichtigen Bedeutungsträger. Wenn diese Sporen, die praktisch allesamt typisch für Holzreste und Waldflächen waren, sich in den Proben von der Kleidung beider Parteien fanden, konnten wir sie nun mit größerer Sicherheit der Stelle zuordnen, an der die junge Frau ihren Aussagen zufolge vergewaltigt worden war.

Die Proben aus dem Park gaben nur wenige von diesen besonderen Pilzsporen her, und unsere Vergleichsproben wurden von Arten dominiert, die wesentlich häufiger waren: *Epicoccum nigrum*, ein Pilz, der in großen Mengen auf Grasschnitt wächst, den man auf dem Rasen belassen hat, *Cymadothea trifolii*, der sich auf Klee spezialisiert hat, und *Melanospora*, der gewöhnlich als Schmarotzer von anderen Pilzen lebt, die auf krautigen Pflanzen gedeihen. Die beiden Fundstellen wiesen in ihren Pollenprofilen einige Überlappungen auf, wirkten aber, was ihre Pilze anging, sehr unterschiedlich und eigenständig.

Als wir die reichhaltigen Profile von unseren Vergleichsproben erstellt hatten, konnten wir zur nächsten Phase der Untersuchung schreiten: Wir mussten bestimmen, welche Palynomorphe auf der Kleidung uns überzeugend auf den einen oder auf den anderen Ort hinwiesen. Ich beschloss, dass es notwendig war, sowohl von den Sachen des Mädchens als auch von der Kleidung des Jungen so viel wie möglich zu untersuchen. Ich hatte Schuhe, Jeans, Oberbekleidung, eine Fleecejacke und jene bizarre Schlafanzughose. Wenn die Profile von Kleidung und Schuhen der beiden Parteien eher dem Park ähnelten als dem Waldstreifen, durfte man annehmen, dass der junge Mann die Wahrheit gesagt hatte. Ähnelten sie hingegen mehr dem Profil vom Waldstück, würde das Spurenmaterial die Zeugenaussage des mutmaßlichen Opfers stützen.

Sowohl seine als auch ihre Kleidung hatten Unmengen von palynomorphhaltigem Material aufgenommen. Als die Zählung begann, kristallisierte sich rasch ein deutlicher Befund heraus: Die Jeans des jungen Mannes, seine Schlafanzughose und seine Sportschuhe gaben eine Unmenge von Taxa preis, die wir schon in den Proben vom mutmaßlichen Tatort identifiziert hatten. Und bald zeigte sich dieser Pollen- und Sporenmix auch in der Kleidung der jungen Frau.

Die Pollenprofile deckten sich in erstaunlichem Maße. Natürlich wird es zwischen den Proben niemals eine hundertprozentige Übereinstimmung geben, aber die Stärke der Palynologie als forensischer Technik besteht darin, dass man immer zahlreiche Marker in Betracht ziehen muss, um zu einer Interpretation zu gelangen. Wir schauen nicht nur auf ein einziges Stückchen Spurenmaterial, wie es oft bei Fasern gemacht wird, und nicht nur auf eine einzige Schmauchspurpartikel. (Letztere war im Prozess um den Mord an der Fernsehmoderatorin Jill Dando von zentraler Bedeutung und führte zur später aufgehobenen Verurteilung von Barry George.) Jedes palynologische Profil kann gut und gern 200, 300 oder mehr separate Einheiten von Beweismaterial enthalten. Das Zusammenstellen und Berechnen der Auszählungswerte ist für mich das Aufregendste und Interessanteste an der ganzen Ermittlung.

Es ist das am Ende entstehende Bild, das all die Mühe lohnenswert macht, und in diesem speziellen Fall waren die Resultate durchaus eindrucksvoll. Die Snoopy-Schlafanzughose gab eine riesige Menge von Pollen aus der Familie der Rosengewächse her, was man damit erklären konnte, dass sie im *Cotoneaster* gehangen hatte. Damals hatte der Strauch gerade in voller Blüte gestanden. Auch die Pollen sämtlicher Bäume und Sträucher des Waldstreifens konnten aus der Kleidung des Mädchens und des Jungen extrahiert werden – vor allem Eiche, Birke, Kiefer und Holunder, die vier Pollentypen, die schon auf dem Waldboden dominiert hatten.

Ich war auch verblüfft darüber, wie deutlich die Pilzsporen auf einen Kontakt der beiden Personen mit dem Waldstück hinwiesen. Wenn wir von jeder Probe sowohl Pollen- als auch Sporenresultate hatten, hieß das, dass wir über zwei unterschiedliche Klassen von forensischem Beweismaterial verfügten, und das machte unsere Datensammlung ungemein aussagekräftig. Die Resultate bei den Pilzsporen waren genauso spektakulär wie bei den Pollen und den Pflanzensporen. Die Indizien von den Pflanzen und die von den Pilzen stützten einander.

Es war faszinierend, dass das Fehlen bestimmter Taxa ebenso wichtig war wie das Vorhandensein anderer. Sporen des Pilzes *Epicoccum* waren im Grasschnitt überreich vertreten, aber in den Proben vom Waldstreifen fand sich nur eine einzige Spore dieser Art. Dass sie im Wald praktisch fehlte und auch an der Kleidung nur sehr spärlich vertreten war, hatte große Bedeutung. Bei den großen Mengen von *Epicoccum*-Sporen im Grasschnitt hätten sowohl das Mädchen als auch der Junge unweigerlich viele davon auflesen müssen, wenn sie beide wirklich auf dem Rasen gelegen hätten. Genauso verhielt es sich mit dem Kleepollen. Er war im Grasschnitt reichlich vertreten, aber Kleidung und Schuhe beider Parteien gaben nur ein einziges Kleepollenkorn her. Dieser deutliche Unterschied beim Klee war genauso wichtig wie der bei den *Epicoccum*-Sporen.

Im Unterschied zum Park gab es unter den Bäumen des Waldgebiets eine große Menge von trockenem Zweigbruch, und ein Zeugnis für dieses Habitat war die Vielzahl von Pilzarten, die auf Totholz verschiedener Art wachsen. Außerdem sind zwar die Pilze selbst winzig, aber die meisten von ihnen bringen vergleichsweise große Sporen hervor, die nicht so leicht verweht werden können. Dadurch stellen sie vorzügliche Lokalindikatoren dar. Die persönlichen Sachen sowohl des Mädchens als auch des Jungen gaben ein breites Spektrum von Pilzsporen her, die auf dem Parkrasen fehlten. Und mehr noch – die beiden eindeutig seltenen Pilzarten *Claste-*

rosporium flexum und *Bacteriodesmium betulicola* waren so typisch für Totholz, dass sie wichtige Fundstücke darstellten. An den Kleidern des Mädchens gab es mehr von ihnen als an denen des Jungen, vermutlich weil sein Körper mehr Bodenberührung gehabt hatte. Damit diese Pilzsporen übertragen werden konnten, musste es einen direkten Kontakt mit dem Boden am mutmaßlichen Tatort gegeben haben.

Obwohl es auch ein paar Spuren von anderen Örtlichkeiten gab und manche Pollen an beiden Stellen vorkamen, fanden wir insgesamt 115 verschiedene Palynomorphe, die die Version des Mädchens erhärteten. In meinen 25 Jahren als forensische Palynologin sind mir niemals zwei Orte mit demselben palynologischen Profil begegnet. Mit diesem Wissen darf man schon fragen, wie groß die Wahrscheinlichkeit ist, dass zwei Menschen rein zufällig an anderen Orten zu solchen Profilen gelangen können. Pollenprofil und Pilzsporenprofil von der Kleidung des Mädchens wiesen starke Ähnlichkeiten mit den Profilen von allen Kleidungsstücken des Jungen sowie seinen Schuhen auf. Außerdem ähnelten die Profile aus der Kleidung beider Parteien viel mehr dem Profil vom Wald als dem vom Park. Dies bestätigte die Version, dass sie in dem Waldstreifen zusammengelegen hatten, und aus dem mutmaßlichen Tatort wurde ein wirklicher.

Wir brauchen keine Perfektion, um Vertrauen in unsere Befunde zu haben. Die Natur hat uns eine chaotische, unvollkommene Welt beschert, und nur selten – wenn überhaupt – sind zwei Dinge hundertprozentig deckungsgleich. Und doch ließ sich die Stärke der Korrelation, die wir hier aufgedeckt hatten, nicht leugnen. Die Palynomorphmischungen auf der Kleidung des Verdächtigen und auf den Sachen des mutmaßlichen Opfers wiesen große Ähnlichkeiten auf, und wenn man sie zusammennahm, ähnelten sie wiederum sehr den Proben, die wir im Waldstück entnommen hatten – dort, wo die junge Frau ihren Angaben zufolge vergewaltigt worden war.

Ich versetzte mich zurück an jene Stelle zwischen den Bäumen, gleich neben den perfekt gepflegten Mittelschicht-Gärten, in denen fremdländische Baum- und Straucharten in voller Blüte gestanden hatten. Nun war ich mir sicher: Von den zwei Orten war es dieser, an dem die beiden auf dem Boden miteinander gerungen hatten; hier, im Schatten dieser Bäume, hatten sie miteinander gekämpft und dabei Pollen und Sporen von der trockenen Streu am Boden aufgelesen. Mag sein, dass wir keine Augenzeugen hatten. Mag sein, dass es keine Zeugenaussage gab, auf die wir bauen konnten. In früheren Zeiten wäre das ein typischer »Seine Aussage steht gegen ihre Aussage«-Fall gewesen – einer von denen, bei denen man der Beweispflicht, die so entscheidend für unsere Gerichte ist, nicht nachkommen kann. Aber hier hatten wir ein aus Pollen und Sporen aufgebautes Bild davon, wo diese beiden jungen Menschen gewesen waren, ein Bild von den unsichtbaren lokalen Kleinigkeiten, an denen sich ihre Kleidungsstücke und Körper gerieben hatten. Die Natur hatte ihren Abdruck auf ihnen hinterlassen, und das reichte in den Augen des Gesetzes aus, um die eine Version des Geschehens so stark zu stützen, dass es keine vernünftigen Zweifel mehr gab. Es genügte, um einem Opfer Gerechtigkeit widerfahren zu lassen und einen beschuldigten Mann als den Vergewaltiger dastehen zu lassen, der er wirklich war.

Erwähnenswert ist noch, dass eine der ersten Aufgaben in diesem Fall darin bestanden hatte, die Abstriche von den Genitalien der beiden Parteien zu analysieren. Von denen des Mannes konnten keine Partikel gewonnen werden, aber die Abstriche von der Vagina der jungen Frau gaben zwei Körnchen Eichenpollen und ein Graspollenkörnchen her. Jeder, der mit etwas Vorstellungskraft begabt ist, kann sich leicht ausmalen, dass die Hände des Jungen den Pollen vermutlich an seinen Penis gebracht hatten und der Penis ihn auf das Mädchen übertragen hatte. Natürlich ist es auch möglich, dass sein Glied den Boden berührt hatte und es dann zu einer direkten Einführung kam. Der Baum, unter welchem die Überwältigung stattgefunden hatte, war eine Eiche, und wie konnten diese Eichen- und Gräserpollen sonst in den inneren Intimbereich der jungen Frau gelangt sein?

Als der Anwalt des jungen Mannes unser Beweismaterial erst einmal verdaut hatte, legte sein Mandant schnell ein Geständnis ab. Das sparte dem Staat eine Menge Geld, denn Gerichtsprozesse kosten ein Vermögen. Ich freue mich, sagen zu können, dass unsere Fälle recht oft mit Geständnissen endeten, sodass wir dem Steuerzahler ein schönes Sümmchen ersparten. Aber obwohl man bei Geständnissen immer auch vorsichtig sein muss – sie dürfen nicht unter Druck oder mit anderen ungesetzlichen Mitteln erzwungen worden sein –, wurde diese mutmaßliche Vergewaltigung schließlich als tatsächliche Vergewaltigung geführt, und der junge Mann erhielt eine Jugendstrafe, die dem Leid, das er seinem Opfer zugefügt hatte, angemessen war.

7 Ein Spinnennetz

Pollen und Sporen sind robust, und wenn man Bakterien und Pilze von ihnen fernhält, können sie Jahrtausende überdauern, in manchem Gestein sogar Jahrmillionen. In Archäologie und Ökologie macht sie das sehr wertvoll, wenn es darum geht, historische Lebensumfelder zu rekonstruieren und den Wandel der Landschaften aufzuzeigen. Pflanzen sind auch für die Menschheitsgeschichte von entscheidender Bedeutung, und ihre Überbleibsel zeugen davon, wie sie im Laufe von Jahrtausenden genutzt worden sind.

Bei einer Gelegenheit war ich vorübergehend ratlos. Die Polizei aus einer Bergarbeiterstadt in Yorkshire war mit einem Fall an mich herangetreten. Zwei Jungen hatten eine schwere, neue Sporttasche auf der Straße herumliegen sehen. Sie war so schwer, dass sie eine Menge an Ausrüstung enthalten musste, und die Jungen trugen sie gespannt nach Hause. Sie konnten es gar nicht erwarten, ihren Inhalt zu sehen – der aber jagte ihnen einen wohlverdienten Schrecken ein. Als sie den Reißverschluss aufzogen, kam etwas ans Tageslicht, das den härtesten Kerl aus der Fassung gebracht hätte. In der Tasche steckte ein mumifizierter Leichnam, der so beängstigend aussah wie die schlimmsten Dinge, die die Jungs in Horrorfilmen zu Gesicht bekommen hatten. Auf ihr Geschrei und Gekreisch kamen die Eltern herbeigerannt, die umgehend die Polizei anriefen. Niemand hatte eine Ahnung, wer dieser tote Mann sein konnte.

Abgesehen von seinen Unterschenkeln und Füßen, die in einem locker herumgewickelten Müllbeutel aus Plastik steckten, war der ganze Körper straff in Frischhaltefolie verpackt. An einem Oberschenkel haftete ein einzelnes gelbes Bergahornblatt, und von den Schienbeinen abwärts war die Haut mit einer schwarzen, rußigen Substanz überzogen. Die beiden Polizisten, die mir die Probe brachten, sagten, dass die Leiche stinke und der Geruch höchstwahrscheinlich von dem schwarzen Zeug komme. Sie stimmten mit mir darin überein, dass es ein chemischer Geruch war, vermutlich so etwas wie Motoröl. Ich bestrich eine Glasplatte mit dem »Ruß«, um rasch ein vorläufiges Ergebnis zu erhalten. Was ich unter dem Mikroskop sah, ließ keine Zweifel mehr aufkommen; es war eine dicke Masse von Pilzsporen. Das stellte uns wirklich vor ein Rätsel. Mir wurde klar, dass die Unterschenkel und Füße durch die lockere Umwicklung der Luft ausgesetzt gewesen waren, während die Plastikfolie verhindert hatte, dass Sauerstoff an den Rest des Körpers gelangen konnte. Nahezu alle Pilze (erst kürzlich hat man ein paar Ausnahmen gefunden) brauchen wie wir zum Leben und Wachsen Sauerstoff. So kam es, dass der Großteil des Körpers bei der Mumifizierung braun geworden war, während die Füße schwarz wie Ruß aussahen – und dieser Ruß bestand aus den Sporen eines immer noch wachsenden Pilzes.

Alle interessierten sich für das Ahornblatt, und nach einigen Anstrengungen konnte ich von seiner Oberfläche ein paar Pollenkörner gewinnen. Das »Bild vom Schauplatz« war wieder einmal ein ungepflegter Garten, und seltsamerweise gab es eine Menge Rosenpollen, dazu etwas Clematis und ein paar Pollen von Bergahorn, Kiefer und Birke. Sie alle waren Hinweise auf den Ort, von dem das Blatt stammte. Die Obduktion hatte ergeben, dass der Mann erstochen worden war, aber es war unmöglich zu bestimmen, wie lange sein Tod zurücklag. Merkwürdig war, dass ihm an der Vorder- und Rückseite des Oberkörpers Sand an der Haut klebte und sich auch in den Haaren welcher fand. Die jungen Polizeibeamten waren verblüfft, aber man merkte auch, dass sie die Abwechslung genossen, die ihnen dieser Fall bot – ihre erste Begegnung mit einem Mord.

Das Opfer wurde schließlich durch einen puren Zufallstreffer identifiziert; nachdem die Gesichtsrekonstruktion erfolgt war, verteilte man in diesem Teil von Yorkshire überall Plakate mit »Gesucht wird …«. Es war sonderbar, dass ausgerechnet ein Kfz-Mechaniker, der auf dem Betriebshof der Polizeiwache angestellt war, das Gesicht erkannte. Es gehörte zu einem jemenitischen Einwanderer, der unweit vom Polizeirevier gewohnt hatte. Die völlig unerwartete Wendung in dieser Geschichte war, dass das Opfer bis zu seinem Verschwinden selbst auf dem Polizeibetriebshof gearbeitet hatte. Seine Adresse und seine Familienangehörigen konnten rasch festgestellt werden, und für die Polizei war interessant, dass das Haus zum Verkauf stand.

Als ich an dem viktorianischen Reihenhaus aus roten Backsteinen eintraf, fielen mir sofort die verstümmelten Überreste eines großen Rosenstrauchs ins Auge. Er stand direkt neben dem Hintereingang, der auf einen winzigen, betonierten Hof führte. Gleich neben der Rose wanden sich noch die Überbleibsel einer alten Clematis durch die Zaunfelder. Mit dem restlichen Garten hatte man Tabula rasa gemacht, und er sah auf unheimliche Weise leer aus. Die oberste Bodenschicht hatte man überall entfernt, weshalb auch immer. Aber am hinteren Ende des Gartens gab es einen Bergahorn, dessen Äste über die Garage und bis in den Nachbargarten hinein ragten.

Das Pollenprofil deutete darauf hin, dass die Mörder die Leiche im Hinterhof abgelegt hatten, um sie in die Plastikfolie einzurollen, in der Nähe des Rosenbuschs und der Clematis. Auf dem Beton gab es eine Menge Abfall aus sich zersetzenden Pflanzenresten, der vermutlich die Rosen- und Clematispollen aufgefangen hatte. Das konnte passiert sein, als man den Strauch abgeschnitten und damit Pollen, die von früher übrig geblieben waren, wieder in Umlauf gebracht hatte.

Auch dass das Ahornblatt gelb war, lieferte uns einige Informationen. Tatsächlich konnte ich, ausgehend von diesem einen Blatt, ein Bild von den Hauptmerkmalen des Gartens am Haus entwerfen und mögliche Umstände aufzeigen, die mit dem Tod des Mannes in Verbindung standen. Wäre das Blatt in grünem Zustand vom Baum gerissen worden, hätte ich erwartet, dass es seine Farbe behält, denn Chlorophyll zerfällt nicht so schnell, wenn man Blätter vorzeitig von einer Pflanze ablöst. Aber ein herbstliches Blatt, das bereits gelb geworden ist, wäre von selbst vom Baum geschwebt und hätte vom Wind aus dem hinteren Gartenteil in den betonierten Hof geweht werden können. Dies war ein Indiz dafür, dass die Leiche vermutlich in den letzten Monaten des Jahres in Plastik gewickelt worden war und nicht im Frühling oder Sommer. Aber ein Ahornblatt zersetzt sich ziemlich rasch, und im Spätherbst oder Frühwinter wäre es wohl bereits ein Teil der Mulmschicht auf dem Beton geworden. Das Blatt, das an der Leiche haften geblieben war, stammte also aus dem Frühherbst, und dass es vor der Zersetzung bewahrt worden war, hatte den gleichen Grund wie die Tatsache, dass die Pilze nur an den Füßen des Toten hatten wachsen können, aber nicht am übrigen Körper – einen Mangel an Sauerstoff. Die straffe Plastikumhüllung der Leiche hatte die Zersetzung dieses wichtigen Beweisstücks verhindert. So hatte dieses eine Blatt das Bild des ganzen Gartens bewahren und uns einen Teil der Geschichte erzählen können. Es gab aber auch noch viele andere Beweisstücke, die den Sohn und den Enkel des Opfers mit dem Verbrechen in Verbindung brachten.

Der Keller des Hauses erwies sich als Begräbnisplatz, und hier fand sich auch die Quelle für die Sandkörnchen, die an der Haut des Opfers geklebt hatten. Am Fuße der Kellertreppe entdeckten die Polizisten einen aus Ziegelsteinen gemauerten Verschlag. Er war mit Sand gefüllt, und seine Wände hatte man mit grüner Lackfarbe frisch gestrichen. Analysen ergaben, dass es sich um Bausand handelte und dass er schwer mit Diesel kontaminiert war. Wir erfuhren mit einigem Erstaunen, dass die Jemeniten während des Golfkriegs die Toten routinemäßig mit Motorenöl übergossen und dann im Sand vergraben hatten. In der Grafschaft Yorkshire zählte das aber sicher nicht zu den überkommenen Sitten und Gebräuchen, und lange polizeiliche Verhöre der Straftäter brachten ans Tageslicht, dass Sohn und Enkel nachgemacht hatten, was ihnen im Krieg vor Augen gekommen war. Der Großvater war ein dominanter und grausamer alter Mann gewesen. Sie konnten ihn einfach nicht mehr ertragen und griffen in einem Zornesausbruch zu drastischen Mitteln, nachdem der Alte als Bestrafung für irgendeine Bagatelle sein Kukri-Messer ins Feuer gehalten und dem Enkel mit der heißen Klinge absichtlich das Bein verbrannt hatte. Sie hatten ihm das Messer entrissen und ihn damit erstochen.

In einem frühen Stadium der Ermittlungen hatte man mich gebeten, so viel wie möglich über das Haus, seine Bewohner und ihre Gewohnheiten herauszufinden. Es gab dort einen Kohlenschacht, der von einer Falltür im Außenpflaster direkt in den Keller führte, und ich konnte der Versuchung nicht widerstehen, vom Kohlenstaub aus dem Schacht eine Probe zu nehmen. Die Zusammensetzung dieser Probe war schwer zu deuten – und zwar so schwer, dass mir vom Nachdenken der Schädel brummte. Die Kopfschmerzen legten sich erst, als mir klar wurde, was ich da gefunden hatte: das reichhaltige Profil einer Heuwiese mit Pollen, die so gut erhalten waren, dass sie aussahen, als wären sie gerade erst verstreut worden. Aber dann kam es über mich wie eine Offenbarung: Ich erinnerte mich daran, dass die Leute in meinen jungen Jahren noch Pferd und Wagen benutzt hatten. Die waren einst täglich durch diese Straße mit ihren Reihenhäusern geklappert, und wenn der Kohlenmann anhielt, um seine Kohle in den Keller zu schaufeln, legte das Pferd eine Ruhepause ein. Aus meiner Kindheit in Wales erinnere ich mich noch an die Haufen dampfender Pferdeäpfel, die von den Gäulen der verschiedenen Händler in gewissen Abständen auf die Straße gesetzt wurden. Es war ein kostbarer Stoff, und eifrige Gärtner kamen herbeigeeilt, um den Pferdedung in Eimern zu sammeln. Und das war natürlich die Quelle für die Heuwiese im Keller!

Trockener Pferdedung ist sehr krümelig und kann leicht umhergeweht werden – er fliegt in Rinnen und Traufen und bleibt in jedem Winkel und jeder Ritze hängen. Generationen von Dungresten samt ihrer Pollenladung hatten den Weg in den Kohlenschacht gefunden, und der schwefelhaltige Kohlenstaub war so sauer, dass der Pollen wunderbar erhalten blieb. Er hatte die extreme chemische Zusammensetzung des Pferdedarms überlebt und sich in diesem Schacht abgesetzt, vermutlich seit viktorianischen Zeiten, aber ganz gewiss seit den 1940er oder frühen 1950er Jahren.

Diese Entdeckung hat mir dabei geholfen, merkwürdige Pollenprofile künftig besser zu verstehen. Ich habe gelernt, mir einen Ort so auszumalen, wie er einst genutzt wurde oder noch immer genutzt wird. Seither habe ich Heuwiesenpollen sogar im tiefen Wald gefunden, weit entfernt von Acker- und Weideflächen – wiederum ein Ergebnis von trockenem Pferdedung, der von Reitwegen in den Wald hineingeweht wurde. Da überrascht es auch nicht, dass prähistorische Pollen aus dem Dung von Wollhaarmammuten gewonnen werden konnten, also aus den Hinterlassenschaften von Tieren, deren letzte Artgenossen vor etwa 10 000 Jahren durch die Gegend streiften. Pollen fand man auch im Darm von Ötzi, dem neolithischen Jäger, der vor mehr als 5000 Jahren in den Alpen unterwegs gewesen war. Man entdeckte seine mumifizierte Leiche im Jahre 1991, und der Pfeil, der ihn getötet hatte, steckte ihm noch im Schulterblatt. Solche Pollen und Sporen aus den Därmen sind oft sehr gut erhalten.

Wenn Pollenkörner wie diese mehrere Jahrtausende überleben, ist es vielleicht keine Überraschung, dass die Kleidungsstücke des Opfers und des mutmaßlichen Täters im Vergewaltigungsfall von North Wessex von so großer Bedeutung waren. Aber selbst wenn jemand für die Möglichkeiten der Forensik ausreichend sensibilisiert ist und seine Kleidung nach der Tat verbrennt oder mit den Sachen eines anderen austauscht, ist das Spurenmaterial nicht unbedingt verloren. Ob tot oder lebendig – die meisten von uns tragen einen natürlichen Palynomorphfänger bei sich (mein lieber Ehemann einmal ausgenommen): Unser Haar folgt uns auf allen Wegen, und egal ob wir Haarspray, Gel oder andere Produkte benutzen, die Pollen und Sporen werden durch elektrostatische Kräfte hartnäckig daran haften bleiben, und dies führt mich zu einem ganz anderen Fall.

Das Mädchen galt schon seit fast einem Jahr als vermisst, als seine Leiche im Spätsommer 2001 in einer ausgeschachteten Senke am Rande eines Forstes in Yorkshire entdeckt wurde. Es lag immer noch in den Bettbezug gehüllt, den ihm der Mörder hastig um den Körper gewickelt hatte. Als es auf dem Heimweg von einem Shoppingausflug mit Freunden spurlos verschwand, war es noch keine fünfzehn Jahre alt. Sein Verschwinden löste eine der größten Suchaktionen in der Geschichte der Polizei von Yorkshire aus. 200 Polizeibeamte und Hunderte Freiwillige schwärmten in die Straßen und entlang der Route des Busses, den das Mädchen für die Heimfahrt genommen hatte, aus, klopften an Tausende Türen und durchsuchten 800 Häuser, Schuppen, Garagen und Nebengebäude.

Durchsuchungsbefehle wurden erteilt, man verhörte 140 vorbestrafte Männer, die Abfuhr von Haushaltsmüll wurde eingeschränkt, während man gleichzeitig die Deponien durchkämmte. Ein örtlicher Wohltäter stiftete sogar 10 000 Pfund für Hinweise, die dazu führten, dass das Mädchen wieder auftauchte. Aber nichts davon brachte etwas: Es sollte nie wieder nach Hause zurückkehren.

Wie es so oft geschieht, fand schließlich ein Mann, der seinen Hund ausführte, das Mädchen. Sein Grab lag nur hundert Meter von der Stelle entfernt, an der man etwa zehn Jahre zuvor eine andere ermordete junge Frau entdeckt hatte. In einer Hülle aus geblümtem Polycotton-Bettzeug steckte sein Körper in mehreren grünen Plastikmüllsäcken; über den Kopf hatte man ihm eine schwarze Mülltüte gezogen, die mit einem Hundehalsband um seinen Hals herum befestigt war. An der Fundstelle gab es einen Mix von einheimischen Laubbäumen, die man entlang der benachbarten Straße gepflanzt hatte. Das macht die Forstbehörde häufig, um den Anschein zu erwecken, dass ihre unnatürlichen Plantagen gar nicht so artenarm sind. Zwischen Waldrand und Straße erstreckte sich eine Freifläche – Grasland mit saurem Boden und vereinzelten Flecken von Heidekraut, Blaubeeren und Adlerfarn. Diese Art von Gelände ist in Yorkshire und anderen Teilen Großbritanniens sehr verbreitet, denn die Forstbehörde und private Landeigentümer überziehen unsere schöne Hügellandschaft allerorten mit solchen düsteren, unheilschwangeren Wäldern. Im Inneren sind sie tief verschattet und ungepflegt, und die Bäume werden stets in schnurgeraden Linien gedrillt. Für unsere heimische Fauna sind sie alles andere als einladend. Ich sehe sie immer als Brutstätten von Verhängnis und Trübsinn und kann mich nur schwer dazu durchringen, ihnen den Titel »Wald« zuzuerkennen.

Als ich an der Begräbnisstelle eintraf, waren dort schon einige Polizeibeamte und schick gekleidete Wissenschaftler im Einsatz, aber sonst ging es still und gedämpft zu. Es machte mich nicht gerade glücklich, dass der forensische Archäologe schon tiefe Ausschachtungen vornahm und nicht darauf geachtet hatte, mir den Bereich direkt um das Grab herum unversehrt zu erhalten. Damit waren Stellen, die für die Entnahme von Oberflächenproben entscheidende Bedeutung hatten, durch den Erdaushub kontaminiert und unbrauchbar geworden. Ich entnahm ein paar unkontaminierte Oberflächenproben von Punkten, die so nah am Grab lagen wie nur möglich, und studierte die Vegetation am Fundort, in seiner Umgebung und entlang des Pfades, auf dem der Verbrecher vermutlich hergekommen war. Ich erstellte eine ausführliche Artenliste, sodass ich bei Bedarf das botanische Profil dieses Waldstücks mit den Profilen vergleichen konnte, die ich aus den persönlichen Sachen des Täters gewinnen würde – vorausgesetzt natürlich, die Polizei schaffte es überhaupt, einen Verdächtigen festzunehmen.

Über dieser düsteren und trostlosen Szenerie gab es immerhin einen Hoffnungsschimmer: Da das arme Mädchen doppelt eingewickelt war, konnte es nicht mit dem Boden seines Grabes oder der umliegenden Vegetation in Berührung gekommen sein. Sollte ich Spurenmaterial von ihm gewinnen können, dann würde dieses nicht das Waldstück an der Begräbnisstelle repräsentieren, sondern den letzten Ort, an dem das Mädchen Kontakt mit der Außenwelt gehabt hatte. Womöglich würde uns dies direkt zu seinem Mörder führen.

Mit diesen Gedanken im Hinterkopf betrat ich einen Monat nach der Auffindung des Mädchens im Wald das Zentralkrankenhaus von Leeds. Man hatte seinen Körper auf dem Seziertisch der Leichenhalle bereits vorbereitet, und meine erste Aufgabe bestand darin, aus dem Haar, das sich zusammen mit der Kopfhaut abgelöst hatte, so viel Spurenmaterial wie möglich herauszuwaschen.

Haar ist ein ganz erstaunliches Material (für Fell und Federn gilt das ebenfalls). Es besteht aus dem höchst widerstandsfähigen Eiweiß Keratin, aus dem auch Fingernägel, Hufe und Krallen aufgebaut sind. Es ist robust und dauerhaft. Das einzige andere biologische Material, das ihm in Sachen Zähigkeit das Wasser reichen kann, ist Chitin, der Hauptbestandteil der Schale von Krabben, des Außenskeletts der Insekten und der Wände von Pilzzellen. Natürliche Fasern können nicht viel zäher als Haar werden, und seine Beständigkeit ist ein Segen für Leute wie uns, die nach kleinen Dingen suchen, die an seiner Oberfläche haften. Eines habe ich inzwischen herausgefunden: Wenn Haar mit einer Oberfläche in Berührung kommt, die mit Pollen, Sporen aller Art oder sogar mineralischen

Körnchen bedeckt ist, dann werden diese Partikel sehr schnell auf jede Strähne übertragen, die irgendwie Kontakt zu dieser Fläche hat.

Jedes Haar ist schichtweise aufgebaut: Ganz innen gibt es das Haarmark (Medulla), das aber nur bei den dicksten Haartypen vorkommt, danach folgt die Faserschicht (Kortex) und außen schließlich die Kutikula, die aus einander überlappenden Schuppen besteht, die sich beim Altern des Haares allmählich abnutzen. Weil Haar verschiedene elektrostatische Kräfte aufweist, zieht es Partikel aktiv an – und das bedeutet, dass es unter bestimmten Umständen wie ein Spinnennetz agiert und Palynomorphe einfängt, die wir später aus ihm herausholen können. Pollen und Sporen können sich in Haaren oder Fell unglaublich lange halten. In der Archäologie könnten sie noch nach Jahrtausenden geborgen und zur Rekonstruktion historischer Landschaftsbilder verwendet werden. In forensischem Kontext können Pollen und Sporen unendlich lange in den Haaren zurückbleiben. Vor dem Tod, während des Sterbens und danach zieht das Haar Palynomorphe an, sodass ich Spurenmaterial aus ihm gewinnen kann. Aus dem Haar eines Opfers konnte ich mir schon oft ein Bild von dem Ort aufbauen, an dem die Leiche gelegen hat – sogar, wenn es sich um mehrere Stellen handelte.

Manchmal sind die Haare eines Mordopfers sauber und gut gepflegt, aber nicht immer. Oft muss ich mit Haaren arbeiten, die mit Blut, anderen Körperflüssigkeiten und Verwesungsschleim verklebt sind; das Haar kann auch mit Schmutz, Erde und anderen Substanzen bedeckt sein. Etwa eine Woche nach dem Tod kann sich die Kopfhaut mit den Haaren vom Schädel lösen, und da sich Hautgewebe rascher zersetzt als Haar, ist es nicht unüblich, dass man die Haare des Opfers in einiger Entfernung von der Leiche auffindet. An Tatorten, wo man die Leichen an der Oberfläche herumliegen ließ, anstatt sie zu vergraben, können sich die Haare rings um den Toten über den Erdboden verbreiten. Ich habe schon Vögel dabei beobachtet, wie sie die Haare sammelten; immerhin sind sie ja ein vorzügliches Material für den Nestbau.

Einer der Gründe dafür, dass man mich erst nach einem Monat in die Leichenkammer holte, war der gute Erhaltungszustand des Opfers. Man konnte sich nicht vorstellen, dass es die ganzen acht Monate seit seinem Verschwinden dort draußen vergraben gelegen hatte. Der Pathologe hatte das Gefühl, jemand hätte das Mädchen in einem Gefrierschrank oder an einem anderen sehr kalten Ort aufbewahrt und erst in einem geeigneten Moment verscharrt. Das hätte bedeutet, dass es nur für relativ kurze Zeit in seinem Grab gelegen hatte. Natürlich hatte niemand eine genaue Vorstellung von der Länge der Kühlperiode, und es war nicht einmal sicher, ob man es tatsächlich eingefroren hatte. Die Polizei setzte Experten aus der Tiefkühlindustrie ein und ließ den Zustand der Muskeln in gefrorenem Fleisch untersuchen. Dennoch waren die Beobachtungen und Experimente – wie so oft in der Forensik – nicht streng wissenschaftlich, denn man kann, um ein Modell oder eine Hypothese zu überprüfen, niemals die ursprünglichen Bedingungen nachbilden. Es kann alles nur eine Annäherung sein, aber unter den geltenden gesetzlichen Rahmenbedingungen ist es das Beste, was sich tun lässt, und es lohnt sich ganz sicher, noch mehr kreative Wege zu verfolgen, um die eigenen Ideen auf den Prüfstand zu stellen.

Die Ermittler hatten mir gesagt: »Pat, was wir brauchen, ist eine Vorstellung von dem Ort, an dem man sie all die Zeit aufbewahrt hat …«.

In Augenblicken wie diesem wird mir überdeutlich bewusst, welch riesige Verantwortung bei meiner Arbeit auf mir lastet. Die Polizei, die Eltern des Mädchens, die Presse und alle anderen wollen dasselbe wissen, und ich versuche, Antworten zu liefern. Die Last kann wirklich erdrückend sein.

Als man mich in die Leichenhalle führte, roch die Luft stark nach dem Desinfektionsmittel der Fußwanne am Eingang. Der

Raum war extrem hell ausgeleuchtet, und die Metalloberflächen spiegelten das Licht grell wider. Ich hatte im Umkleideraum bereits meine blaue OP-Montur angelegt und war in die üblichen weißen Gummistiefel geschlüpft, die mir natürlich nicht passten. Meine Füße sind so klein wie die eines Kindes, und normalerweise muss ich mit den übergroßen Stiefeln auf dem Boden entlangschlurfen, bis ich meinen Arbeitstisch erreicht habe. Auf einem Labortisch reihte ich schnell meine wichtigsten Geräte auf: Schüssel und Kanne aus Edelstahl, Skalpell, Pinzette, Probenflaschen, Etiketten, eine Flasche Bleichmittel und medizinisches Shampoo. Meine Aufgabe bestand darin, alles verfügbare Spurenmaterial aus dem Haar der Leiche zu gewinnen, aber auch aus ihrem Nasengang, ihrem Mund und von ihrer Haut. Nach der Analyse von Partikeln oder Bruchstücken pflanzlichen Ursprungs sowie aller sonstigen zuvor vielleicht übersehenen Dinge würde ich eventuell imstande sein, ein Bild von dem zu entwerfen, was um den Todeszeitpunkt des Mädchens herum geschehen war – und, genauso wichtig, ein Bild vom Schauplatz des Geschehens.

Ich musste überrascht entdecken, dass es zunächst einmal eine Menge pflanzliches Material vom Körper des Mädchens zu entfernen galt. Anfangs dachte ich, es könnte für die Aufklärung etwas bringen, aber bald wurde mir klar, dass derjenige, der die Leiche aus den Plastiksäcken geholt hatte, nicht sorgfältig genug vorgegangen war. Als man die Müllsäcke geöffnet hatte, war von dem Material, mit dem der Täter das Grab zugeschüttet hatte, etwas auf der Haut des Mädchens gelandet. Wieder so ein Fall, wo jemand noch nichts von botanischer Kontamination gehört hatte! Ich war nur froh, dass nichts davon aufs Haar gefallen war – andernfalls hätte ich versuchen müssen, das palynologische Profil der Grabstelle von dem, das wir eigentlich suchten, zu trennen.

Das Mädchen lag gekühlt auf dem rostfreien Stahl. Sein Körper befand sich in einem Zustand fortgeschrittener Verwesung, obwohl er trotzdem zu gut erhalten war, um bei höheren Temperaturen acht Monate im Freien gelegen zu haben. Er war noch nicht bis zur Unkenntlichkeit zerfallen, und die Zersetzung war noch in vollem Gange. Als ich mich näherte, schlug mir ein durchdringender Verwesungsgeruch entgegen. Ich musste beinahe erbrechen, konnte den Drang aber unter Kontrolle bringen und mit der Arbeit fortfahren. Der Gestank eines verwesenden Körpers ist auf eine komplexe Mischung von Gerüchen zurückzuführen, die Nebenprodukte der Autolyse und der enzymatischen Aktion von Bakterien sind; es ist ein wirklich ekelerregender Geruch, und er kann sich im Laufe des Verwesungsprozesses ändern. Wenn Ihr Herz zu schlagen aufhört, stirbt Ihr Körper nicht sofort. Sicher, das Gehirn funktioniert nicht mehr, aber es dauert ein Weilchen, bis die Zellen versagen, und der Körper schwindet vermutlich eher allmählich dahin, auch wenn man annimmt, dass sich manche Teile bereits nach etwa vier Minuten zu zersetzen beginnen. Die Melanozyten in der Haut freilich können noch mindestens achtzehn Stunden nach dem Tod funktionstüchtig sein. Ich erinnere mich an einen Fall, bei dem ein Blatt aus dem Laubdach des Waldes auf ein Bein der jungen Frau hinabgeschwebt war, deren nackter, blasser Körper mit ausgestreckten Gliedern auf einer Lichtung lag. Ich las es von ihrem Schenkel auf und war sehr überrascht, auf ihrer Haut ein weißes Abbild dieses Blattes zu sehen. Sie war blond und hatte eine sehr helle Haut, aber überall außer unter dem Blatt musste sie ein wenig braun geworden sein, als sie im Licht- und Schattenspiel des Waldes der Sonne ausgesetzt gewesen war.

Die Leiche vor mir stank nach Käse und Fäkalien. Offensichtlich waren die Buttersäurebakterien in diesem Stadium der Verwesung sehr aktiv. Die Haut war schleimig; es wimmelte auf ihr vermutlich von Hefen und zersetzenden Bakterien. Weil sich die Kopfhaut mit den Haaren bereits abgelöst hatte, brauchte ich sie nur in einen tiefen Edelstahlkrug zu legen, eine verdünnte Lösung von meinem

»Freund und Helfer«, dem medizinischen Shampoo, hineinzugeben und alles kräftig zu schütteln. Als ich das Haar genug bearbeitet zu haben glaubte und das Wasser ausreichend trübe war, goss ich die Flüssigkeit in Allzweck-Plastikflaschen, versah jede mit detaillierten Beschriftungen und stellte sie zur Seite, um sie abends ins Labor nach London mitzunehmen. Um sicherzustellen, dass ich die maximale Ausbeute erzielte, spülte ich das Haar dann mit so wenig Wasser wie möglich aus und füllte dieses Spülwasser in eine andere Reihe von Flaschen. All dieses schmutzige Wasser war eine einzige Probe, und am Ende würde ich den Inhalt der Flaschen ohnehin miteinander vermischen und die Mischung in zwei Hälften aufteilen. Sollte die eine versehentlich verloren gehen, stünde mir immer noch die andere zur Verfügung.

Während meines gesamten Einsatzes – ich musste mir ja auch die Lippen des Mädchens vornehmen, Zahnfleisch und Nasengänge – war das Personal der Leichenhalle freundlich und hilfsbereit. Dafür war ich ihnen dankbar, denn ich werde nicht immer von ganzem Herzen akzeptiert, vor allem bei Pathologen nicht. Pathologen sind ein bunter Haufen, und viele von ihnen leiden an »Göttlichkeitswahn«. In ihrer jeweiligen Leichenhalle sind sie tatsächlich Götter, und obwohl es auch richtig gute unter ihnen gibt, scheint manch einer ernsthaft beleidigt zu sein, wenn ein fachfremder Experte mit seinen »verrückten Ideen« daherkommt.

Während ich noch meine Proben vorbereitete, rief jemand quer durch die Leichenhalle: »Sie möchten doch sicher mittagessen, Pat?!«

Ich schaute hoch und erblickte das freundliche Gesicht des leitenden Ermittlungsbeamten, der mich in diesem Fall herbeigerufen hatte.

»Oh ja, gern«, entgegnete ich.

Als wir in die Kantine kamen, war die Auswahl nicht mehr groß, denn ich hatte mich mit der Probenentnahme lange aufgehalten.

»Was nehmen Sie, Pat?«

Ich war so müde, dass es mir eigentlich egal war, und überhaupt verspürte ich keinen großen Hunger. Aber vor mir lag eine lange Heimfahrt Richtung Süden, und ich musste etwas im Magen haben, um in Schwung zu bleiben.

»Ach«, sagte ich, »suchen Sie mir doch etwas aus. Irgendwas ohne Fleisch bitte …«.

Ein paar Augenblicke später kam er mit einem beladenen Tablett zurück und stellte die Teller auf den Tisch. Ich schaute hin, nahm den Geruch wahr und wurde sofort von Übelkeit ergriffen. Es war mit Käse überbackener Blumenkohl, ein Gericht, das ich normalerweise sehr mag. Aber es roch nach Buttersäure mit einem Hauch von Schwefelwasserstoff; es roch, kurz gesagt, nach der Leiche. Die Farbe war die von Fleisch *in livor mortis*, mit einem leichten Graustich an den Rändern dessen, was wie Hirn aussah. Natürlich musste es so riechen – die Buttersäure kam vom Käse und die Schwefelverbindung aus dem Blumenkohl. Die Gattung Kohl bringt viele Schwefelverbindungen hervor, und daran liegt es vermutlich, dass manche Menschen Weißkohl, Blumenkohl, Rosenkohl & Co. hassen. Buttersäure entsteht bei der bakteriellen Fermentation, und die Bakterien, die bei der Käseherstellung eine Rolle spielen, sind die gleichen wie bei der Zersetzung von Leichen und dem Geruch von Schweißfüßen. Ich versuchte, objektiv zu bleiben, aber als ich mein Mittagessen hinunterschluckte, kam es im gleichen Tempo wieder hoch. Im Geiste verpasste ich mir ein paar Ohrfeigen, und ich konnte mir ausmalen, wie meine Großmutter gesagt hätte: »Hör auf zu jammern und mach weiter!« Und das tat ich dann auch.

Ich griff nach meiner kostbaren Tasche mit den Proben und der Ausrüstung und machte mich auf die lange Heimfahrt nach Süden. Sie dauerte mehr als sieben Stunden, da der Verkehr auf der Autobahn immer wieder stockte. Gegen ein Uhr nachts war ich endlich zu Hause; ich ließ mich auf die Couch fallen, dem Fernseher gegenüber, und mein Liebling Mickey, die einäugige Burmakatze mit dem seidenweichen Fell, lag auf meinem Schoß. Einen Moment später war es plötzlich bereits halb fünf; ich hatte einen total verspannten Nacken, und Mickeys Schnurrbarthaare kitzelten mich an der Wange. Vom Fernseher her kreischte die misstönende Musik irgendeines lachhaften Horrorfilms herüber. Ich schaltete das Gerät aus, Mickey noch in den Armen; dann gingen wir beide zu Bett und wachten erst gegen zehn wieder auf.

Dass Haar eine so großartige Quelle für Pollen und Sporen ist, hatte ich nach dem Trial-and-Error-Prinzip entdeckt. Ich war verblüfft gewesen, mit welcher Kraft es mikroskopisch kleine Teilchen anziehen kann. Die Forschungsergebnisse eines meiner Masterstudenten hatten uns gezeigt, dass Stylingprodukte oder Haarspray hierbei keinen Unterschied machen. Pollen und Sporen haften sowohl an reinem als auch an überzogenem oder schmutzigem Haar. Bei Obduktionen hatte ich gesehen, wie Pathologen flüchtig mit dem Kamm durch die Haare des Opfers fuhren; ich hielt das immer für ziemlich nutzlos, wenn man Beweismaterial gewinnen wollte. Die Probe muss vom gesamten Haarschopf genommen werden, und durch Auskämmen eines kleinen Stückchens der behaarten Kopfhaut lassen sich nicht einmal die größeren Partikel von Pflanzenmaterial effizient herauslösen. Es ist erstaunlich, wie sich Vorschriften und Methoden derart automatisieren können, dass ihre Ausführung eher eine Abhak-Übung als eine sinnvolle Untersuchung wird. Ich jedenfalls halte nichts für selbstverständlich, und weil ich ziemlich neugierig bin, möchte ich immer ein kleines Stückchen weiter gehen. Dies führte zu einigen meiner besten Resultate in Mordfällen.

Ich erinnere mich, dass das Opfer in einem Fall eine dunkelhäutige afrokaribische Dame war. Sie trug teure Kleider, die aber nicht zusammenpassten. Ich hatte noch nie im Leben das Haar von Afrokariben berührt. In der Leichenhalle versuchte ich nun, die Haare des Opfers in einer Schüssel zu waschen, wie ich es immer getan hatte. Aber sie wollten einfach nicht nass werden. Es war ein bisschen wie mit den weichen, behaarten Blättern des Frauenmantels; die sehr feinen Haare weisen das Wasser so wirkungsvoll ab, dass es in runden Tröpfchen, die wie kleine Diamanten funkeln, an der Oberfläche verbleibt. Der Pathologe – einer der erfindungsreichsten, denen ich je begegnet bin – konnte Abhilfe schaffen. Mit einem Schnitt um Hals und Gurgel herum konnte er dem Opfer das Gesicht und den Skalp einfach vom Schädel ziehen. Ich stand sprachlos da. Vor mir lag so etwas wie eine Handpuppe und dazu eine Leiche ohne Gesicht und Skalp. Ich ließ meine latexgeschützte Hand in den »Gesichtshandschuh« gleiten und schüttelte ihn in der Schüssel mit der warmen Reinigungsmittellösung ordentlich durch. Auf diese Weise konnte ich eine gute Probe gewinnen. Dann passten wir Skalp und »Gesichtshandschuh« wieder an die ursprüngliche Stelle ein, und niemand hätte mitbekommen, dass die Leiche auch nur angerührt worden war. Die Augen passten perfekt zwischen die Lider, und die Tote sah nicht anders aus als vor dem Schnitt. Jetzt ist mir klar, wie ein Schönheitschirurg sich ein Gesicht vorstellen muss. Es ist nichts als eine dünne, flexible Deckschicht auf Muskeln und Knochen. Wie leicht und sauber kann ein solcher Chirurg Hautpartien aufschneiden, herumschieben und sogar entfernen, um den Bedürfnissen seines Patienten nachzukommen!

Als ich wieder in meinem Londoner Labor stand, machte ich mich an die Verarbeitung der Proben; ich zentrifugierte sie und entfernte jedes Mal das »Überstandswasser« – die Flüssigkeit auf dem kleinen Pfropfen am Grunde eines jeden Röhrchens. Die Aufbereitung von acht Proben kann einen ganzen Tag in Anspruch nehmen; dabei muss man den Hintergrund aus unerwünschter Zellulose, anderen Polymeren und Siliziumdioxid mithilfe einer Abfolge starker Basen und verdammt scharfer Säuren wie etwa Fluorwasserstoff auflösen. Am Ende hatte ich auf meinem Labortisch eine lange Reihe von Proben auf Objektträgern und konnte mich der mikroskopischen Analyse widmen. Plötzlich klingelte neben meinem Kopf schrill das Telefon, und ich zuckte zusammen.

»Gibt's schon was, Pat?«, fragte der Polizist am anderen Ende der Leitung.

Ja, es gab wirklich etwas. Allmählich kam es in Sicht. Ich konnte vor meinem inneren Auge einen weiteren sehr vernachlässigten, heruntergekommenen Garten erblicken, aber diesmal hatte es darin eine Art Lagerfeuer gegeben. Man hatte sowohl Koniferen als auch Laubgehölze verbrannt. Davon zeugte die jeweils spezifische Ausprägung der Holzzellen: Tracheiden im Falle der Nadelhölzer und weite Xylemgefäße bei den Laubbäumen. Ihre Anatomie war in der Holzkohle noch wunderbar erhalten, aber daneben gab es eine Menge schwarzes, verbranntes, amorphes Material sowie kantige wie abgerundete Quarzkörnchen – Kies eben. Es war so viel Kies und verkohltes Material in den Haaren, dass sie mehr als nur flüchtigen Kontakt damit gehabt haben mussten. Offenbar hatten sie entweder nahe an oder sogar in der Asche des Feuers gelegen.

Plötzlich stand mir der Ort vor Augen. Das Mädchen war an einer Ligusterhecke abgelegt worden, die vermutlich sehr vernachlässigt war. Sie musste üppig geblüht haben, denn nur so konnte man sich die relativ hohe Zahl von Ligusterpollen im Haar des Opfers erklären. Das bedeutete, dass man die Hecke wahrscheinlich lange nicht geschnitten hatte; die Sträucher hatten sich breitgemacht und reichten weit in die Höhe. Es bedeutete auch, dass das Mädchen ganz nahe an dieser Hecke gelegen hatte – Liguster wird von Insekten bestäubt und bringt keine großen Pollenmengen hervor, aber aus dem Haar des Opfers konnte ich mehr davon gewinnen, als zu erwarten gewesen wäre. Obwohl Pappeln vom Wind bestäubt werden und ihre Pollen beträchtliche Strecken zurücklegen können, bedeutete ihr reichliches Auftreten vermutlich, dass zumindest ein solcher Baum in der Nähe des Ligusters wuchs. Er bringt Kätzchen und reiche Pollenmengen hervor, aber die Körnchen sind dünnwandige, runde, kleine Kleckse mit vielen winzigen Noppen auf der Oberfläche, die nicht sehr robust sind. Pappelpollen zersetzt sich also vermutlich recht schnell. Ich hatte nur selten Fälle, in denen ich überhaupt auf diese Pollenart gestoßen bin – und schon gar nicht in dieser Menge. Für mich war ihr Vorkommen ein guter Marker.

Andere eventuell wichtige Pollentypen waren Holunder, Birke und *Prunus*: vielleicht Pflaume, Kirsche, Haferpflaume oder Schlehe. Falls es Schlehenpollen waren, konnte es sich auch um eine Wildhecke handeln, aber als die Kräuter das Bild vor meinem inneren Auge zu vervollständigen begannen, war mir klar, dass dieser Ort ein vernachlässigter Garten sein musste. Zunächst einmal gab es in meiner Pollenzählung 24 Körner, die ich nicht erkannte. Mein Identifikationsschlüssel versagte bei ihnen, und so handelte es sich wahrscheinlich um kultivierte, nicht einheimische Pflanzenarten. Ich wollte nicht eine Ewigkeit damit verschwenden, sie eindeutig zu identifizieren; manchmal muss man dazu viele Stunden mit Referenzmaterial und Fachliteratur arbeiten, und die Polizei wünschte schnelle Antworten. An diesem Punkt reichte es schon aus, wenn ich sagen konnte, dass es sich um einen Garten handelte oder möglicherweise einen Park. Ich beschloss, pragmatisch vorzugehen und mich auf die Pollen und Sporen zu konzentrieren, die ich sofort erkannte; zu den schwierigen konnte ich später ja immer noch zurückkehren. Im palynologischen Profil dominierten insgesamt Unkräuter aller Art, von denen viele charakteristisch für offenes Gelände und gestörte Böden waren – löwenzahnartige Pflanzen, Gänsefuß, Brennnessel, Hirtentäschel, Labkräuter und viele andere. Es gab auch Wurmfarn und sogar Torfmoos.

Es wundert mich schon lange nicht mehr, wenn ich im urbanen Umfeld Sumpfland- und Heidemoorpflanzen wie Torfmoos finde. Denken Sie nur einmal daran, wie viel Torf in unserem Hochland gestochen wurde, um die Bedürfnisse der Gartenbranche zu befriedigen – in Schottland, den Penninen und den kahlen, aber schönen irischen Landschaften. Dann können Sie sich leicht vorstellen, welche Massen von Pollen und Sporen aus solchen Moorgebieten überall bei eifrigen Gärtnern in Blumentöpfen und Stadtboden stecken. Überraschend war, dass die Haare des Mädchens große Mengen von Pilzhyphen und Pilzsporen hergaben. Es war unwahrscheinlich, dass sie im Haar selbst wuchsen, denn nur sehr wenige Pilze besitzen die nötigen Enzyme, um das Keratin aus Haaren, Fingernägeln und Federn zu zersetzen. Ringelflechte und Zehennagelinfektionen werden von Bodenpilzen verursacht, die Haare als Nahrung verwenden können, aber die Pilze im Haar des Mädchens waren eher solche, die normalerweise auf Pflanzenresten gedeihen, und das Haar hatte sie vermutlich durch direkten Kontakt mit pflanzlichem Abfall aufgelesen.

Auch Getreidepollen fand ich in den Haaren. Hieß das vielleicht, dass der Gärtner irgendwann Erdbeeren oder Rhabarber angebaut hatte? Dabei könnte er Stroh und Pferdedung benutzt haben. Beides wird bei der Kultur dieser Pflanzen eingesetzt, und selbst gut verrotteter Pferdedung enthält gewöhnlich Einstreu aus den Ställen. Ich lieferte den Ermittlern eine Beschreibung des Ortes, an dem das arme Mädchen gelegen hatte, ehe es begraben worden war, und obwohl mein Bild nicht vollständig war, sagte es der Polizei, dass sie eher in einem Wohnumfeld suchen mussten als an irgendwelchen wilden Plätzen. Außerdem mussten sie sich nach jemandem umsehen, der einen ziemlich »lässigen« Umgang mit Haus und Garten pflegte.

Schon bei meinem ersten Fall in Hertfordshire hatte ich die Notwendigkeit erkannt, alle unwichtigen oder »Alibi«-Orte zu eliminieren, und auch hier musste ich es tun. Im Fall der chinesischen Triade und des Mordes an dem gefesselten Mann, der an seinem Hochzeitstag entführt worden war, hatte ich sicherstellen müssen, dass die aus dem Fahrzeug der Verdächtigen gewonnenen Pollen tatsächlich von der Hecke stammten, an der man das Opfer abgeladen hatte. Und so machte ich, begleitet von irritierten Polizeibeamten, ein paar Ausflüge zu den bekannten Lieblingsplätzen des Opfers und der Beschuldigten im Londoner East End. Ich erstellte Artenlisten und nahm Proben von dem Terrain, mit dem die Straftäter vermutlich Kontakt gehabt hatten – und zwar an so vielen mit den Verdächtigen verbundenen Stellen wie möglich. Ich gab mein Bestes, um möglichst viele Orte als Quelle des Pollens, den ich im beschlagnahmten Fahrzeug der Verdächtigen gefunden hatte, ausschließen zu können. Unser Einsatz an jenem Tag mag erfolgreich gewesen sein, aber in Erinnerung blieb er mir aus ganz anderen Gründen.

Als ich dort mit der Nase im Notizbuch entlangspazierte, einen riesigen Polizisten zur Linken und einen zur Rechten, begriff ich nicht, dass etwas nicht in Ordnung war, bis einer der Polizisten mit sanfter Stimme sagte: »Wir müssen jetzt gehen, Pat.«

In jenen Tagen war ich noch grün hinter den Ohren; ich machte im Bereich der Ermittlungsarbeit gerade meine ersten Schritte, und vielleicht hatte ich zu viel Zeit in der geschützten und vertrauensvollen Sphäre des Universitätslebens verbracht, um über die Welt, in die ich gerade eingeführt wurde, auch nur ein wenig nachzudenken. Ich war noch nicht zum Gehen bereit; ich protestierte. Es gab doch noch weitere Orte, die wir aufsuchen konnten, und andere Pflanzenbestände zum Auflisten. Das war mein erster Versuch in Polizeiarbeit, und vor allem wollte ich gründlich sein. Und dennoch …

»Nein, Pat«, sagte der Polizist in strengerem Ton, »wir müssen wirklich los.« Erst jetzt schaute ich auf. Ich war mit Polizisten in

Zivil unterwegs, aber irgendwie hatte sich die Kunde davon verbreitet, und den Leuten war klar, wen sie vor sich hatten. Ehrlich gesagt, müssen wir verdächtig gewirkt haben – und auf jeden Fall auch komisch: zwei riesige Männer in dunklen Hosen und schicken weißen Hemden und zwischen ihnen eine kleine Dame, die etwas in ihr Notizbuch kritzelt. So etwas bekamen die Anwohner bestimmt nicht alle Tage zu sehen. Inzwischen lauerten an jeder Straßenecke seltsame Gestalten. Von den Gehwegen aus richteten sich Augenpaare auf uns, von den Kreuzungen, den Vorgärten. An diesem Tag begriff ich zum ersten Mal, dass man bei der polizeilichen Arbeit sehr genau darauf achten muss, wohin man geht. Und trotzdem muss man dorthin gehen! Der Preis für eine falsche Interpretation des Materials ist gewaltig, aber noch schlimmer ist es, wenn man seine Erkenntnisse nicht durch Vergleichsproben stützen kann. Die Anklage kann in sich zusammenfallen, wenn es an Beweismaterial fehlt, das die Behauptungen aus den Berichten untermauert. Gründlichkeit zahlt sich aus.

Aber nun zurück zu dem Fall mit dem Mädchen in dem Bettbezug. Auch hier musste ich alle irrelevanten Stellen ausschließen. Ich hatte bereits Proben von den Gartenteilen vor und hinter ihrem Wohnhaus genommen, aber auch vom letzten Ort, an dem sie gesehen worden war. Ich musste sicher sein, dass die Palynomorphe aus ihrem Haar den Ort oder die Orte, an denen sie nach ihrer Entführung gewesen war, getreu repräsentierten. Ich hatte auch schon lange Pflanzenlisten erstellt – sowohl von den genannten Gärten als auch denen in der Nachbarschaft ihres Elternhauses. Verteidiger sind clever, und um der Anklage vor Gericht den Wind aus den Segeln zu nehmen, brauchen sie nur den Anschein zu erwecken, irgendwelches an der Leiche vorgefundene Material könnte von einem Ort oder mehreren Orten, mit denen der Angeklagte nichts zu tun hat, dorthin gelangt sein. Bei jedem Fall denke ich bereits in der Anfangsphase an den Gerichtssaal; ich male mir aus, welche

Fragen mir der Verteidiger entgegenschleudern könnte, wenn er sein Bestes gibt, um meine Beweise in der Luft zu zerreißen. Ich versuche dann, diese Fragen für mich selbst zu beantworten, und schließe in Gedanken jede kleine Lücke in meinem Untersuchungsverfahren.

Während ich weiter mit den Pollen befasst war, leistete die Polizei hervorragende Ermittlungsarbeit. Da die Geschichte vom Verschwinden des Mädchens die Nachrichten beherrschte und sein Gesicht auf jeder Milchpackung der Supermarktkette Iceland abgebildet war, dauerte es nicht lange, bis sich zwei Frauen unabhängig voneinander bei der Polizei meldeten und auf denselben Mann hinwiesen. Sie hatten ihn über Kontaktanzeigen kennengelernt, und er lebte in der gleichen Siedlung wie die Familie des Mädchens. Den Nachbarn zufolge war der Verdächtige ein ganz gewöhnlicher Mann. Er verdiente seinen Lebensunterhalt mit dem Verkauf von Hundefutter, streifte regelmäßig durch den Wald, in dem man die Leiche gefunden hatte, und führte ein recht zurückgezogenes Leben. Aber wie es so oft ist – ein banales Äußeres verdeckte einen Charakter ganz anderer Art. Seine früheren Freundinnen berichteten, dass er sexuell auf Bondage stand; er fesselte seine Geliebten und schloss sie in Schränke ein. Eine hörte mit Entsetzen, wie er ihr gestand, er würde ihre Tochter gern mit Kabelbindern fixieren und Geschlechtsverkehr mit ihr haben.

All dies rückte ihn in den Fokus der Ermittlungen, aber für einen Durchsuchungsbefehl reichte es noch nicht. Und während die Ermittler angestrengt daran arbeiteten, Dinge über ihn aufzudecken, die mehr als bloße Gerüchte waren, konnte ich noch viel tun, um den Fall voranzubringen. Es war wichtig, eine Verbindung zwischen dem Mädchen und diesem Mann offenzulegen – oder eine Verbindung zwischen ihr und einem Ort, der zu seinem Leben gehörte. Bis 2008 legte das Rechtssystem in England und Wales fest, dass ein Angeklagter so lange als unschuldig betrachtet werden musste, bis seine Schuld »ohne jeden begründeten Zweifel« erwiesen war. Es liegt völlig im Verantwortungsbereich der Anklage, die Schuld nachzuweisen. Diese Anforderung gilt nach wie vor, aber heute muss der Richter die Geschworenen darüber belehren, dass sie »von der Schuld des Angeklagten überzeugt sein müssen«. Das Konzept »ohne jeden begründeten Zweifel« lässt Deutungsspielräume offen, und was meine Art von Spurenmaterial betrifft, ist es für einen Verteidiger nur zu leicht, während des Prozesses zu suggerieren, dass ein bestimmtes palynologisches Profil ja auch von einem anderen Ort stammen könnte. Es ist interessant, dass sich fast jedes Mal, wenn ich in einem schweren Verbrechensfall meine Beweise vorgelegt habe, überdeutlich zeigte, dass der Anwalt wenig Ahnung von Naturwissenschaften hatte und überhaupt keine Ahnung von Botanik. Manche lassen ihre Juniorpartner bis spät in die Nacht hinein arbeiten, damit sie Fragen konstruieren, die mich überrumpeln könnten. Aber da sie die Bedeutung dieser Fragen nicht begreifen, ist es für mich immer leicht, sie zu beantworten.

Ich betrachte mein Beweismaterial als Munition. Ich liefere dem Prozessanwalt die Gewehrkugeln – er ist die Waffe und schießt sie in Richtung Gegenseite ab. Wenn er kein guter Schütze ist, saust die Kugel am Angeklagten und am Gericht vorbei. Meiner Erfahrung nach gibt es unter den Juristen viele schlechte Schützen. Nur ein einziges Mal bin ich an einen Verteidiger geraten, der mich im Zeugenstand wirklich in Schwierigkeiten gebracht hat. Wir hatten bei einem viel beachteten Fall zusammengearbeitet – dem Mord an zwei hübschen kleinen Mädchen in East Anglia –, und ich hatte mit ihm in der Anwaltskanzlei lange zusammengesessen, um ihn über die Stärken und Schwächen von biologischem Beweismaterial aufzuklären. Nach der Verhandlung im Old Bailey sah ich ihn erst wieder, als in Ipswich ein Frauenmord vor Gericht kam. An jenem Tag bereute ich zutiefst, ihn so gründlich in meinem Metier unterrichtet zu haben. Warum nur hatte ich diesen Mann mit seinem rasiermesserscharfen Verstand in die Geheimnisse meiner Welt eingeführt? Meine Begegnung mit diesem Anwalt, Karim Khalil, ist eine Geschichte für sich. Heute verstehe ich mich gut mit ihm; ich bewundere ihn (das tat ich sogar, als ich ihn dafür hasste, mir eine so schwere Zeit beschert zu haben) und glaube, dass er seine Berufung zum Protokollführer und abgeordneten Richter am Old Bailey vollauf verdient hat.

Schließlich gelang der Polizei ein Durchbruch, und sie erhielt einen Durchsuchungsbefehl für das Haus des Hundefutterverkäufers mit Hang zu Fesselspielen. Sie hatten herausgefunden, dass das lederne Hundehalsband, mit dem man den schwarzen Müllsack um den Hals des Mädchens befestigt hatte, von einer Firma in Nottingham hergestellt worden war. Diese Firma belieferte mehr als 200 Händler, und als sich die Ermittler die Mühe machten, jeden von ihnen zu überprüfen, entdeckten sie, dass eine Versandfirma aus Liverpool drei solche Halsbänder an Adressen im Umkreis des Mordfalles verkauft hatte. Eines war an die Anschrift des besagten Mannes gegangen. Nun brauchte die Polizei keine andere Begründung mehr, um sein Haus und den Garten dahinter zu betreten.

Ich wusste bereits, was die Polizisten vorfinden würden, wenn sie in den Garten gingen. Ich hatte es ja schon vor meinem inneren Auge gesehen. Und als mich die Polizisten dorthin führten, erkannte ich es gleich wieder. Der Garten war klein – typisch für diese Wohngegend –, aber was mir sofort ins Auge fiel, war die große Haferpflaume, deren Blätterdach einen großen Teil des Weges überschattete. Dies also war die Quelle für die Pflaumen-, Haferpflaumen- oder Kirschpollen gewesen. Gleich links neben der Hintertür gab es eine einzeln stehende Hütte, in der sich etwas bewegte. Oh, ein reizendes kleines Frettchen starrte mich aus der Hütte heraus an und presste sein niedliches Katzenbabygesicht an den Maschendraht! Meine Hauptsorge war nun das Wohlergehen dieses armen, eingesperrten, unschuldigen Tierchens, das man während der ganzen Operation sträflich vernachlässigt hatte. Ich weigerte mich, auch nur einen Finger zu rühren, ehe ich nicht das feste Versprechen erhielt, dass das Frettchen auf der Prioritätenliste stand. Was mir sofort auffiel, war das Stroh in der Hütte – Getreidepollen? Tatsächlich lag überall im Garten eine ganze Menge Stroh. Der Mann hatte Hunde gezüchtet, und an der linken Gartenseite gab es eine Abfolge von gemauerten Zwingern, die jetzt verlassen und baufällig waren, aber in denen noch altes Stroh verstreut lag. Nur ein kleines Stück hinter den Zwingern sah man die Reste eines Feuers, und noch ein wenig weiter war die hintere Gartengrenze. Der Garten war von den Nachbargrundstücken durch eine riesige, außer Kontrolle geratene Ligusterhecke abgegrenzt, und über die Hecke hingen die unteren Äste eines Pappelbaumes und die Zweige eines Holunderstrauchs, der sich durch eine Lücke schob. Man sah auch aufgegebene, verwahrloste Blumenbeete, die höchstwahrscheinlich mit einem Sortiment von Gartenblumen bepflanzt gewesen waren. Diese waren wohl für die Pollen verantwortlich, die ich nicht sofort hatte identifizieren können. Aber das hatte nun keine große Bedeutung mehr. Wenn man wusste, dass es Indizien für einstmals hier kultivierte Gartenpflanzen gab, reichte das aus.

An der gegenüberliegenden Gartenseite konnte man zum Zaun hin die Überreste eines anderen Feuers sehen, aber ich wusste, dass die Haare des Mädchens mit dessen Asche keinen Kontakt gehabt hatten. Die Vegetation in dieser Gartenpartie unterschied sich deutlich von den Pflanzen, die im Haar durch Pollen repräsentiert gewesen waren. Brombeeren strebten aufwärts und rankten sich über das Gerümpel, das auf jener Seite aufgestapelt war, und das ganze Terrain war überwuchert von Zaunwinde, aus deren Blattmassen ein paar kümmerliche Weidenröschen hinausragten. Wenn das Mädchen in ihrer Nähe gelegen hätte, wären die Pollen dieser Pflanzen in seinem Haar vertreten gewesen – aber ich hatte keine gefunden.

Die Pollen aus meinem palynologischen Profil vom Haar und dem Bettbezug gingen alle auf Pflanzen zurück, die in der Nähe des ersten Feuers und am Fuß der Ligusterhecke standen, unter der Pappel und dem Holunder. Die überreichlichen, aber kümmerlichen Unkräuter hatten mit dem verdichteten Gartenboden zu kämpfen; es waren genau die Arten aus meinem Pollen- und Sporenprofil. Am häufigsten vertreten waren Gänsefuß, Brennnessel, Klee, Ferkelkraut und Gänsedistel. Von den beiden Letzteren stammten meine löwenzahnartigen Pollen. Auf dieser Gartenseite gab es noch viele andere Unkräuter, aber gegenüber, bei den Resten des zweiten Feuers, waren sie weniger häufig, denn alles war dermaßen überwuchert und überschattet von Zaunwinde und Brombeeren.

Ich zweifelte kaum noch daran, dass das Mädchen und der Bettbezug eine Weile lang in diesem Garten gelegen hatten, ehe man es vergraben hatte. Sein Haar muss locker auf dem Boden gelegen haben. Die Vergleichsproben, die ich nun vom Garten nehmen konnte, bestätigten nur noch einmal, was unsere früheren Analysen bereits gezeigt hatten. Mit großer Wahrscheinlichkeit war dies der Garten und sogar der genaue Gartenbereich, in dem das Mädchen gelegen hatte.

Ich habe schon erwähnt, dass immer wieder Anomalien auftreten. Perfektion gibt es nicht, weder in dieser noch in einer anderen Welt. Im Pollenprofil vom Garten fanden sich auch Belege für Pflanzen, die in meinem Profil vom Opfer nicht vertreten waren – aber das muss man erwarten, besonders bei Arten mit Windbestäubung. In der forensischen Ökologie ist nichts zu hundert Prozent akkurat, aber zusammen mit dem Hundehalsband waren die von mir gelieferten Beweismittel so überzeugend, dass der Mörder seine Tat gestand. Dies ersparte der Familie des Opfers die Qualen eines Prozesses, und sie brauchte sich die letzten Augenblicke im Leben des Mädchens nicht noch einmal vor Gericht auszumalen. Von einem war ich ohnehin überzeugt: Selbst wenn der Täter seine

Unschuld beteuert hätte, wäre das palynologische Beweismaterial so aussagekräftig gewesen, dass es jedes Gericht zu einer Verurteilung bewogen hätte.

Wie es so oft geschieht, veränderte sich seine Geschichte noch ein paarmal. Zuerst sollte es ein Unfall gewesen sein, den er verschleiern musste; dann war es eine Art impulsives Töten gewesen, das er selbst nicht verstand. Zunächst wollte er sie gleich nach dem Mord im Wald vergraben haben, dann wartete er mit einer Version auf, die der Wahrheit gefährlich nahekam – einer Version, die uns die Palynomorphe die ganze Zeit über erzählt hatten: Nach dem Mord habe er keinen guten Platz gefunden, um die Leiche zu verstecken. Da habe er sie in die Müllsäcke und den Bettbezug gehüllt und sie im Garten hinterm Haus unter Paletten verborgen. Ihr Haar muss hervorgequollen sein und den Boden berührt haben, wo es all die Pollen auflas, die ich später darin finden sollte. Vielleicht brachte dies den Mörder dazu, auch ihren Kopf in einen Müllsack zu stecken und ihn mit dem zu verschließen, was er gerade zur Hand hatte – mit einem seiner Hundehalsbänder. Vielleicht konnte er es auch nicht ertragen, ihr ins Gesicht zu blicken. Es gab aber keine Erklärung dafür, dass sich die Leiche so gut erhalten hatte. Doch viele Verbrecher sind auch Lügner, und warum hätte irgendjemand seinen Auskünften Glauben schenken sollen? Liguster, Pappel, Holunder, Haferpflaume, Gänsefuß, Nessel, Torfmoossporen und fremdländische Gartenpflanzen, die ich nicht einmal hatte identifizieren müssen, flüsterten uns zu, wo das Mädchen in seinen letzten einsamen Stunden gewesen war, und halfen bei der Verurteilung des Mannes, der es getötet hatte.

8 Schönheit im Tode

Einige Jahre lang lebte ich mit meiner Großmutter, ihrem Cousin und ihrer Cousine – beide schon ältere Herrschaften – in deren großem Haus im nordwalisischen Rhyl. Das hatte breite Dachvorsprünge, die vielen Tieren Unterschlupf boten. Das Quietschen und das Flattern der Fledermäuse, die dort ihren Schlafplatz hatten, waren schon vertraute Geräusche für mich, und in einer warmen, linden Nacht hatte ich meine erste Begegnung aus allernächster Nähe mit einer Fledermaus. Es war ein besonders heißer Sommer, das Schlafzimmerfenster stand weit offen, und die Vorhänge waren zurückgezogen. Plötzlich wurde ich aus dem Schlaf gerissen und sah, wie meine Großmutter mit einer zusammengerollten Zeitschrift in der Hand durchs Zimmer flatterte und nach etwas Unsichtbarem schlug. Ich setzte mich im Bett auf, rieb mir die Augen und sah mit Erschrecken, dass sie eine Fledermaus jagte. Das arme kleine Ding war versehentlich durchs Fenster hineingeflogen, segelte nun aber in blinden Bögen kreuz und quer durchs Schlafzimmer. Dabei sauste es in unglaublichem Tempo zwischen den Hindernissen hindurch oder um sie herum; das gefährlichste Hindernis aber war die Waffe in der Hand meiner Großmutter. In ihrer winzigen Faust war das zusammengerollte Papier so stark wie ein Holzknüppel. Sie ließ es ein letztes, fatales Mal niedersausen, und die Fledermaus fiel über meinem Bett herab. Ich wusste nicht, ob sie betäubt oder tot war. Mit einer blitzschnellen Bewegung packte meine Großmutter das Tier und schleuderte es aus dem Fenster.

Voller Erleichterung kroch sie zurück in die Wärme des großen Doppelbetts, das wir uns teilten, und schon bald war sie eingeschlafen. Ich lag neben ihr wach und war bestürzt. Warum musste sie alles, was sie nicht mochte, töten? Heute verstehe ich es besser:

Da sie in Australien geboren und aufgewachsen war – einer Weltgegend, wo alles und jedes potenziell tödlich war –, konnte sie nicht das Risiko eingehen, etwas so Fremdartiges wie eine Fledermaus einfach im Schlafzimmer herumfliegen zu lassen. Vermutlich war sie überzeugt, das Tier würde uns das Blut aussaugen, während wir schliefen.

Gleich nach dem Frühstück lief ich, so schnell ich konnte, um das Haus herum bis unters Schlafzimmerfenster. Da lag die Fledermaus, unbeweglich, tot. Ich kniete mich hin, um sie zu berühren, mit ein wenig Furcht, denn ich hatte noch nie eine so nahe vor mir gehabt. Ihr Fell war wunderbar weich. Ich hob einen ihrer Flügel an, und ihr kleiner Krallenfuß hakte sich an meine Fingerspitze. So lernte ich fasziniert und durch eigene Anschauung, dass der Flügel einer Fledermaus eigentlich eine »Hand« ist. Die Flügel waren nicht mit Federn bedeckt, sondern bestanden aus einem sehr feinen, dünnen, dunklen Leder, das sich zwischen den langen, schmalen Fingern spannte. Es war ein sehr schönes Tier, und sein Tod brachte mich zum Weinen. Ich trug es ins Haus, hüllte meine sauberen Socken um seinen Körper und versteckte es in einem Schubfach neben dem Bett. In den vorausgegangenen Wochen hatte ich mir eifrig das Stricken beigebracht, und nun lief ich zu meinem Wollbeutel, zog ein gestricktes Quadrat heraus, dessen Anfertigung mich eine Ewigkeit gekostet hatte, und wand den blassblauen Wollstoff behutsam mehrmals um den kleinen Körper, bis er schließlich eingesponnen war wie eine Mumie. Es folgte ein einsamer Trauerzug bis an eine ruhige Stelle der Fuchsienhecke, wo ich die tote Fledermaus unter den unzähligen scharlachroten Blüten beerdigte. Den weichen Boden grub ich mit einem Löffel auf, den ich heimlich in der Tasche mitgenommen hatte. Ich habe nie vergessen, dass das Leben dieses reizenden kleinen Tieres so mutwillig vernichtet wurde, und zum ersten Mal hatte ich das Gefühl, dass meine Großmutter Vera May vielleicht doch nicht perfekt war.

Was mit dieser Fledermaus passierte, als sie dort in ihrem wollenen Totenhemd lag, eine Handbreit unter der Erde, ähnelt dem, was mit uns allen einmal geschehen wird. Die Romantik des Todes, von der in Kunst und Poesie vergangener Tage bis zum Überdruss die Rede ist, hat so etwas Falsches. Eines Tages werden Sie und ich wie die Fledermaus sein: nur noch lebloses Fleisch, Blut und Knochen, und das wunderbar komplexe Räderwerk des Körpers wird einfach zum Stillstand kommen.

Ich wurde in einer Zeit und an einem Ort geboren, wo wir die Existenz Gottes und den Wert der Religion nicht hinterfragten. Als Kind war ich eine fleißige Kirchgängerin und zweifelte nicht daran, dass Jesus Christus für unsere Sünden gestorben war. Niemand schien das zu bezweifeln. Wenn man gut war, kam man in den Himmel, wenn man schlecht war, in die Hölle. Aber die Vielzahl von Farbschattierungen, denen ich in meinem Leben begegnete, beförderte meine Ablehnung solcher simplen Schwarz-Weiß-Vorstellungen. Ganz allmählich begann ich zu begreifen, wie schwierig, verwickelt und gewiss auch ungerecht das Leben ist, und ich sah keinen logischen Grund mehr dafür, dass ich im Jenseits für alle Zeiten weiterleben könnte. Logisch betrachtet, leben wir nur fort, indem wir unsere Gene an unsere Nachkommen weiterreichen. Aber natürlich können wir auch Unsterblichkeit erlangen, wenn wir unsere Schriften, unsere Kunstwerke oder unsere Musik der Nachwelt hinterlassen. Ich gelangte zu der Überzeugung, dass es keine unsterbliche Seele gibt, und obgleich sich meine Wandlung schrittweise und ganz im Stillen vollzog, weiß ich inzwischen, dass ich mein Leben als überzeugte, vielleicht sogar fundamentalistische Atheistin beschließen werde. Ich glaube fest daran, dass wir aufgrund von chemischen und physikalischen Prozessen existieren und dass wir am Ende so recycelt werden wie alle Lebewesen vor uns.

Ihr Körper gehört Ihnen nur für kurze Zeit; die Elemente, aus denen er besteht, sind nur aus der Außenwelt entliehen, und irgendwann müssen Sie sie zurückgeben. Das Gebilde, das Sie als »Ich« wahrnehmen, ist eine Gemeinschaft von Ökosystemen, die das Zuhause für viele unterschiedliche Arten von Mikroorganismen bilden. Und wenn Sie sterben – wenn Ihr Hirn und Ihre Kreislaufsysteme unwiderruflich die Arbeit eingestellt haben –, werden die Gemeinschaften von Bakterien, Pilzen und sogar Milben in Ihren Poren und (sofern Sie welche haben) die Würmer in Ihrem Darm noch eine Weile weiterleben.

Schon bald nachdem Ihr Blut aufhört zu fließen, wird sich Ihr Körper abkühlen, bis er die Umgebungstemperatur Ihres Sterbeortes erreicht. Diese Umgebungsbedingungen haben erheblichen Einfluss auf die folgenden Entwicklungen. Das Blut in Ihren Kapillargefäßen und Venen wird nicht mehr umhergepumpt, da Ihr Herz nicht mehr schlägt, und so sinkt es in den Gefäßen ab und sammelt sich an bestimmten Stellen. Das ist die Phase der Totenflecken *(livor mortis)*. Danach werden sich Ihre Muskeln unweigerlich versteifen, zuerst im Gesicht und danach im ganzen Körper, denn die Muskelfasern beginnen sich miteinander zu verbinden. Diese Phase bezeichnet man als Totenstarre *(rigor mortis)*.

Ihr Körper wird nicht sofort sterben. Der Sauerstoffzufuhr beraubt, wird Ihr Gehirn innerhalb von drei bis sieben Minuten seine Funktion einstellen, aber der übrige Körper zieht manchmal erst einige Stunden später nach. Ihre Haut kann man noch 24 Stunden, nachdem das Hirn alle Funktionen eingestellt hat, im Labor kultivieren und zum Wachsen bringen. Die dramatischsten Veränderungen ereignen sich tief in Ihrem Innern. Die Millionen Mikroorganismen, die Ihre Innenwelt besiedelt und das korrekte Funktionieren Ihres Körpers (besonders Ihres Darms) unterstützt haben, werden dort alles umwandeln. Jetzt, wo Ihr Herz nicht mehr schlägt und Ihre Lungen nicht mehr atmen, wo sie also nicht mehr gemeinsam Sauerstoff in jede Zelle Ihres Körpers bringen, werden die Mikroorganismen in Ihnen allen noch verbleibenden

Sauerstoff rasch aufbrauchen. Dann werden sie Ihren Körper mit Kohlendioxid und anderen Gasen anfüllen und damit beginnen, Ihre Körperzellen zu vergiften. Ihre eigenen Zellen werden Enzyme freisetzen, die Ihr Gewebe in einem Prozess der Selbstverdauung oder »Autolyse« abbauen.

Die anaeroben Mikroorganismen – also jene, die ohne Sauerstoff funktionieren können, ja von Sauerstoff sogar vernichtet würden – gedeihen indessen prächtig und vermehren sich. Wenn Ihre Zellen zerfallen, ist das für diese anaeroben Organismen ein riesiges Geschenk. Sie breiten sich wie wild aus, und ihre schiere Masse bahnt sich unweigerlich den Weg durch Ihre Blutgefäße, die ihnen ein bequemes System von Röhren bieten, das sich bis in die letzten Winkel eines Gewebes oder Organs verzweigt. Den Mikroorganismen dienen Sie als Speise; sie holen sich Energie und Nährstoffe aus Ihren Proteinen, Kohlenhydraten und jeder anderen komplexen Verbindung in Ihrem Körper. Dabei produzieren sie schädliche Säuren, Gase und noch viele andere Abfallprodukte ihres Stoffwechsels. Faulig riechende Gase wie Schwefelwasserstoff schwärzen die peripheren Blutgefäße und tragen zum üblen Geruch des Todes bei. Diese »Putrefaktion« tritt ein, wenn Ihr Körper die Bindungen verliert, die ihn zusammenhalten, wenn die Kohäsion der Zellen erlischt und Ihre Gewebe und Organe sich in einen Brei verwandeln.

Verwesung ist kein stetiges und immer gleiches Phänomen. Es gibt zahlreiche ganz unterschiedliche Variablen, die ihren Verlauf bestimmen, und um die Wahrheit zu sagen: Bei vielen Dingen tappen wir noch im Dunkeln. Meine Arbeit hat wieder und wieder offenbart, dass kein Mensch wie der andere ist – wir unterscheiden uns nicht nur im Leben, sondern auch im Tode sehr. Manche Leichen zersetzen sich schneller als andere. Wenn Sie zum Zeitpunkt Ihres Todes gerade eine Therapie mit Antibiotika durchliefen, wird sich Ihre Verwesung vermutlich länger hinziehen. Die Antibiotika, die Sie einnahmen, um einen Atemwegsinfekt zu behandeln, haben nämlich nicht nur die Bakterien und Mikroorganismen in Ihrer Brust abgetötet oder unterdrückt, sondern auch die in Ihrem Darm. Falls die Bakterien und die übrigen Bewohner Ihres Darms durch den Medikamenteneinsatz aus dem Weg geräumt worden sind, stehen sie nicht bereit, um Sie von innen her zu zersetzen.

Die Temperatur des Umfelds, in dem Sie gestorben sind oder zum Vermodern zurückgelassen wurden; die Feuchtigkeit in der Atmosphäre um Sie herum; der enge oder lockere Sitz Ihrer Kleidungsstücke, wenn man Sie zur Verwesung ausgelegt hat; die Art des Begräbnisses (flaches Grab aus Mutterboden, tieferes Grab aus dicht gepacktem Lehm oder sogar ein Grab in trockener, sandiger Erde) – all dies hat einen Einfluss darauf, wie schnell Ihr Körper verschwindet. Man versucht immer wieder, genau herauszufinden, was die Verwesung beschleunigt oder verlangsamt, doch es gibt so viele Faktoren, die den Prozess beeinflussen, dass es gefährlich ist, zu rasch Rückschlüsse zu ziehen, wenn man nicht mehr über die Umstände weiß, die bei einem konkreten Todesfall geherrscht haben. Manchmal begräbt man Leichen auf ein und demselben Friedhof – die Bedingungen müssten also fast identisch sein –, und trotzdem zerfallen sie in unterschiedlichem Tempo. Niemand weiß wirklich, warum das so ist.

Als im Jahre 1998 der Hausarzt Harold Shipman aus Hyde bei Manchester verhaftet wurde, weil man ihn verdächtigte, seine Patienten zu ermorden, konnte niemand ahnen, welch lange Reihe von Schrecken und Geheimnissen ans Tageslicht kommen sollte. Shipman bekam schließlich eine lebenslange Freiheitsstrafe für fünfzehn Morde, aber bei weiteren Nachforschungen wurden insgesamt 218 Opfer identifiziert. Man schätzte, dass er während seiner gesamten Laufbahn vermutlich für mehr als 250 rechtswidrige Tötungen verantwortlich war. Bei den Ermittlungen musste eine Reihe von Shipmans Opfern für eine nähere Untersuchung exhumiert werden. Die Obduktionsfotos, die ich zu sehen bekam, waren erstaunlich.

Ich erinnere mich an das eindrucksvolle Bild eines einbalsamierten Herrn, der im Abendanzug und mit Fliege dalag; er hatte schon viele Jahre in der Erde geruht, war aber noch intakt und gut erkennbar. Man fragt sich, ob er angesichts der Kraft der Einbalsamierungsflüssigkeit, die ihm der Bestatter in die Adern gepumpt hat, jemals verschwinden wird oder ob er wie eine ägyptische Mumie Jahrtausende überdauert. Der Inhalt der anderen exhumierten Särge war ganz unterschiedlich; manche enthielten fast gar nichts mehr, obwohl diese Opfer viel später begraben worden waren als andere, die sich gut erhalten hatten. Es war faszinierend und verblüffend.

Der Fortgang und der zeitliche Verlauf der menschlichen Verwesung wird gerade zu einem sehr modischen Forschungsgebiet an manchen Universitäten. Unter Anthropologiestudenten, die davon träumen, einmal bei der Polizei landesweit als »der« Experte zu gelten, den man unbedingt konsultieren muss, ist das Thema ganz sicher populär. Gewiss wäre es nützlich, wenn man allein aus dem Verwesungszustand ableiten könnte, wie lange jemand tot ist, aber angesichts der facettenreichen Natur dieses Prozesses könnte es unmöglich sein, jemals ein allgemeingültiges und genaue Vorhersagen erlaubendes Modell zu schaffen.

Das Interesse an diesem Fachgebiet begann in den 1970er Jahren, als der US-Anthropologe Dr. William Bass von der Polizei immer wieder an Tatorte gerufen wurde, wo er den Ermittlern sagen sollte, wie lange das Opfer hier bereits gelegen hatte. Er meinte schließlich, dass die Korrektheit solcher Aussagen unglaublich schwankte und dass er viel leichter und genauer zu einem Urteil käme, wenn er richtige Leichen bei ihrer Verwesung in natürlichen Umgebungen beobachten könnte. Nachdem er eine Weile mit der örtlichen Baptistengemeinde und anderen Gegnern gekämpft hatte, stellte man ihm ein an die University of Tennessee in Knoxville angrenzendes Waldstück zur Verfügung. Dort begründete er seine »Einrichtung«, die unter dem Namen *The Body Farm* allgemein bekannt wurde. Es ist ein Ort, an dem Leichen den Elementen ausgesetzt und untersucht werden, um zu erkennen, wie die jeweilige Umgebung ihren Zerfall beeinflusst. William Bass nannte ihn in seinen Memoiren den »Todesacker« *(Death's Acre*, deutsche Ausgabe unter dem Titel *Der Knochenleser)*, und er ist von Stacheldraht und hohen Zäunen, die das Gelände vor Aasfressern sichern, umgeben. Inzwischen wurde er zu einem der bekanntesten Grundstücke der Welt, besonders nachdem Patricia Cornwell ihn in ihrem Roman *The Body Farm* (dt. *Das geheime ABC der Toten*) publik gemacht hatte. Ich war eine eifrige Leserin ihrer frühen Bücher und hätte viel dafür gegeben, die »Leichenfarm« einmal selbst zu besichtigen, aber am Ende wurde mir der Besuch auf dem Silbertablett serviert.

Zur Unterstützung seiner Forschungen bat Dr. Bass um Leichenspenden für die Wissenschaft. Er wollte sie über das ganze Gelände verstreut unter verschiedenen Bedingungen auslegen und dann mit seinen Studenten akribische Beobachtungen anstellen. Er hoffte, damit unser Wissen über den Verwesungsprozess zu erweitern. Stellen Sie sich vor, dass die Polizei zu einer Leiche gerufen wird. Im wirklichen Leben würde der tote Körper höchstwahrscheinlich nicht einfach so daliegen, als warte er nur auf seine Abholung. Er wäre vermutlich vollständig oder teilweise begraben; er könnte im Gesträuch versteckt sein oder unter der Wasseroberfläche liegen; er könnte bekleidet oder nackt sein, gefesselt und geknebelt oder vielleicht sogar zerstückelt, wobei man die einzelnen Teile an verschiedenen Orten abgeworfen hat. In der »Einrichtung« werden die gespendeten Leichen dazu verwendet, so viele unterschiedliche Arten der Beseitigung wie möglich zu simulieren. Sie werden unter einer Vielzahl manchmal bizarrer Umstände zurückgelassen, und man verzeichnet detailliert die Etappen ihres Zersetzungsprozesses. Wenn solche Versuchsanordnungen oft genug wiederholt werden, kann man eine Datenbank aufbauen, die verrät, was unter bestimmten Bedingungen mit einem Toten passiert.

Und seit die »Einrichtung« berühmt geworden ist, haben Scharen von Doktoranden verschiedene Arten von Studien an den Leichen selbst durchgeführt, am Boden unter, über und neben den Toten und an den Insekten, die eine solche Leiche besiedeln. Manche haben Experimente entworfen, mit denen die Vielzahl der Variablen untersucht wird, die die Natur und das Tempo der Leichenzersetzung beeinflussen könnten.

Ich bekam Gelegenheit zu einem Besuch der *Body Farm*, als man mich im Jahre 2005 bat, in einer Fernsehdokumentation über meine Arbeit selbst mitzuwirken. Ich zögerte und lehnte es monatelang ab, mich auf das Projekt einzulassen. Aber der Regisseur Maurice Melzak, ein auf so stille Weise beharrlicher Mann, wie ich keinen anderen kenne, kam auf die Idee, einen Teil der Geschichte in der Einrichtung in Knoxville spielen zu lassen. Er hatte mich wirklich (wenn auch auf sehr höfliche Weise) monatelang bedrängt, einen Film über meine Arbeit zu machen. Geduldig nahm er alle meine Absagen hin, bis er eines Tages anfragte, ob er zum Tee kommen dürfe. Ich erinnere mich noch, wie er in meinem sonnigen Wintergarten saß und fragte: »Möchten Sie vielleicht mal mit Bill Bass plaudern und einen Blick auf die Arbeit werfen, die man dort macht?« Damit hatte er bei mir einen Nerv getroffen. Ich wollte wirklich gern dorthin; ich bin viel zu neugierig, um mir solche Gelegenheiten entgehen zu lassen. Nach dem etwas traumatisch angehauchten Start unserer Beziehung wurde Maurice einer meiner besten Freunde.

Ich bin keine große Reisende und verabscheue die lästigen Prozeduren auf internationalen Flughäfen. Als wir nach zweimaligem Umsteigen, endlosem Schlangestehen am Immigrationsschalter, Babygeheul, Herumgeschlurfe und Gestolper über die megagroßen Taschen der anderen Passagiere endlich in Knoxville eintrafen, war mir nur noch zum Schreien zumute. Wir hatten so schnell wie möglich rennen müssen, um unseren letzten Flug, den von Philadelphia nach Knoxville, noch zu schaffen.

Endlich kamen wir an der Universität in Knoxville an, und ich begegnete Bill Bass und seinen Kollegen. Sie waren alle Anthropologen oder Archäologen, und die meisten schienen sich für Knochen zu interessieren – es ging darum, wie sie zerbrachen, wie sie zersplitterten, wenn ein Schuss sie traf, oder wie sie unter verschiedenen Umständen erhalten blieben. Wir machten unsere Runde durch die Büros der einzelnen Fachbereiche, nickten verschiedenen Akademikern höflich zu, wenn sie von der Arbeit aufschauten, und brachten mit einem Lächeln das obligatorische *hello* über die Lippen. Eine junge Frau führte uns auf wunderbare Weise vor, wie man die Eintrittsstellen von Gewehrkugeln bestimmen kann und anhand der gähnenden Löcher in Schädeln herausfindet, um welche Art von Mordwaffe es sich handelt. Ihre Arbeit war für polizeiliche Ermittlungen gewiss sehr relevant, und sie war eine gute Lehrerin.

Bill Bass wirkte auf mich erstaunlich bodenständig und heiter. Er war 1928 geboren und hatte seine Laufbahn in den 1950er Jahren mit Ausgrabungen von Begräbnisstätten der amerikanischen Ureinwohner begonnen. Dann aber hatte er einen großen Teil seines Lebens damit verbracht, der Bundespolizei und lokalen Polizeistellen beim Identifizieren menschlicher Überreste zu helfen. Das ist nicht leicht, denn die schiere Größe des Landes und die enorme Zahl von Mordfällen stellen die Behörden vor viele Probleme. Sie werden wahrscheinlich nie herausbekommen, wie viele Morde sich jedes Jahr ereignen. Es gibt bei ihnen verschiedene Arten und Ebenen der Polizeiarbeit, und man hat den Eindruck, dass die einen oftmals ohne Unterstützung durch die anderen arbeiten. Für Außenstehende ist das amerikanische System sehr kompliziert, und vermutlich ist es nicht einfach, die Informationen zu koordinieren; man sagte mir, dass es zwischen den einzelnen Polizeikräften wenig Zusammenhalt oder Austausch gebe. Bill Bass hat in allen diesen Bereichen Hilfe geleistet, und die Gründung der *Body Farm* im Jahre 1981 zählt zu seinen größten Errungenschaften.

Als wir uns ihr näherten, konnte ich spüren, wie sich freudige Erwartung in mir aufbaute – ein bisschen wie bei einem Kind, das früh am Weihnachtstag aufwacht. Wir schritten durch die schwer bewachten Tore, und ich erblickte einen kühlen und schattigen Ort, der von Bäumen beherrscht wurde. Es gab spärlichen Unterbewuchs und deutlich erkennbare Pfade, die in verschiedene Richtungen führten. An einer Seite war der Boden komplett mit Kudzubohnen überwuchert, die durch ihr ungezügeltes, alle andere Vegetation erstickendes Wachstum grüne Gebilde formten. Diese Pflanze ist aus Südostasien eingeführt worden, und heute betrachtet man sie in den Südstaaten der USA als außerordentlich schädliches Unkraut. Es breitet sich aus, klettert, windet sich empor und schlingt sich über alles, was ihm im Wege steht, sodass sich jedes Hindernis schließlich in einen grünen Geist seiner selbst verwandelt.

Aber das war nur eines von vielen faszinierenden Dingen, die mich nach dem Durchschreiten jener Tore begrüßten. Schon nach wenigen Schritten stand ich auf einem freien Gelände, wo man Leichen ausgelegt hatte, die sich in unterschiedlichen Stadien der Verwesung befanden. Mit großem Interesse ging ich an Leichen vorbei, die in verschiedenen Körperhaltungen links und rechts der Wege lagen. Einige waren zum Teil abgedeckt, andere vollkommen verhüllt und wieder andere ganz nackt. Es ist ernüchternd, wie lässig man reagieren kann, wenn man mit einer Leiche nach der anderen konfrontiert wird. Ich war zu keinem Moment schockiert, auch wenn der Anblick manchmal schlimmer war als alles, was man in einem Horrorfilm zu sehen bekommt. Nur eines berührte mich heftig: Im Vergleich zu vielen Toten, die ich bei meiner Arbeit in Großbritannien gesehen hatte, fehlte diesen hier die Farbe – nirgendwo gab es Blut, es hatte sich alles zu gewöhnlichem Erdbraun zersetzt, genau wie die Haut, die Haare und die Fingernägel. Nur die frischen Leichen schienen noch real zu sein.

Die Stadien der Verwesung einer Leiche sind im Laufe der Jahre immer mehr dazu genutzt worden, das Postmortem-Intervall zu bestimmen, also die seit dem Lebensende eines Menschen verflossene Zeit. Die Körper, die der »Einrichtung« für ihre Verwesungsstudien überlassen werden, stammen alle von weißen Männern mittleren und fortgeschrittenen Alters. Das bedeutet natürlich, dass es unter den Untersuchungsobjekten eine eingebaute Verzerrung gibt. Ältere Menschen brauchen häufiger Medikamente, was das Tempo der Verwesung natürlich beeinflussen kann. Schwarze und Hispanoamerikaner spenden nur selten ihre Körper, Frauen ebenso wenig, und ich bin sicher, dass die *Body Farm* nie eine Kinderleiche bekommen hat. Aus welchen Gründen auch immer – Schwarze, Hispanoamerikaner und Frauen sind offenbar nicht so versessen darauf, sich auslegen, besiedeln und erforschen zu lassen. Damit die Studien wirklich nutzbringend sind, sollte es möglichst keine Einseitigkeit bei der Auswahl der Leichen geben, aber natürlich muss man nehmen, was man bekommt. Während meines Besuchs sah ich nur einen einzigen Schwarzen, der in einem Waldstück ausgelegt war. Seine Geschichte war ziemlich traurig – die Familie hatte nicht für sein Begräbnis zahlen wollen, und es schien ihr eine praktische Lösung zu sein, Bill Bass die Leiche zu spenden. In einem anderen Fall war die betreffende Person im Leben derart scheußlich gewesen, dass die Familie sie nach dem Tode »bestrafen« wollte. Ich erinnere mich, dass ich auf grimmige Art amüsiert war, als man mir die Einzelheiten der Geschichte erzählte. In Wahrheit aber war es für jeden Betroffenen traurig.

Als wir langsam weitergingen, sagte eine der älteren Akademikerinnen plötzlich: »Achtung vor den Kletterpflanzen dort – sie sind voller Kupferköpfe!« Ich hatte das Wort schon einmal gehört und dachte, es würde sich um Schmetterlinge handeln. Von wegen – der Kupferkopf gehört zu den Grubenottern, und obwohl sein Biss für Erwachsene selten tödlich ist, hat er doch sehr unerfreuliche Folgen.

Ich erfuhr dort auch eine erstaunliche Tatsache über diese Schlangen: Wenn kein Männchen bei der Hand ist, kann das Weibchen auch ohne Sperma lebende Junge gebären. Ihre Eizelle teilt sich dann zweimal, und zwei von den vier auf diese Weise entstandenen Zellen verbinden sich und bringen einen Embryo hervor. Jungfernzeugung gibt es also nicht nur unter Wirbellosen, sondern sogar bei Wirbeltieren! Wenn ich nicht nach Knoxville gekommen wäre, hätte ich das vielleicht nie erfahren. Aber damit hatte sich die Menagerie der Scheußlichkeiten auf dem »Todesacker« noch nicht erschöpft …

Mir war bereits aufgefallen, dass die Leute von der Universität alle mit langen Stöcken unterwegs waren. Später fand ich heraus, wozu sie dienten: Man riss damit die Netze der Braunen Einsiedlerspinne herunter. Diese Spinnen sind giftig und den meisten Amerikanern ein Schrecken; ihr Biss hat ernsthafte Folgen. In den Lehrbüchern steht, dass sie nicht ganz so gefährlich sind, wie die Leute annehmen. Aber sagen Sie das mal jemandem, der sie bei der Arbeit immerzu um sich hat. Ich habe vor drei Dingen Angst (und teile diese Ängste sicher mit vielen Menschen) – vor Höhe, vor Spinnen und vor Schlangen. Zwei dieser drei Dinge lauerten jetzt überall um mich herum. Mir war überhaupt nicht bange vor den aufgedunsenen Bäuchen, in denen es vor Maden wimmelte; nicht vor den Augen und Nasenlöchern, die mit Fliegeneiern derart angefüllt waren, dass es aussah, als wären sie mit Baumwolle ausgestopft; nicht vor den Gerüchen, den leeren Augenhöhlen, den klaffenden Kiefern und den Haaren, die sich von der Kopfhaut ablösten. Aber ich hatte wirklich Angst vor einer näheren Begegnung mit der örtlichen Tierwelt.

Am Ende erwischten mich weder die Spinnen noch die Schlangen, sondern ironischerweise ein paar harmlos aussehende Pflanzen. Ich trug dünne Knöchelhosen aus Baumwolle, und nach der Rückkehr ins Hotel fielen mir rote Stellen an meinen Beinen auf.

Sie juckten so sehr wie Flohstiche, entzündeten sich aber auch, und ich konnte sie nicht in Ruhe lassen. Ich dachte erst, ich hätte mir *chiggers* eingefangen, kleine rote Milben, die im Larvenstadium in Löchern in der Haut hocken, das Gewebe zersetzen und die entstehende »Suppe« aufschlürfen. Aber nein – ein Einheimischer diagnostizierte, dass ich Kontakt mit Giftsumach *(Toxicodendron radicans)*, einer tückischen Kletterpflanze, gehabt hatte. Diese Nacht war eine der elendigsten meines Lebens, und um drei Uhr riss ich mir die Schlafanzughose hinunter und sah an meinen Beinen durchgescheuerte entzündete Stellen – ich hatte die ganze Nacht daran herumgekratzt. Instinktiv ließ ich warmes Badewasser einlaufen und schrubbte die qualvoll brennende Haut frenetisch mit Nagelbürste und Duschgel. Dann hielt ich meine Beine unter den Kaltwasserhahn. Nach dieser Rosskur betupfte ich die Stellen mit Calamine-Lotion, und beinahe augenblicklich fühlte ich mich besser. Später erfuhr ich, dass der Übeltäter in der Pflanze ein Öl namens Urushiol ist, das an Haut und Kleidung haftenbleiben kann. Sobald man dieses Öl entfernt, kann die Haut wieder heilen. Es gibt einen Spruch, den wohl jedes amerikanische Kind kennt: *If the leaves are three, let it be* (Sind der Blätter drei, gehe schnell vorbei). Giftsumach hat dreizählig gefiederte Blätter am Ende der Stängel. Ich werde dieses Erlebnis nie vergessen und habe auch noch Narben, die davon zeugen.

Am nächsten Tag gingen wir erneut in die Einrichtung, um eine Doktorandin zu filmen und uns mit ihr an einer ihrer Leichen über ihre Forschungsarbeit zu unterhalten. Der Tote, der uns an jenem Morgen interessierte, war noch frisch und lockte die Fliegenarten an, die sich in der langen Abfolge von Aasfressern und Leichenverzehrern mit als Erste einstellen. Die Studentin untersuchte aufeinanderfolgende Fliegengesellschaften, um einen Katalog der einzelnen Arten zu erstellen, die sich am verwesenden Fleisch nacheinander gütlich tun. Normalerweise beginnt es mit Schmeißfliegen wie *Calliphora vomitoria* und Goldfliegen wie *Lucilia sericata.* In verschiedenen Weltteilen sind natürlich auch verschiedene Arten am Prozess beteiligt, aber Schmeiß- und Goldfliegen scheinen an sehr vielen Orten zu den Ersten zu gehören, die sich einer frischen Leiche nähern. Sie können eine Leiche schon wenige Minuten nach der Auslegung finden, und die Weibchen beginnen sofort mit der Eiablage in allen freiliegenden Körperöffnungen. Sie sind darauf programmiert, an dunkle Stellen zu krabbeln, und schaffen es manchmal bis weit hinauf in die oberen Nasengänge.

Alle wissenschaftliche Erkenntnis erweitert sich schrittweise, und als der Dokumentarfilm fertig war, spürte ich eines ganz deutlich: Die *Knoxville Body Farm* leistete spannende Pionierarbeit, aber sie konnte trotzdem nur ein paar Bausteine zu unserem Verständnis der Vorgänge bei der Verwesung beitragen. Ein einziger Ort in einer einzigen Klimazone, mit einer einzigen Art von Boden und einem einzigen Waldtyp würde niemals ein allumfassendes Modell für die Zersetzung des menschlichen Körpers hervorbringen können. Deshalb wurden nach dem Start der ursprünglichen Einrichtung in Tennessee noch sechs weitere *Body Farms* in den Vereinigten Staaten geschaffen, und zwar jeweils eine in North Carolina, Illinois, Colorado und Florida sowie zwei in Texas. Es gibt auch eine in Australien, gleich neben Sydney. Auch britische Wissenschaftler versuchen eine zu gründen, aber es gibt immer Leute, die sich gegen ein solches Projekt sträuben. Zumindest bieten die bereits existierenden nun ein ganzes Spektrum von Umweltbedingungen – unterschiedliche Temperatur, Luftfeuchtigkeit, Bodenbeschaffenheit sowie verschiedene Mikroben- und Aasfresserarten.

Es wird noch sehr lange dauern, bis wirklich brauchbare Vorhersagemodelle geschaffen werden können. Aber »Leichenfarmen« sind ein nützliches Hilfsmittel, um unser Wissen über die menschliche Verwesung voranzubringen, auch wenn wir die Ergebnisse immer noch mit Vorbehalt betrachten müssen. Über viele Jahre hinweg haben Wissenschaftler und ihre Studenten in Großbritannien bei Leichenzerfallsstudien Schweine anstelle der Menschen verwendet. Die Verwesung eines Schweins ist ein interessanter Beobachtungsgegenstand, aber auch hier gibt es natürlich Unterschiede von einem Tier zum anderen, und insgesamt hatte ich schon immer meine Bedenken, wie aussagekräftig es ist, wenn man einen Schweinekadaver als Ersatz für eine menschliche Leiche nimmt. Schweine scheinen uns in vielen Dingen ähnlich zu sein, und offenbar schmecken wir sogar wie sie, wenn man uns zubereitet, aber eine der Barrieren für den Verwesungsprozess ist die Haut – und Schweinehaut ist viel dicker und zäher als unsere. Außerdem besitzen Schweine mehr subkutanes Fett.

Diese Unterschiede beeinflussen die Art und Weise, in der Aasfresser und Mikrobenpopulationen die frühen Stadien des Zerfallsprozesses prägen. Wie meine Kollegen habe auch ich Schweine an verschiedenen Orten vergraben, weil ich hoffte, dadurch bestimmte Geschehnisse erklären zu können. Ich habe das allerdings nur bei der Bearbeitung ganz bestimmter Fälle getan, um zu versuchen, eine Abfolge bekannter Ereignisse in einem bekannten Bodentyp und bei bekannten Temperaturen nachzubilden. Diese Arbeit war aufschlussreich und für den einen konkreten Fall durchaus der Mühe wert. Ich konnte dadurch beweisen, dass ein Mordopfer, das man am Heiligabend in einem ziemlich sauren, tonigen Waldboden vergräbt, in den meisten Fällen nicht vor April von Hunden und Füchsen entdeckt wird. Mithilfe der üblichen Verfahrensweise, bei der man die größten (und damit ältesten) Maden auf der Leiche identifiziert, hatte der ursprünglich mit dem Fall betraute Entomologe behauptet, das Opfer sei im Februar gestorben. Aber die von der Polizei zusammengetragenen Informationen sagten den Ermittlern etwas anderes, und so bat man mich, die Resultate zu überprüfen.

Ich verwendete drei Schweine, die man zu veterinärmedizinischen Forschungszwecken frisch getötet hatte. Bereitgestellt hatte sie mir meine temperamentvolle irische Freundin Helen O'Hare, die in Cambridge Veterinärmedizin lehrt. Nie werde ich jenen kalten, dunklen 24. Dezember vergessen, an dem Helen und ich, unterstützt von einer Gruppe eifriger Polizeibeamter, die noch warmen Schweinekörper am Ort des Verbrechens eingruben. Die Versuchsergebnisse deuteten darauf hin, dass das Opfer tatsächlich am Heiligabend begraben worden sein konnte. Ich legte eine Theorie vor, in der es auch um die Auswirkungen verschiedener Bodentypen ging, und publizierte die Resultate mit dem Entomologen des King's College als Ko-Autor. Dieser Aufsatz ist offenbar zum Klassiker geworden und wird noch immer häufig zitiert. Zu vergrabenen Schweinen gibt es viele veröffentlichte Studien, die meiner Ansicht nach leider nicht wirklich nützlich sind. Die Experimente müssen im Kontext einer spezifischen Ermittlung wie der oben erwähnten durchgeführt werden. Wir schafften es, aus jenem einfachen Experiment viele Erkenntnisse zu schöpfen, aber dazu musste ich die vergrabenen Schweine einmal wöchentlich aufsuchen, und das über Monate hinweg. Außerdem maßen wir mit einem Thermometer, das an einen Computer angeschlossen war, kontinuierlich die Boden- und Lufttemperatur.

Es wäre gewiss nützlich, wenn man ein belastbares Vorhersagemodell für die Zersetzung menschlicher Körper kreieren könnte. Aber es gibt so viele Faktoren, die das Phänomen beeinflussen, dass solch ein nutzbringendes Modell vermutlich noch lange auf sich warten lassen wird. Es gibt einfach zu viele Unwägbarkeiten, und allgemeine Regeln lassen sich oft schlecht anwenden. Deshalb ist mir ziemlich unbehaglich zumute, wenn ich in einer Beschreibung lese, die Leiche sei »im Zustand der Verwesung« oder »in aufgeblähtem Zustand«. Manche Leichen blähen sich bei der Verwesung auf, andere überhaupt nicht. Inzwischen gibt es viele raffinierte Techniken zur Bestimmung des Postmortem-Intervalls; meistens beobachtet man dabei die Abfolge von Veränderungen im Körpergewebe und in den Körperflüssigkeiten. Bei einer dieser Techniken wird die Glaskörperflüssigkeit des Auges chemisch analysiert, andere untersuchen Ansammlungen von Aminosäuren, Fettsäuren, flüchtigen organischen Verbindungen, Ammoniak, Harnsäure, Laktat und vielen anderen Verbindungen, die in einem bestimmten Zeitraum erzeugt werden. Eine Menge Informationen hat man dabei ganz gewiss in den »Leichenfarmen« gewonnen, aber was ich am interessantesten finde, ist die enorme Schwankungsbreite all dieser Daten. Was auch immer wir über die Prozesse, die nach unserem Tod ablaufen, noch herausfinden mögen – der Tod selbst ist die einzige absolute biologische Gewissheit.

Einige Jahre nach meinem Besuch in Knoxville erkrankte der Regisseur Maurice Melzak schwer, und als seine Kräfte schwanden, pflegten David und ich ihn eine Zeitlang gemeinsam. Die onkologische Spezialklinik lag nicht weit von unserem Haus entfernt, und wir brachten ihn dorthin, holten ihn abends zum Schlafen meist wieder ab und boten ihm eine komfortable häusliche Atmosphäre. Unsere schwarze Katze Maudie spendete ihm Trost. Er war erst 65, als er seiner heimtückischen Krankheit erlag, und ich vermisse ihn noch heute. Er war ein einfallsreicher, gutherziger Mann, der die Natur liebte. Ich habe gelernt, ihn und seine ziemlich exzentrische Art zu lieben.

Mein Besuch in der *Body Farm* hatte mir einen Freund beschert, mir aber auch ein tieferes Verständnis dafür vermittelt, wie wenig wir eigentlich wissen und wie viel uns noch zu entdecken bleibt, wenn wir begreifen wollen, was mit unserem Körper nach dem Tod geschieht. Das Spektrum der Möglichkeiten ist, wie schon erwähnt, breit und reicht von Verwesung bis Mumifizierung. Ein

Beweis dafür ist eine Geschichte, die mir noch lebhaft vor Augen steht – vielleicht weil sie sich in Wales ereignete, ganz nahe bei meinem Geburtsort.

Es gab dort eine Familie, deren Leben um den von ihr betriebenen Pub kreiste, ein Wirtshaus, das schon seit langen Zeiten in Familienbesitz war. Dieser Pub bildete den Mittelpunkt des kleinen walisischen Dorfes: Er war Treffpunkt, geselliger Ort, ein Platz für Feste und traurige Anlässe. Er lag gleich neben dem privaten Wohnhaus der Familie und einem Nebengebäude, das einen Zwischenboden hatte, aber größtenteils dazu genutzt wurde, Getränkekästen und Fässer im Erdgeschoss zu lagern. Der Vater und die Mutter hatten den Pub viele Jahre gemeinsam geführt, und schließlich teilten sie sich die Pflichten mit ihrem Sohn und der Schwiegertochter – eine willkommene Hilfe für den Betrieb. Aber plötzlich verschwand die Mutter spurlos, und alles wurde anders.

Es passiert ständig, dass Menschen verschwinden, und in Großbritannien nimmt die Polizei jedes Jahr etwa eine Viertelmillion Vermisstenanzeigen auf. Fast alle diese Menschen finden sich wieder ein; zumeist tauchen sie wieder in ihrem gewohnten Lebensumfeld auf, ohne dass man dramatische Suchaktionen veranstalten muss. Aber es wird immer auch Fälle geben, in denen jemand völlig aus seinem Leben heraustritt oder unter anderen Umständen verschwindet und nie wieder gesehen wird.

Als seine Frau verschwand, rief der Wirt die Polizei an. Die leitete die üblichen Vorgehensweisen ein und suchte überall nach ihr. Man setzte sich mit Freunden und Verwandten in Verbindung, ja selbst mit entfernten Bekannten, weil man hoffte, jemand könnte sie gesehen haben. Doch überall in Wales und noch darüber hinaus war das Resultat dasselbe: Niemand hatte sie zu Gesicht bekommen. Sie hatte sich wirklich in Luft aufgelöst. Ihr Ehemann sagte, er sei überzeugt, dass sie ins Ausland gegangen sei, weil sie in letzter Zeit »nicht so gut miteinander klargekommen« waren. Er müsse das jetzt einfach akzeptieren. Die Jahre gingen dahin, und es gab nie ein Lebenszeichen von ihr. Es war, als wäre sie vom Erdboden verschluckt worden. Aber im Dorf gab es Leute, die dem Wirt seine Geschichte nie geglaubt hatten, und es schwebte immer ein gewisser Verdacht um diesen Mann. Viele waren überzeugt, er habe sie »beiseitegeschafft«, aber man hatte keine Beweise dafür. Die Suche wurde eingestellt, das Interesse schwand allmählich, und das Leben ging weiter. Auch die Erinnerung an die vermisste Wirtin verblasste, und die Leute – auch der Wirt und sein Sohn – führten ihr geschäftiges Leben einfach fort.

Zwanzig Jahre nach dem Verschwinden seiner Frau starb der Wirt, und sein Sohn plante einen Neuanfang. Er und seine Frau beschlossen, den alten Pub zu renovieren, ihn populärer zu machen und dem Geschäft mehr Schwung zu verleihen. Das Fasslager mit dem ungenutzten Zwischenboden war ihm schon immer ein Dorn im Auge gewesen. Er fand, dass hier nur Platz verschwendet wurde und man das Gebäude auf bessere Weise nutzen konnte. Die obere Ebene erreichte man nur über eine alte Leiter, die seit jeher hinter den Fässern klemmte. Eines Tages nach Feierabend beschloss er, sich den Zustand dieses Raumes einmal genauer anzuschauen. Er stieg die Sprossen hoch, aber als seine Augen über die Fußbodenbretter des Zwischenbodens reichten, sah er etwas so Schockierendes, dass er beinahe von der Leiter gefallen wäre. Seine Mutter war nie fortgegangen.

Als die Leiche entdeckt wurde, war ich zufällig in Gwent, um meine Mutter und ihren zweiten Ehemann zu besuchen, den sie viele Jahre nach der Scheidung von meinem Vater geheiratet hatte. Nachdem es mir zwei Tage lang gelungen war, mich nicht mit ihr zu streiten, war ich ganz froh, als die Polizei anrief. Bis zu jenem Pub war es nicht sehr weit, und die Hin- und Rückfahrt würde eine Sache von wenigen Stunden sein.

Der Sohn des Wirts hatte seine Mutter als mumifizierte Leiche vorgefunden, nur ein paar Handlängen entfernt von der Stelle, wo die Leiter die Fußbodenkante berührte. Als ich nun selbst diese Leiter erklomm, bot sich mir ein groteskes Bild. Da lag ein grinsender Schädel, eingehüllt in etwas, das wie eine alte Wolldecke aussah, und schien mir direkt ins Gesicht zu starren. Der forensische Pathologe folgte mir in einen Raum, der auf erschreckende Weise vernachlässigt wirkte. Durch Löcher im Dach wucherte Efeu hinein und kroch über herumliegende Holzstapel. Alles war enorm schmutzig und verstaubt wie ein übertriebenes Filmset für einen Horrorstreifen.

Am Tag ihres Verschwindens muss sie geglaubt haben, dass ihr Leben nicht länger lebenswert sei. Sie war auf den Zwischenboden gestiegen, hatte sich hingelegt und so viele Tabletten geschluckt, wie sie konnte. Das leere Fläschchen lag gleich neben ihr, genau an der Stelle, wo sie es hatte fallen lassen, als ihre Hände schlaff geworden waren. Sorgsam an ihrer Seite abgestellt hatte sie eine altertümliche, weithalsige Milchflasche, deren Innenseiten noch getrübt waren. Einen Meter vom Kopf entfernt und mitten im Schmutz lag bizarrerweise eine Zahnprothese. Der Pathologe vermutete, dass sie nach der Einnahme von so vielen Pillen und Flüssigkeit heftig erbrechen musste und die Prothese dabei fortgeschleudert worden war. Sie war nicht in eine Wolldecke gewickelt; in Wahrheit war es ihr wollener Mantel, und ihr Kopf lag auf einem zusammengerollten Sack – ein herzzerreißender Anblick. Um Bequemlichkeit hatte sie sich offensichtlich nicht mehr gekümmert; sie hatte einfach nur sterben und all dem Unfrieden in ihrem sorgenreichen Alltag entfliehen wollen. Man konnte nur ahnen, welche Qualen sie zu ihren Lebzeiten ausgestanden hatte. Wie ein verwundetes Tier hatte sie sich verkrochen, um so unbemerkt wie möglich zu sterben.

In Anbetracht des löchrigen Daches war es auf dem Zwischenboden unglaublich trocken, und es zog fortwährend ein Lufthauch hindurch. Dies hatte ihre Leiche ziemlich schnell austrocknen lassen, sodass ihr Bauch sich nicht aufblähte, die Haut nicht feucht wurde und die Haare sich nicht ablösten. Stattdessen war sie langsam ausgedörrt und zu einer Mumie geworden. Jetzt war sie eine völlig ausgetrocknete, ledrige Version ihrer selbst. Sicher haben uns die Leichenfarmen eine Menge Informationen geliefert, und doch sind Leichen nur in ihrer Unvorhersehbarkeit vorhersehbar. Nach dem Tod der Frau hatte die Verwesung nicht den üblichen Verlauf genommen, wie ich ihn bei so vielen Opfern gesehen hatte, die man im Wald oder in Gräben abgeladen oder gleich im Sessel sitzen gelassen hatte. Ihre Darmflora musste zu ihrer Verwesung beigetragen haben, aber selbst in ihrem Inneren entdeckten wir später noch Überreste der Organe. Fliegen mussten sie gefunden haben, denn rund um den Körper gab es einige Puppenhülsen, aber ihr Inhalt war zu erwachsenen Fliegen geworden und schon lange fort. Ziemlich bald muss die Leiche so trocken geworden sein, dass sie nicht mehr zur Eiablage reizte.

Am nächsten Morgen traf ich in der Leichenhalle des Krankenhauses von Cardiff ein, wo die Obduktion der mumifizierten Frau stattfinden sollte. Jede Untersuchung liefert andere Informationen über das Leben und den Tod des verstorbenen Menschen, und diesmal war es eine Erleichterung, an einer Leiche zu arbeiten, die nicht stank. Aber die Geschichte vom Selbstmord auf dem Spitzboden hat noch einen grausigen Schlusspunkt. Als die Leiche geöffnet war, zog der verblüffte Pathologe etwas aus dem Brustkorb, das er zunächst für eine Perlenschnur hielt. Ich starrte fast so ungläubig wie er auf den Fund, auch wenn ich ihn sofort identifizieren konnte. Es war der eingetrocknete Darm einer Ratte, der noch die Kotkügelchen enthielt; sie waren in so regelmäßigem Abstand angeordnet wie Perlen an einer Kette, und das machte die Sache beinahe komisch. Ich stocherte noch ein wenig tiefer im Brustkorb der Leiche herum und zog einen hübschen kleinen Rattenschädel hervor.

Wir können nur eine Hypothese darüber aufstellen, was geschehen ist. Möglicherweise war das Nagetier, als es vom anfangs noch ganz mit Barbituraten gesättigten Fleisch gefressen hatte, selbst vergiftet worden und in seinem reiche Mahlzeiten versprechenden Kokon verendet. Aber dass wir keine weiteren Rattenknochen finden konnten, war seltsam – *wirklich* seltsam. Wo war das übrige Skelett geblieben? Hatte eine vorüberstreunende Katze die Ratte in ihrer Höhle entdeckt, sie vom Hintern aus gefressen und nur den Kopf zurückgelassen? Es war ein Fall wie eine Matrjoschka – man entdeckt ein Drama, in dem sich ein zweites verbirgt und in diesem ein drittes …

Die Verwesung kann durch eine Reihe natürlicher und künstlicher Faktoren aufgehalten werden. Gifte wie Arsen und Strychnin können genau wie Antibiotika und andere Medikamente den Zerfall stoppen, aber auch die zum Todeszeitpunkt herrschenden Umgebungsbedingungen können weiches Gewebe erhalten. Natürliche Mumien wie die oben beschriebene überdauern unter geeigneten Bedingungen Tausende von Jahren. Im Jahre 1991 wanderten zwei deutsche Touristen durch die Ötztaler Alpen an der österreichisch-italienischen Grenze, als sie auf eine mumifizierte Leiche stießen, die so perfekt erhalten war, dass sie vermuteten, es müsse sich um einen kürzlich verstorbenen Bergsteiger handeln. Der untere Teil seines Körpers war im Eis eingefroren, aber vom Nabel aufwärts sah der Mann fast noch so aus wie am Tag seines Hinscheidens. Die Wanderer schlugen Alarm, und der örtliche Polizist kam an den Fundort, um den Toten zu bergen. Dann brachte man ihn zur medizinischen Untersuchung nach Innsbruck – und dort stellte man schließlich fest, dass die Leiche schon mindestens 4000 Jahre alt war.

Ötzi – unter diesem Namen wurde der Mann bekannt – hatte seit dem Neolithikum an dieser Stelle in den Bergen gelegen. Er war ein Mann aus der Steinzeit. Die niedrigen Temperaturen und die starken Winde hatten dazu geführt, dass nicht nur seine Körpergewebe erhalten geblieben waren, sondern auch Kleidung und Schuhe, Bogen und Pfeile, die Nahrung in seinem Beutel und die Pilze, die er als Zunder mitgeführt hatte. Analysen seines Mageninhalts offenbarten, was er zuletzt gegessen hatte, und der Pfeil, der, wie kürzlich erwiesen, seinen Tod herbeigeführt hatte, steckte ihm noch im Schulterblatt. Wir verwesen nur, wenn das Umfeld in unserem Inneren wie in unserem Äußeren das Wachstum und die Aktivität von Mikroorganismen begünstigt. Werden sie dabei gehemmt, kann sich eine Mumie bilden. Viele solcher Mumien wurden in den Steppen Asiens und den Bergen Südamerikas gefunden, wo die Bedingungen zu extrem für mikrobielle Aktivität sind.

Wenn der Verwesungszustand nicht aussagekräftig genug ist, um uns genaue Informationen über den zeitlichen Ablauf eines Mordes zu liefern, müssen wir andere Indizien nutzen. Dafür haben biologische Forensiker eine weitere wichtige Waffe in ihrem Arsenal. Diese Waffe besteht aus einem ganzen Reich von Organismen, die sich auf der Erde bereits entwickelten, als es im Meer noch keine Fische, in der Luft noch keine Insekten und an Land noch keine Tiere und Pflanzen gab. Sie sind überall – im Boden, in und an Pflanzen und Tieren –, besiedeln unsere Landschaften, Gärten und Häuser und sind auch in unserem Körper präsent. Schon oft haben sie sich als Quelle sehr wichtiger Informationen erwiesen. Ich spreche von den Pilzen.

9 Freund und Feind

Ich studierte am Institut für Botanik des King's College London. Mykologie und Bakteriologie waren die beiden Studienfächer, in denen ich besonders gut war und die mir am besten gefielen. Zu den Pilzen gehören üblicherweise Mehltau, Schimmelpilze, Hefepilze, Flechten, Rostpilze, Brandpilze, Schleimpilze und natürlich das, was wir gemeinhin unter Speise- und Giftpilzen verstehen. Bis vor nicht allzu langer Zeit waren sie Forschungsgegenstand der Botanik, weil sie als Pflanzen galten, und es war der schwedische Botaniker Carl von Linné, der in seinem zweibändigen, 1753 veröffentlichten Werk *Species Plantarum* diesen monumentalen biologischen Irrtum beging. Als er die verschiedenen Gruppen der bekannten Lebewesen ausarbeitete, teilte er sie in Kategorien ein, denen er Namen gab. Die Pilze ordnete er den Pflanzen zu – und diese Entscheidung hatte 200 Jahre lang, also bis weit in die 1960er Jahre, Bestand. Erst dann warfen wir diesen Ansatz über Bord und siedelten die Pilze oder *Fungi* in ihrem eigenen Reich an, obwohl einige Ei- und Schleimpilze nun den Algen beziehungsweise Protozoen zugerechnet werden.

Pilze spalteten sich vor etwa anderthalb Milliarden Jahren von den übrigen Lebensformen ab, und jüngste molekulare Untersuchungen zeigen, dass sie mit Tieren enger verwandt sind als mit Pflanzen. Sicher ist, dass sie sich auf dieselbe Weise ernähren. Wie Tiere können sie nur mit Nahrung überleben, die bereits produziert wurde, meistens von Pflanzen oder Organismen, die letztlich Pflanzenmaterial zu sich nehmen. Außerdem findet ihre Verdauung wie auch bei einigen Tieren außerhalb des Körpers statt. Die Spinne fängt eine Fliege und pumpt sie mit Verdauungsenzymen voll, die das bedauernswerte Geschöpf zu einem Brei auflösen. Dann saugt die Spinne die Flüssigkeit aus und wirft die leere Hülle des Insekts weg. Pilze verhalten sich ähnlich, und einige im Erdreich lebende bilden tatsächlich klebrige, lassoartige Schlingen, mit denen sie winzige Fadenwürmer fangen. Dann dringen die Pilze in den Wurm ein und scheiden Enzyme aus, die das Gewebe der Beute in Moleküle zersetzen, die die Pilze wiederum in sich aufnehmen. Wenn eine Pilzspore keimt, bringt sie einen dünnen, Hyphe genannten Faden hervor, der sich immer wieder verzweigt und sich zu einem strahlenförmigen, zusammenhängenden Geflecht ausbreitet, das als Myzel bekannt ist. Pilze haben den Vorteil, dass sie ihre Nahrung durchsetzen oder sich über deren Oberfläche ausbreiten können. Das hebt sie von den Pflanzen ab. Pflanzen absorbieren mithilfe des magischen Moleküls Chlorophyll die Strahlungsenergie der Sonne und wandeln damit Kohlenstoffdioxid und Wasser in Glukose um. Wie alle Tiere müssen sich Pilze von lebendem oder totem Gewebe anderer Organismen ernähren, um wachsen und sich vermehren zu können.

Auch wenn Pilze wirklich sehr alt sind, versteinern sie nicht gut. Trotzdem wurden Überreste pilzartiger Organismen entdeckt, die etwa 2,4 Milliarden Jahre alt sind. Vor etwa 542 Millionen Jahren, und lange bevor dieses Kunststück den Pflanzen gelang, hatten Pilze vom Meer aus das Land besiedelt. Und im Silur, das vor circa 444 Millionen Jahren anbrach, hatten sie schon eine große Artenvielfalt entwickelt und besetzten viele ökologische Nischen. Um das einmal in einen Kontext zu setzen: Pilze hatten es sich bereits gut eine Milliarde Jahre, bevor die Dinosaurier auftauchten, auf der Erde gemütlich gemacht.

Taxonomen sind sich einig: Wir kennen den Großteil der Pflanzen und Tiere – mit Ausnahme der Fadenwürmer und Insektenordnungen wie Käfer, deren Artenzahl stetig steigt –, aber bei den Pilzen sieht es da ganz anders aus. Neue molekulare Untersuchungen brachten ans Licht, dass jede bisher beschriebene Pilzart wahrscheinlich aus fünf oder mehr Spezies besteht. Kürzlich wurde eine Spezies des *Aspergillus* (eine Gattung, zu der auch für den Menschen bedrohliche Krankheitserreger gehören) analysiert und festgestellt, dass es sich um 47 Arten von Organismen handelt, die jeweils ein unterschiedliches Potenzial aufweisen. Die Größe und Vielfalt des Pilzreiches ist schier überwältigend, und dennoch sind uns bisher kaum fünf Prozent der Arten bekannt, mit denen wir uns den Planeten teilen.

Pflanzen bauen auf, und Pilze bauen ab. Sie sind die Hauptakteure bei der Zersetzung von organischem Material. Nur sie sind in der Lage, Lignin zu spalten, ein komplexes Biopolymer, das für die Festigkeit von Holz sorgt. Doch sie spielen beim Abbau aller abgestorbenen Materie eine Rolle. An allem Toten labt sich der Pilz. Täte er das nicht und gäbe es keine Zersetzung, würden alle chemischen Bausteine des Lebens für immer in den abgestorbenen Überresten von Pflanzen und Tieren, wie auch von uns Menschen, eingeschlossen bleiben. Und wenn das eintreten würde, würde nichts mehr geboren werden und das Leben zum Stillstand kommen. Die Zersetzung ist unabdingbar, damit es überhaupt Leben gibt. Alles Lebende wird ständig wiederverwertet, und das schließt Sie und mich letztlich ein.

Bis vor Kurzem glaubte man in der Forensik, dass Pilze bei Ermittlungen nur in Fällen von Vergiftungen oder illegalem Konsum psychotroper (halluzinogener) Spezies Aufschluss geben könnten. Doch Pilze halten eine viel größere Palette an Informationen bereit. Art und Geschwindigkeit ihres Wachstums sowie die Muster, die sie dabei erzeugen – all das kann aufgezeichnet und ausgewertet werden und hilft einem scharfsinnigen Beobachter dabei, nachzuweisen, dass eine bestimmte Person sich zu einem bestimmten Zeitpunkt an einem bestimmten Ort aufgehalten hat, die Zeit abzuschätzen, die seit dem letzten Atemzug eines Opfers verstrichen ist, und die genaue Todesursache zu ermitteln. Wie Pollen hinterlassen Pilze Spuren, wo immer sie wachsen.

Pilze können mikroskopisch klein und unfassbar groß sein. Die Hyphen keimen aus winzigen Sporen, und diese Fäden vereinigen und dehnen sich zu einem zusammenhängenden, nach außen verzweigenden Pilzgeflecht aus, dem Myzel. Die Fäden halten nur inne, wenn sie auf ein Hindernis stoßen oder ihnen die Nahrung ausgeht. Wenn sie nicht aufgehalten werden und etwas Essbares finden, kann sich das Myzel jahrelang Kilometer um Kilometer ausbreiten. Es wurden mehrere riesige Kolonien von *Armillaria*-Arten (Hallimasch oder Honigpilze) in Nordamerika nachgewiesen, doch den Größenrekord hält ein kolossaler Gemeiner Hallimasch *(Armillaria ostoyae)*, der 1998 im Malheur National Forest in Oregon entdeckt wurde. Ausgehend von seiner derzeitigen Wachstumsrate, wird sein Alter auf etwa 2400 Jahre geschätzt, aber er könnte bis zu 8650 Jahre alt sein. Er erstreckt sich auf fast zehn Quadratkilometern, und während er sich von dem Punkt aus ausweitete, wo eine klitzekleine Spore einst keimte, hat er Bäume vernichtet und sich anschließend an ihnen gütlich getan, sodass ihm nie die Nahrung ausging. Abgesehen von den toten Bäumen, kann man ihn an den hübschen, honigfarbenen Pilzen erkennen, die in Scharen unten aus den Baumstämmen sprießen.

Das ist einer der größten Pilze der Welt. Aber auch Schwarzschimmel, *Cladosporium*, der zwischen Fliesen in schlecht belüfteten Badezimmern floriert, ist ein Pilz. Ebenso wie die grünen und weißen Flecken, die ein Brot überziehen, dass man zu lange liegen lässt, oder die verschiedenen Grüntöne, die eine Orange zieren, die auf dem Boden einer Obstschale ein vergessenes Dasein fristet. Auch bei Hefen, die Mehl und Wasser beim Brotbacken zugesetzt werden oder mit denen Bier gebraut wird, handelt es sich um Pilze. Ohne Pilze hätten wir nur wenige Antibiotika, kein Ingwerbier, keine Biowaschmittel, weder Tee noch Kaffee noch Bäume oder Blumen, kaum Vorräte in der Speisekammer, und wir müssten auch auf so manch andere Grundlagen unseres modernen Lebens verzichten. Selbst viele der Tiere, die wir verzehren, würden ohne Pilze in ihrem Verdauungstrakt nicht gedeihen, abgesehen davon, dass auch das Gras nicht wachsen würde, das ihnen als Nahrung dient.

Wir sind von Pilzen umgeben und durchdrungen und können ohne sie nicht überleben. Wir ernähren sie, und sie ernähren uns.

Wo immer sich verdauliche Nahrung findet, sind Pilze nicht weit. Ein einziger Teelöffel Boden aus der obersten Erdkruste kann über 100 000 lebensfähige Sporen und Pilzfragmente enthalten, von denen jedes eine Kolonie hervorbringen kann. Wenn Sie das nächste Mal aus dem Fenster schauen und über Ihre Umwelt nachdenken, ist das vielleicht einen Gedanken wert. Auf unserer Haut und der der meisten Säugetiere tummeln sich Hefepilze wie *Malassezia*, die normalerweise nicht schädlich sind, auch wenn eine Spezies davon die Hauptursache für Schuppen ist. Und natürlich haben viele schon einmal von *Candida* gehört, der Pilzinfektionen und andere Irritationen auslöst, aber auch in seltenen Fällen zum Tod führen kann, wenn er ins Blut gelangt und die inneren Organe befällt. Die meisten Menschen machen in ihrem Leben die eine oder andere Pilzinfektion durch. Falls Sie schon einmal Fußpilz hatten, hat Sie vermutlich eine Art von *Trichophyton* oder *Epidermophyton floccosum* heimgesucht. Da diese Organismen gewöhnlich den Boden besiedeln, empfiehlt es sich, die Füße zu bedecken, wenn man auf nackter Erde arbeitet oder läuft, denn durch den Pilz kann der Fuß (üblicherweise zwischen den Zehen) sehr wund und schuppig werden. Wenn *Trichophyton* runde, rote, wunde, schuppige Flecken an anderen Körperstellen wie auch der Kopfhaut hervorruft, spricht man von Ringelflechte. Bekanntermaßen sind Pilze nur schwer wieder loszuwerden, denn die meisten Medikamente, die sie abtöten, würden uns ebenfalls den Garaus machen. Bakterielle Infektionen kann man dagegen ziemlich leicht bekämpfen, denn Bakterien unterscheiden sich in jeder Hinsicht stark von uns. Mit Pilzen jedoch sind wir enger verwandt und teilen ihre Empfindlichkeit gegen bestimmte Giftstoffe.

Wenn ein lebender menschlicher Organismus, dessen Abwehr und Immunsystem in gutem Zustand ist, Pilzen einen derart fruchtbaren Lebensraum bieten kann, wie verhält es sich dann mit unserem Körper nach dem Tod? Für viele Pilzarten ist ein menschlicher Leichnam eine üppige Quelle an Nährstoffen, die darauf warten, verdaut zu werden. Und in einem ganz besonderen Fall hat sich das in mein Gedächtnis eingebrannt. Es war die Art und Weise, wie ein Pilz über den Teppich und das Sofa eines Mordopfers hergefallen war, die schließlich zur Überführung des Täters beitrug.

Stellen Sie sich einen Wohnblock im tristen, winterlichen Dundee vor. Sie werden Zeuge, wie eine Wohnungstür von der Polizei aufgebrochen wird, nachdem jemand seinen Freund als vermisst gemeldet hat. Dann sehen Sie einen ausgestreckt daliegenden Mann, dessen Gesicht in den Teppich gedrückt ist und der mehrere Stichverletzungen aufweist, die ganz offensichtlich zu seinem Tod geführt haben.

Nun nehmen Sie all das Blut und die anderen Körperflüssigkeiten wahr, die aus den Stichwunden auf die Möbel gespritzt und aus dem Opfer herausgesickert sind und den Teppich durchtränkt haben. Die Fenster sind geschlossen, und in der Wohnung ist es brütend heiß, denn die Zentralheizung läuft schon eine Weile auf Hochtouren. Die Blutspritzer sind von grauen, weißen, grünen und braunen Pilzen gesprenkelt, deren Sporen, die im Dornröschenschlaf in den Möbeln geschlummert haben, durch das plötzlich reichhaltige Nährstoffangebot wach geküsst worden sind. Bis jetzt war die Wohnung verschlossen gewesen. Der Leichnam war geschützt vor Aasfressern und Fliegen, die sonst vielleicht gekommen und Eier in seine Körperöffnungen abgelegt hätten. Die Pilze haben sich überall da ausgebreitet, wo sie etwas Verwertbares gefunden haben – aber nun, da das Blut und die Körperflüssigkeiten ausgetrocknet oder von dem Pilz aufgebraucht worden sind, während er sich ausgebreitet hat, ist das Wachstum zum Stillstand gekommen. Die Kolonien sind wie ein Atlas auf dem Teppich und markieren die Küstenlinien und Grenzen, die das Blut des Toten erreicht hat.

Das war der Anblick, der sich mir bot, als ich 2009 mit meinem Ehemann David den Nachtflug nach Dundee nahm und die Wohnung des Toten betrat. Einem der Polizeibeamten war zu Ohren gekommen, dass man anhand von Pilzen den zeitlichen Ablauf von Ereignissen rekonstruieren kann, und weil er ein schlaues Köpfchen war, schlug er dem leitenden Ermittlungsbeamten vor, uns zum Tatort zu bringen.

Wir stehen oft vor seltsamen, aber auch faszinierenden Rätseln, und der Schlüssel zur Klärung dessen, was hier geschehen war, war das Ausmaß, mit dem sich der Pilz in dem Blut aus den Wunden des Mannes ausgedehnt hatte. Als Erstes legten wir einen aussagekräftigen Abschnitt fest, fotografierten ihn und skizzierten die dort befindlichen Kolonien. Dann schnitt ich kleine Stücke aus den Sofakissen und dem Teppich heraus und legte sie in sterile Kunststoffbehälter. Wir hatten bereits telefonisch darum gebeten, die Feuchtigkeit und Temperatur aufzuzeichnen, und für die Wohnung lagen nun schon belastbare Messwerte vor. Sie zeigten, dass die Durchschnittstemperatur ungefähr 26 °C und die relative Luftfeuchte etwa 34 % betragen hatten. Für das Pilzwachstum angenehm warm, aber definitiv zu trocken – die meisten Pilze brauchen eine relative Feuchtigkeit von circa 95 %, um überhaupt zu gedeihen. Das kennen Sie sicher von Ihrem Zuhause. Wenn das Dach undicht ist, verunzieren alsbald schon schwarze und grüne Pilze die Tapete. Schimmelpilze fühlen sich dort wohl, wo es feucht ist. Für diese Wohnung bedeutete das, dass die Feuchtigkeit, bevor sich das Blut des Toten über den Teppich ergossen hatte, so gering war, dass die im Teppich und den Möbeln ruhenden Sporen nicht einmal keimen konnten. Und dann standen auf einen Schlag Nährstoffe und Wasser in Hülle und Fülle zur Verfügung.

Wir baten die Polizei, die Einrichtungen in ihrem forensischen Labor benutzen zu dürfen, und obwohl sie keinen mikrobiologischen Bereich hatten, besaßen sie eine gute Reinraumwerkbank, eine sterile Werkbank also, die meine Präparate vor umherfliegenden Sporen schützen würde. Wie gewöhnlich hatten wir all unsere kleinen Ausrüstungsgegenstände dabei, und ich richtete einen provisorischen Platz zum Beimpfen in der Werkbank ein. Dazu brauchte ich lediglich einen Bunsenbrenner zum Sterilisieren und Petrischalen mit einem einfachen Nährmedium. Sorgfältig kultivierte ich eine Reihe von Kolonien auf festen Nährmedien.

David war lange Zeit Direktor am International Mycological Institute in Kew gewesen, und den Großteil seines Berufslebens standen ihm Assistenten zur Verfügung, die die technische Fronarbeit leisteten – Proben und Teilproben entnehmen und kultivieren. Ich dagegen hatte nie den Luxus, dass mir jemand diese Mühe abnahm, und daher ist mir meine Fingerfertigkeit als Mikrobiologin nie abhandengekommen. Und nachdem ich die Muster des Pilzwachstums auf den verschiedenen Textilien fotografiert und gezeichnet hatte, definierte ich repräsentative Bereiche für die Probenahme und vermaß die Kolonien, die auf meinen Zeichnungen am deutlichsten abgegrenzt waren. Dann schnitt ich einzelne Gewebeteile aus, kultivierte jede Kolonie auf Agarplatten (Petrischalen mit festem Nährmedium) und verstaute die Proben in sterilen Behältern. Schließlich flogen wir mit unserem schimmelbesetzten Teppich- und Kissenmaterial und den wertvollen Kulturen zurück gen Süden und nahmen ein Experiment in Angriff, mit dem wir herausfinden wollten, was uns das Pilzwachstum in dieser Wohnung erzählen konnte.

Zunächst beimpften wir die schimmelbefallenen Faserproben bei der gleichen Temperatur wie in der Wohnung. Als die Pilzkolonien vier Tage darauf genauso aussahen wie zu dem Zeitpunkt, als wir sie aus Kissen und Teppich herausgeschnitten hatten, war klar, dass ihr Wachstum durch irgendetwas gestoppt worden war, und zwar vermutlich durch Wassermangel.

Um das zu überprüfen, befeuchteten wir die Gewebe mit Rinderblut und inkubierten sie über Nacht. Am Morgen darauf hatten sich die Pilze explosionsartig vermehrt. Jede Pilzkolonie hatte sich ausgebreitet, um Platz gerangelt, die anderen überwuchert, wo immer das möglich war, sodass kein Fleckchen mehr frei geblieben war. Jetzt hatten wir eine Arbeitshypothese. Die Wärme in der Wohnung hatte die Körperflüssigkeiten ausgetrocknet, und sobald sie trocken waren, konnte sich der Pilz nicht weiter ausdehnen. Indem wir die Größe der Kolonien auf dem Teppich ausmaßen und sofern wir die Wachstumsrate der verschiedenen Pilze kannten, konnten wir ermitteln, wie lange der Leichnam mindestens dort gelegen haben musste.

Das bedeutete, dass wir von jeder in Dundee angelegten Reinkultur eine Teilprobe in der Mitte einer neuen Petrischale mit Nährmedium kultivieren mussten. Der Pilz würde sich dann von der Impfkultur ringförmig nach außen ausbreiten. Anschließend beobachteten und maßen wir den Umfang und die Geschwindigkeit der Ausdehnung der drei isolierten Kulturen, die David als *Mucor plumbeus*, *Penicillium brevicompactum* und *Penicillium citrinum* identifiziert hatte. Wir stellten den Inkubator auf 26 °C, und nach zwei Tagen bedeckte *Mucor*, ein Pilz, der wie Unkraut schießt, erwartungsgemäß praktisch die gesamte Platte. Die beiden *Penicillium*-Arten brauchten fünf Tage, um den gleichen Durchmesser wie am Tatort zu erreichen. Das wiederum hieß, dass sich das Blut mindestens fünf Tage, bevor der Leichnam entdeckt wurde, auf Kissen und Teppich verteilt haben musste. Dennoch waren wir ehrlich überrascht, als der Täter, ein »Freund« des Opfers, später gestand, er habe den Mord tatsächlich fünf Tage, bevor die Polizei verständigt wurde, begangen. Hätten die Fenster offen gestanden, wären Fliegen eingedrungen, und die Polizei hätte unweigerlich einen Entomologen hinzugezogen, um den Todeszeitpunkt zu bestimmen. Doch nun hatten wir wieder einmal demonstriert, wie nützlich unsere Arbeit ist, wenn die erprobten Methoden nicht zum Ziel führen.

Pilze liefern zudem auszeichnete Primärspuren oder ergänzendes Beweismaterial neben Pflanzen, Pollen und Sporen. Dafür prädestiniert sind sie deshalb, weil sie auch noch auf dem winzigsten Nahrungsrest gedeihen, sei es auf Glas, Papier, Holz, Leder oder selbst Kunststoff. Pilze haben verschiedene Lebensweisen übernommen. Sie können sich einfach von abgestorbener organischer Materie ernähren, und das ist der Grund, warum das Laub in einem Obstgarten bis zum Frühjahr verschwunden ist. Oder sie dringen als Parasit in einen Wirt ein und töten ihn vielleicht sogar, damit sie die Überreste zur Nährstoffgewinnung nutzen können.

Einige Pilze gehen enge Lebensgemeinschaften mit Pflanzen ein, von denen beide Seiten profitieren. Die Pflanze führt dem Pilz Glukose zu, und im Austausch versorgt der Pilz die Pflanze mit Phosphat, Wasser und anderen Nährstoffen. Während sich das Pilzgeflecht immer weiter durch den Boden arbeitet, verlängert es quasi das Wurzelwerk der Pflanze. Noch wunderbarer finde ich, dass sich ein Pilz mit mehreren Pflanzen gleichzeitig zusammenschließen kann und dass die Nährstoffe dann durch das gesamte System transportiert werden. Das bedeutet, dass Pflanzen sich miteinander verbinden können, und eine Pflanze, die um ihr Überleben kämpft, über den Pilz von einer anderen Pflanze ernährt werden kann. Wenn also ein Baum am Waldrand vor Kraft nur so strotzt und ein anderer im Waldesinneren verkümmert, kann der äußere dem inneren Baum Nährstoffe zukommen lassen. Wenn wir uns vorstellen, dass jede Pflanze mit vielen Spezies dieser Pilze eine symbiotische Beziehung eingehen kann, können wir uns die Vegetation als etwas miteinander Verbundenes, anstatt als Einzelwesen vorstellen. In der Ökologie kommt der Begriff *Wood Wide Web* in Mode. Die Welt ist so komplex und so unglaublich faszinierend!

Doch nicht alle Pilze sind gutartig, nicht wenige sind gnadenlose Killer. Sie leben nicht in Harmonie mit ihrem Wirt, sondern fallen in ihn ein, töten ihn, saugen ihn aus und ziehen danach weiter, entweder, indem ihre Sporen durch die Luft fliegen und auf Blättern und Stielen landen, oder indem sie durch den Boden kriechen und die Wurzeln angreifen. Auch Tiere profitieren von oder leiden an Pilzinfektionen. Diejenigen, die im Verdauungstrakt der Tiere leben, zersetzen aktiv unverdauliche Nahrung in einfache Moleküle, die der Wirt verwerten kann. Kühe, Schafe und Ziegen käuen wieder, damit die zahlreichen, im Magen angesiedelten Mikroorganismen unverdauliche Nahrung wie Gras, Heu und Blätter aufspalten können. Ohne Pilze würden sie verhungern. Das Wildkaninchen muss sogar seinen eigenen Kot fressen, weil der Darmabschnitt, in dem Mikroben die Nahrungsbestandteile in eine verwertbare Form bringen, hinter dem Darmabschnitt liegt, in dem die Nährstoffe vom Körper aufgenommen werden. Welch eine Laune der Natur!

Eine weitere, überraschend stabile Symbiose von Pilzen und Pflanzen – und zuweilen von Pilz, Pflanze und verschiedenen Bakterienarten – ist die Flechte. Eine Flechte ist ein schuppiger, blatt- oder sogar buschartiger Bewuchs, der sich in schöner Regelmäßigkeit und in allen möglichen Farbtönen, von Gelb und Orange bis Grün, Grau oder Schwarz, auf Steinen, Gebäuden, Wänden, Baumstämmen, Blättern und sogar dem Boden findet. Eine Spezies sieht einfach wie festgetretener Kaugummi aus und verschandelt den Gehweg, auf dem sie sprießt. Die Lebensgemeinschaften der Flechten sind unglaublich alt und reichen Hunderte Millionen Jahre zurück. Es sind fein ausbalancierte Verbindungen, die extreme physikalische und chemische Bedingungen auf unserer Erde tolerieren können. Sie kommen in der Antarktis und in kargen Wüsten vor, in ihrer größten Vielfalt aber in heißen, feuchten Urwäldern und in Wäldern der gemäßigten Klimazone.

Flechten sind echte Überlebenskünstlerinnen und haben Weltraumraketen überdauert, die brennend herabgestürzt sind. Ein Exemplar von *Xanthoria*, das über einen Zeitraum von achtzehn Monaten außen auf der Internationalen Weltraumstation angebracht war, hat der kosmischen und UV-Strahlung und sogar dem Vakuum im Weltall standgehalten.

Flechten sind uralt und widerstandsfähig, und jede von ihnen ist alles andere als ein Einzelorganismus (ebenso wenig wie Sie oder ich es sind), sondern eine mikrokosmische Gemeinschaft eines Pilzes mit einer oder mehreren Algen und Bakterien. Wie andere Pilze sind sie ein guter Gradmesser für Zeit. Auch Geologen, die das Wachstum und den Rückgang von Gletschern bestimmen wollen, haben anhand von Flechten die Veränderungen der Eismassen im Laufe der Zeit ermittelt. Und so kam es, dass David und mich, als wir vor ein paar Jahren auf einer Konferenz über Biodeterioration (Materialzerstörung aufgrund biologischer Einflüsse) in Manchester weilten, ein dringender Hilferuf erreichte. Auf einer ruhigen, von Wäldern gesäumten Straße in 300 Kilometern Entfernung hatte ein Lastwagenfahrer, der am Straßenrand angehalten hatte, um seine Notdurft zu verrichten, eine verdächtige Tüte entdeckt, deren Inhalt er für ein abgetrenntes Körperteil hielt. Ein Mordfall, bei dem das Opfer zerstückelt worden war, hielt damals das ganze Land in Atem, und die Öffentlichkeit war aufgefordert worden, nach allem Verdächtigen Ausschau zu halten.

Der Fall wurde uns in groben Zügen geschildert. Ein Mann und eine Frau hatten einen Bekannten aus Neid auf dessen Besitz getötet. Sie rissen sich seine Wohnung und sein Auto unter den Nagel und glaubten in ihrer grenzenlosen Naivität, damit davonkommen zu können. Das unglückselige Opfer war fachmännisch zerlegt und seine Körperteile waren überall verstreut worden. Der Schädel wurde in Leicestershire gefunden, der Torso in einem Koffer in einem Fluss in Hertfordshire, und Arme und Beine wurden an verschiedenen Straßenrändern, in Wäldern und auf Feldern entdeckt. Ich hatte bereits mehrere der abgetrennten Körperteile und den Schädel untersucht, aber was Botanik und Mykologie bei einem einzelnen Bein bewirken konnten, hinterließ bei vielen einen nachhaltigen Eindruck.

David und ich verließen eilends die Konferenz und fuhren so schnell, wie es das Tempolimit eben erlaubt, durch die Midlands, vorbei an Birmingham und seinen ewigen Staus, bis zu der Stelle, wo das Bein aufgetaucht war. Der Fundort war bereits abgesperrt worden, und bei unserer Ankunft hatte die Spurensicherung das Bein schon in die Gerichtsmedizin verfrachtet, wir verpassten es um zwanzig Minuten. Bis heute will mir der Grund dafür nicht in den Kopf. Weil wir davon ziemlich genervt waren und im schwindenden Tageslicht ohnehin wenig ausrichten konnten, zogen David und ich uns, erledigt von der Konferenz und langen Fahrt, in ein örtliches Bed & Breakfast zurück. Am Morgen darauf erschienen wir frisch und munter am Fundort des Beines. Als Erstes untersuchte ich die Vegetation, ermittelte, auf welchen Wegen sich die Täter bewegt haben könnten, und nahm Bodenproben, um sie mit den Schuhen oder der Kleidung eines Verdächtigen oder mehrerer Verdächtiger vergleichen zu können, sobald man sie in Gewahrsam genommen hatte. Als der Lastwagenfahrer das Bein entdeckt hatte, war es in eine blaue Kunststofffolie eingewickelt. Er behauptete, nichts angefasst, sondern sofort die Polizei verständigt zu haben, als ihm dämmerte, dass er da auf etwas Brisantes gestoßen war. Doch als ich den Boden studierte, war offensichtlich, dass er um das Päckchen herumgeschlichen und es mit Sicherheit etwa einen Meter verschoben haben musste. Woher ich das wusste? Tja, die Stelle, wo das Bein ursprünglich gelegen hatte, war für mich eindeutig erkennbar. Nagetiere hatten die blaue

Verpackung angeknabbert und Regenwürmer bereits begonnen, die Fetzen unter ihren Häufchen zu begraben.

Einige krautige Pflanzen waren offenbar von dem Gewicht platt gedrückt worden, doch sie waren noch grün und erholten sich bereits wieder. Die abgekauten Kunststoffteilchen und die kleinen Kräuter lagen etwa einen Meter entfernt vom angeblichen Fundort des Päckchens, den die Spurensicherung sorgfältig markiert hatte. Mir war nun klar, dass der Lastwagenfahrer es mit der Wahrheit nicht ganz so genau genommen und seine Neugier ihn dazu getrieben hatte, das Fundstück zu bewegen. Ich bezweifelte aufgrund des Zustands der Pflanzen, dass es mehr als ein paar Tage dort gelegen haben konnte, und auch deshalb, weil die Plastikfragmente im Vergleich zu dem, was ich bei anderen Fällen erlebt hatte, kaum unter den Regenwurmexkrementen vergraben waren. Von Tag zu Tag brachten die Ermittlungen grausigere Details ans Licht. Es war nicht das einzige Körperteil, das an einer entlegenen Stelle auftauchte. David und ich hatten bereits den Kopf an der Fundstelle in Leicestershire sowie einen Arm und das andere Bein an verschiedenen Orten in Hertfordshire untersucht. Die Polizei hatte die Verdächtigen schon gefasst und war nach deren Verhör zu dem Schluss gekommen, dass der Mord zwei Wochen vor der Auffindung des letzten Beines geschehen sein musste. Daher nahmen sie an, dass alle Körperteile gleichzeitig vor etwa zwei Wochen entsorgt worden waren.

Ich kniete nieder und begutachtete sorgfältig die Pflanzen, die von dem Päckchen in Mitleidenschaft gezogen worden waren, als David meinen Rücken antippte und auf einen Zweig deutete, der über einem Pflanzenstiel an der ursprünglichen Ablagestelle des Beines lag. Ich folgte Davids Finger und entdeckte ausgedehnte Kolonien von *Xanthoria parietina* auf dem Zweig. Diese Flechte ist im Licht hellgelb mit orangefarbenen Fruchtkörpern, im Schatten jedoch grau und orange, wie beispielsweise auf der Unterseite von Ästen. Sie ist in Südengland, besonders in Straßennähe, weit verbreitet, wo ihr Wachstum durch die Stickstoffabgase von Fahrzeugen gefördert wird. Aber das war hier nicht von Belang. Die Kolonien auf dem Zweig waren tatsächlich gelb, und David wusste aus seiner Feldforschung, dass sie grünlich wurden, wenn man sie bedeckte, auch wenn er nicht wusste, wie lange das dauerte. Wir spürten, dass das wichtig sein könnte, auch wenn wir in jenem Moment noch nicht ahnten, wie nützlich es sein würde. Wir lasen den Zweig vom Boden auf, rissen ein paar andere von nahe gelegenen Ästen ab, und der anwesende Polizeibeamte trug sie in die Liste der gesicherten Beweismittel ein.

Unsere Arbeit hier war vorerst erledigt, und wir nahmen die Zweige mit nach Hause in unseren Garten. Wir wohnen neben einer der größten Eichen in Surrey, deren Blätter am Ende des Herbstes eine regelrechte Plage sind, uns jetzt aber gut zupasskamen. Wir lassen unseren kleinen Obstgarten verwildern, damit Füchse und Dachse einen Ort haben, an dem sie sich sonnen, wälzen und herumtollen können, wie wir es schon oft beobachtet haben. Außerdem ist er gut geeignet, um einfache Experimente zur Überprüfung von Hypothesen durchzuführen, und so beschlossen wir, die Proben hier unter die Lupe zu nehmen. David war bekannt, dass die Flechte im prallen Sonnenlicht gelborange leuchtete, wenn aber Schatten darauf fiel, zum Beispiel unten auf einem Ast, wurde sie grün und starb schließlich ab. Indem wir die Geschwindigkeit ermittelten, mit der diese bestimmte Flechte grün wurde, wenn man ihr das Licht entzog, konnten wir vielleicht herausfinden, wie lange das abgetrennte Bein am Straßenrand gelegen hatte.

Wir bauten einen kleinen Käfig aus Hühnerdraht, um ungewollte Beeinträchtigungen zu verhindern, und legten ihn mit einer dicken Schicht vertrockneter Eichenblätter aus, um den mit Laub bedeckten Waldboden nachzuahmen, auf dem das Bein entsorgt worden war. Dann nahmen wir drei Zweige, deren Flechtenbewuchs gut erhalten war, und betteten sie auf die Blätter. Den ersten Zweig setzten wir komplett der Sonne aus, die anderen beiden bedeckten wir mit blauen, mit Sand gefüllten Beuteln, um das Gewicht des abgetrennten Beines zu simulieren.

Dann blieb uns nichts anderes übrig, als zu warten. Nach zwei Tagen entfernten wir den Sandbeutel vom zweiten Zweig, aber auf dem dritten ließen wir ihn liegen, bis fünf volle Tage verstrichen waren. Das Resultat war interessant. Die erste Flechte, auf die konstant Licht gefallen war, war immer noch gelb – und zwar ein bisschen gelber als zuvor. Sie hatte mehr Sonne abbekommen als am Tatort und entsprechend reagiert. Die zweite Flechte war gelblich mit grünlichen Einfärbungen. Der dritte Zweig jedoch, der fünf Tage kein Licht gesehen hatte, war komplett grün. Was das für unseren Fall bedeutete, war eindeutig. Wenn diese Flechtenart nach fünf Tagen ohne Licht grün wurde, aber auf dem Zweig an der Ablagestelle noch immer größtenteils gelb war, musste das Bein weniger als fünf Tage darauf gelegen haben.

Als David und ich unser Ergebnis mitteilten, trauten die Polizisten ihren Ohren kaum, denn sie waren überzeugt gewesen, dass das Bein schon seit zwei Wochen dort war. Der engere Zeitrahmen mochte die Ermittlungsergebnisse auf den Kopf stellen, aber die Flechte – wie vieles in der Natur – log nicht. Die Erkenntnisse aus den Untersuchungen waren einfach nicht so hieb- und stichfest, wie die Polizei angenommen hatte.

David und ich halfen weiter bei der Aufklärung des Falls, der nun den Beinamen »Jigsaw Case« (Puzzle-Mordfall) erhielt, weil das bedauernswerte Opfer in seine Einzelteile zerlegt worden war. Schließlich wurde der Torso entdeckt. Er war in ein blaues Handtuch gewickelt, in einen billigen Koffer gestopft und in einen Fluss geworfen worden, kilometerweit entfernt von den Gliedmaßen, die wir bereits untersucht hatten. Wir wateten durch das eiskalte Wasser, während der Torso geborgen wurde, der sich jedoch am besten in der Gerichtsmedizin begutachten ließ. Es war erst die dritte

Leiche, die David während seiner forensischen Arbeit zu Gesicht bekam, und sein erstes Mal in der Gerichtsmedizin. Auf jenen Tag blicke ich mit einem schlechten Gewissen zurück, denn ich war damals schrecklich unsensibel. David ist mir in vielerlei Hinsicht so ähnlich, dass ich davon ausgegangen war, ihm würden die Atmosphäre und die Vorgänge im Sektionssaal nichts anhaben. Doch ich sehe noch immer sein kreidebleiches Gesicht vor mir und höre seine zittrige Stimme, als ich ihn fragte, ob er lieber die Pilzkolonien auf dem Torso ausmessen oder in Vorbereitung auf die entomologische Untersuchung die Maden in heißem Wasser abtöten würde. Er entschied sich für die Maden, und ich erinnere mich daran, wie er mucksmäuschenstill in seiner kleinen Ecke des Seziertisches mit Wasserkocher und Flaschen hantierte. Später gestand er mir, dass es ihn angewidert hätte, diese kleinen, zappelnden Dinger zu töten, besonders den hübschen Käfer, der sich unglücklicherweise unter die Schar der Aasfresser im Koffer gemischt hatte.

Was mit einem Bein am Rand einer Straße begann, entpuppte sich als Geschichte, die so abscheulich war, dass selbst der fantasievollste Krimiautor Mühe gehabt hätte, sie sich auszudenken. Nachdem ein Bekannter sie in seinem Appartement wohnen ließ, beschlossen der Täter und seine Freundin, eine sehr junge Prostituierte und Mutter von zwei Mädchen, diesen Mann aus Habgier zu töten. Sie stachen ihm in den Rücken, während er schlief. Der Täter, der früher einmal als Fleischer gearbeitet hatte und Leichen für kriminelle Banden außerhalb Londons zerstückelt haben soll, nahm sein altes Handwerk wieder auf, zerteilte seinen ehemaligen Kollegen und Trinkkumpan und verstreute ihn im ganzen Land. Vielleicht glaubten sie, dass man ihnen nie auf die Schliche kommen würde – aber wie ich immer wieder erlebt habe, kann der kleinste Hinweis aus der Natur uns den richtigen Weg weisen, sodass der Gerechtigkeit genüge getan wird.

10 Der letzte Atemzug

Unsere Körper sind dynamisch und befinden sich in ständigem Wandel. Das liegt daran, dass in uns permanent biologische Auf- und Abbauprozesse stattfinden. Wenn wir atmen und essen, nehmen wir die Außenwelt in unser Innerstes auf, und, einfach ausgedrückt, picken wir uns das heraus, was wir brauchen, und scheiden den Rest in Form von Schweiß, Urin und Kot wieder aus. Was die meisten Menschen nicht wissen, ist, dass in unserer Nahrung und in unserem Wasser winzige Mengen an Radioaktivität vorkommen und diese sich in unserem Weichteilgewebe sowie in unseren Knochen, Haaren und Nägeln ablagern. Jeder Teil der Welt hat eine eigene radioaktive Signatur in Gestalt von Radioisotopen, und aufgrund dieser Signatur können wir nachverfolgen, wo Sie sich seit Ihrer Geburt überall aufgehalten haben. An einem Zahn lässt sich Ihr Geburtsort nachweisen, der Oberschenkelknochen erzählt uns etwas über Ihre Reisen im letzten Jahrzehnt, denn der Knochen erneuert sich etwa alle zehn Jahre, und Ihre Haare und Nägel liefern Informationen darüber, welche Erdregionen Sie in jüngerer Zeit besucht haben. Es braucht etwa einen Monat, bis Ihr Fingernagel um ein Sechstel, Ihr Fußnagel um ein Zwölftel und Ihr Kopfhaar um ungefähr 1,3 Zentimeter gewachsen ist. Das bedeutet, dass sich Monat für Monat nachvollziehen lässt, wo Sie gewesen sind.

Die Luft liefert den Sauerstoff, den wir zur Verwertung von Nährstoffen benötigen, doch während wir atmen, können auch Spuren des geografischen Ortes in unserem Körper zurückbleiben, dessen Luft wir eingesogen haben. Neben Radioisotopen ist die Luft voller Partikel und Rückstände, und falls Sie das jemals bezweifelt haben, denken Sie einmal an all jene, bei denen an jedem trockenen Sommertag die Augen zu tränen und die Nase zu laufen anfängt. Jeder Mensch, der an Heuschnupfen leidet, bezeugt, dass die Luft, die wir atmen, angereichert ist mit Pollenkörnern, Pflanzen- und Pilzsporen sowie anderen, unbekannten Allergenen.

Schauen Sie sich einfach einen Sonnenstrahl an, der durch Ihr Fenster fällt, und Sie werden feststellen, dass er eine Fülle von Teilchen enthält, die bei jedem kleinsten Luftzug aufwirbeln und umherschweben. Die meisten von uns sind sich der sogenannten Aerosole[1], die wir einatmen, nicht bewusst. Schließlich ist eine der Hauptaufgaben der Nasenschleimhaut, die kleinen Fremdkörper festzuhalten und zu verhindern, dass sie zu tief in unsere Nebenhöhlen und Lungen eindringen. Aber wer empfindlich oder allergisch ist, hat unter diesen Reizstoffen gewiss zu leiden. Sie können für eine geraume Zeit auf den Schleimhäuten unserer Nasenhöhlen haften bleiben, besonders auf denen, die die Nasenmuschel bedecken, also den Knochenlamellen, die die Nasengänge unterteilen und die eingeatmete Luft stetig in die Lunge leiten. Wir haben keine Ahnung, wie lange diese Partikel intakt bleiben können, und das mit Experimenten herauszufinden, ist praktisch unmöglich. Die Gelegenheit, die tatsächliche Pollenbelastung der Nasenmuschel zu beobachten, ist zwangsläufig selten. Schließlich gibt es nur eine begrenzte Anzahl von Leichnamen, die dahingehend analysiert werden können. Doch insbesondere dank einiger meiner Fälle gewinnt die äußerliche und innere Untersuchung von Leichen auf Pollen und Sporen in der forensischen Pathologie allmählich an Bedeutung. Durch Partikel, die unser Körper zufällig aufgenommen hat, konnten Verbrechen aufgedeckt und geahndet werden.

Begeben wir uns knapp dreißig Jahre zurück in die sachsen-anhaltinische Stadt Magdeburg an der Elbe. Magdeburg hat die Höhen und Tiefen der Geschichte mehr zu spüren bekommen als

1 Aerosole: all die winzigen Partikel, die in der Luft schweben. Dazu gehören gewöhnlich Pollen, Sporen, Fragmente organischer Materialien und Staub.

andere Städte vergleichbarer Größe, und 1994 kam ein weiteres Detail seiner düsteren Vergangenheit zum Vorschein. Beim Ausheben des Fundaments für ein neues Wohngebäude wurde mitten in der Stadt ein Massengrab mit 32 nicht identifizierten Skeletten entdeckt. Auf der Grundlage von Zeugenaussagen und dem schlechten Gebisszustand der Opfer hielt man sie für sowjetische Soldaten. Aber die Magdeburger waren geteilter Meinung, wer für deren Tod verantwortlich war. Es war gut möglich, dass die Gestapo während der Wirren im Frühling 1945 den Massenmord verübt hatte, doch zeitgleich kursierte die Theorie, dass Agenten des sowjetischen Geheimdienstes KGB, der nach dem Krieg eine Zentrale in Magdeburg unterhielt, die Männer 1953 ermordet hatten, weil sie sich nicht an der Niederschlagung des Volksaufstandes beteiligen wollten. Wenn es die Gestapo gewesen wäre, wäre es im Frühjahr geschehen, wohingegen der Volksaufstand im Juni stattgefunden hatte. Reinhard Szibor von der Otto-von-Guericke-Universität Magdeburg glaubte, dass sich das Rätsel lösen ließe, wenn man die Jahreszeit bestimmen könnte.

Die Nasenmuscheln befinden sich hoch oben in den Nasengängen und bestehen aus einem regelrechten Korallenriff aus sehr dünnem Knochen, der von feinen Schleimhäuten überzogen ist. Aufgrund der Klebrigkeit der Schleimhäute bleiben alle Partikel darauf haften, bis der Schleim beim Naseputzen entfernt wird. Szibor wollte herausfinden, ob er die Pollen in den Nasenmuscheln der vergrabenen Opfer dem Frühjahr oder Sommer zuordnen konnte, und ein einjähriges Experiment schien die Gültigkeit seiner Theorie zu untermauern. Er bat einen seiner Doktoranden, sich im Zeitraum eines Jahres die Nase in festgesetzten Abständen zu putzen und dann die Pollenkörner in den Taschentüchern zu bestimmen. Das Ergebnis verleitete beide zu der Annahme, dass sie tatsächlich die Frühlings- von den Sommerpollen in den Taschentüchern trennen konnten. Szibor ordnete Erle, Hasel, Weide und

Wacholder dem Frühjahr zu, Roggen, Wegerich und Linde hingegen dem Sommer. Basierend auf seinen Beobachtungen und der Experimentreihe, kam er zu dem Schluss, dass die Opfer ihr Ende im Sommer gefunden hatten und daher eher der KGB als die Gestapo für die Tötungen verantwortlich zeichnete.

Anhand von Pollen hatte man zuvor schon archäologische Funde datiert, aber Szibor war der Erste, der versuchte, sie aus den Nasenmuscheln von Schädeln zu extrahieren. Er war überzeugt davon, dass er durch seine Methode zwischen Frühling und Sommer unterschieden hatte, und ich war davon sehr beeindruckt. Doch dann zeigte mir die BBC ein Video, in dem er seine Technik demonstrierte, und obwohl ich ins Studio eingeladen worden war, um in der bekannten Sendung *Tomorrow's World* die Vorzüge dieser Methode zu preisen, wurde mir immer unwohler dabei, als man mir die Aufnahmen vor der Sendung im Aufenthaltsraum vorführte. Nachdem ich das Video gesehen hatte, war ich mehr als nur skeptisch, ob die Ergebnisse wirklich so lupenrein waren, wie Szibor behauptet hatte. Er war kein Botaniker und schien sowohl die Verunreinigung des Bodens als auch Rückstände anderer Pollen zu vernachlässigen. Wenn Pollen einer bestimmten Jahreszeit weit mehr als vierzig Jahre lang im Magdeburger Boden überdauert hatten, fanden sich gewiss dort auch Pollen aller anderen Jahreszeiten. Ich habe mich lange und intensiv mit der Pollenanalyse von Böden auseinandergesetzt, und in einigen Böden werden Pollen tatsächlich sehr gut konserviert – doch die Bodenmatrix enthält wahrscheinlich die Rückstände eines ganzen Jahres und vermutlich sogar mehrerer Jahre. Bodenlebewesen, insbesondere Regenwürmer und unzählige, winzige Gliederfüßer, vermischen große Mengen der Erdschichten und damit auch die darin enthaltenen verschiedenen Pollen. Daher hegte ich Zweifel an der Methode, mit der Szibor die Pollen einer bestimmten Jahreszeit in Nasenmuscheln identifiziert haben wollte, die vierzig Jahre im Boden gelegen hatten und dadurch stark verunreinigt worden waren. Er hielt seine Zuordnung für wasserdicht, aber möglicherweise handelte es sich auch bloß um einen Zufallsbefund.

Trotz meiner Vorbehalte fand ich seine Idee aber brillant. Meiner Meinung nach ist es jedoch unabdingbar, die Nasenmuschel von jedweder Verunreinigung durch andere Schädelteile zu befreien und die Bodenvergleichsproben gründlich zu durchmischen, um sich ein genaues Bild der darin enthaltenen Pollen machen zu können. Von da an spülte ich die Nasenmuscheln von Leichnamen aus, wann immer sich mir die Gelegenheit dazu bot, um zu sehen, ob sie verwertbare Hinweise lieferten. Das war tatsächlich bei einigen Ermittlungen der Fall, und 2000, sechs Jahre nach meinen ersten zaghaften Gehversuchen auf dem Gebiet der Forensik, half mir diese Technik dabei, das Rätsel um einen jungen Mann zu lösen, der in einem Wald in Hampshire erdrosselt worden war.

An einem bitterkalten Dezembermorgen im Jahr 2000, zwei Tage nach Weihnachten, ging ein Mann mit seinem Hund spazieren, um sich die vielen Festtagspasteten abzutrainieren und die knackige Winterluft in einem Waldstück gut zwanzig Kilometer nordwestlich von Portsmouth zu genießen. Heute besteht es größtenteils aus Neubepflanzungen, aber es finden sich dort auch noch Rudimente des alten Königsforsts von Bere, und weil es dort von Reit- und Wanderwegen nur so wimmelt, ist es eines der am besten erschlossenen Waldgebiete von Hampshire. Plötzlich sauste der Hund des Mannes los, verschwand zwischen den Bäumen und hörte nicht auf die Pfiffe seines Herrn, was ihm gar nicht ähnlich sah. Etwas weiter am Wegesrand wich das dichte Unterholz einer sanft abfallenden Wiese, die offensichtlich von Kaninchen und Wild kurz gehalten wurde und beständig feucht war, wie die vereinzelten Binsen- und Seggenbüschel zeigten. Die Stelle bot sich an, um in den Wald zu gelangen, ohne sich durch Brombeergestrüpp und Adlerfarndickicht schlagen zu müssen.

Der Mann hielt inne und lauschte. Zu seiner Linken vernahm er ein enttäuschtes Winseln – und dort traf er bei einer kleinen Lichtung seinen Hund an, der an etwas Rundem kratzte, das aus dem Boden unter einer gewaltigen Buche hervorragte. Der Mann zog den Hund weg und stieß das Ding mit dem Gehstock an. Als er aber erkannte, dass sich an der Rundung ein Ohr befand, taumelte er entsetzt zurück. Der Kopf lag mit dem Gesicht nach unten, und der Rest des Körpers war vergraben.

Ein dicker Ast war über diese letzte Ruhestätte gelegt worden. Seltsamerweise markieren Mörder oft ein Grab auf die eine oder andere Art, vermutlich, damit es leichter wiederauffindbar ist. Viele Täter sind bekanntermaßen an das Grab ihrer Opfer zurückgekehrt, wahrscheinlich um sich zu vergewissern, dass die Leiche gut versteckt ist. Aber wer weiß schon, was in den Köpfen von Verbrechern vor sich geht?

Bald darauf trafen Polizeibeamte ein und sperrten den Fundort ab, und einige bedauernswerte Constables wurden zum Wachdienst abkommandiert. Das Opfer aus Portsmouth war schon seit über sechs Wochen verschwunden, als die Polizei nun einen forensischen Archäologen zur Bergung der Leiche hinzurief. Die Familie des Toten hatte das Weihnachtsfest verbracht, ohne zu wissen, wo ihr 24-jähriger Sohn abgeblieben war, und nachdem er als vermisst gemeldet worden war, hatte niemand ihre Fragen beantworten können. Es war lediglich bekannt, dass er zuletzt in seinem weißen Lieferwagen der Marke Ford Escort am 11. November am Strandbad Hilsea Lido in Portsmouth gesehen worden war. Der ausgebrannte und zerstörte Lieferwagen war in derselben Nacht noch auf einem örtlichen Gewerbegebiet entdeckt worden.

Die Verwesung hatte bei dem Leichnam definitiv schon eingesetzt, aber die niedrigen Wintertemperaturen mussten den Prozess derart verlangsamt haben, dass sich anhand von Standardmodellen nicht hätte berechnen lassen, wie lange er dort schon lag. Der Pathologe konnte schnell ermitteln, wie der junge Mann getötet worden war. Obwohl sich in seiner Flanke ein tiefer Messereinstich fand, war der Tod durch Erdrosseln eingetreten. Um seine Kehle war eine Schlinge gelegt worden, die im Nacken durch einen Stock immer weiter zugedreht worden war, bis er erstickte. Es war ein brutaler Mord. Später stellte sich heraus, dass man ihm das Leben genommen hatte, weil er einen »Kumpel« verspottet hatte, offensichtlich einen Mann von bösartiger Natur, der so dominant war, dass er einen Komplizen gewinnen konnte. Die Polizei brachte aber auch ans Licht, dass das Opfer nicht gerade eine weiße Weste hatte. Der gelernte Tischler, so glaubten die Ermittler, hatte eine Anzahl von Einbrüchen in einer exklusiven Siedlung in der Nähe seines Wohnortes verübt. Durch gründliche Polizeiarbeit wurden zwei Verdächtige ausfindig gemacht, von denen einer im Lieferwagen des Opfers in der Nacht seines Verschwindens gesehen worden war. Im Rahmen der üblichen Ermittlungen wurden Schuhe von beiden Verdächtigen und ein Fahrzeug, das einem der beiden gehörte, als Beweismittel für eine spätere Anklage beschlagnahmt.

Und da kam ich ins Spiel.

Seit Menschengedenken ist der Wald ein beliebter Ort zur Beseitigung von Leichen, und es gibt Waldgebiete in Großbritannien, die man mit Fug und Recht als Massengrab bezeichnen könnte. Ich war in einen Fall der Metropolitan Police involviert, bei dem ein Waldstück nach 24 Opfern eines Unterweltbosses durchkämmt wurde, die in einem Zeitraum von mehreren Jahren dort verscharrt worden waren. Im Hampshire-Fall wäre der grauenvolle Ort, an dem die Leiche ruhte, unter normalen Umständen eine wunderschöne Lichtung gewesen, die von großen Buchen, aber auch Stechpalmen, Haselsträuchern und Vogelkirschen beschattet wurde. Der Rand war von Brombeerhecken gesäumt, und die knorrigen, gewundenen Stängel alter Geißblattgewächse umschlangen und umklammerten Halt suchend Sträucher und Bäume. Ein Großteil des Bodens war von glänzendem Efeu bedeckt, dem es im Trieb nach Licht gelungen war, an einigen Baumstämmen emporzukriechen. Es war Winter, und die Erde war kahl, mit Ausnahme einer dicken Schicht aus Buchenlaub, Bucheckern und Eicheln, und obwohl die Lichtung von zahlreichen Bäumen umgeben war, gaben die Lücken zwischen den kargen Zweigen den Blick auf einen Reitweg frei.

Die Frage, auf die der leitende Ermittlungsbeamte eine Antwort suchte, war, ob das Opfer im Wald getötet worden war oder ob es eigentlich zwei Tatorte gab. War er zu seiner letzten Ruhestätte getragen worden, oder hatte er noch gelebt, als er auf die Lichtung kam, und war just an der Stelle getötet worden, an der wir nun standen? Außerdem mussten wir herausfinden, ob die Schuhe der Verdächtigen mit dem Tatort in Berührung gekommen waren. Wie es das Schicksal so wollte, hatte die Polizei schnell zwei Personen identifiziert, die die Tat begangen haben könnten, und händigte mir neben deren Schuhen auch die Fußmatten und Pedale aus dem Auto des Hauptverdächtigen aus. Allerdings lassen sich Schuhe nur bedingt einer Person zuweisen, denn Kriminelle haben die Angewohnheit, sie gemeinsam zu benutzen. Daher musste ich in der Lage sein, so viele andere Orte wie möglich als Quellen des Profils auszuschließen, das ich von den Sachen der Verdächtigen erstellt hatte. Das Gute an dem Fall war, dass beide Verdächtige waschechte Stadtpflanzen waren und es daher sehr unwahrscheinlich war, dass sie einfach so zum Vergnügen durch den Wald schlenderten. Das würde natürlich die Verteidigung nicht davon abhalten, genau das zu behaupten, daher musste ich gewappnet sein.

Das ganze Gebiet, einschließlich des öffentlichen Parkplatzes in etwa 500 Metern Entfernung, war für Spaziergänger und Besucher gesperrt worden. Vom Auto zur Fundstelle begleitete mich John Ford, ein taffer Sergeant, der für die täglichen Abläufe des Falls zuständig war, und ich war angenehm überrascht, als ich feststellte, dass er ernsthaft an meiner Arbeit interessiert war und etwas über Vegetation und Pflanzen erfahren wollte. Er hatte einen breiten Hampshire-Akzent, der ihn gemütlich wirken ließ, aber ich sollte bald erfahren, wie hartnäckig er sein konnte. Er war wild entschlossen, jedes Beweisschnipsel zu sammeln, das ihm vor die Flinte kam. Ich mochte ihn. Er war offen und direkt, und ich wusste, dass ich mit ihm auskommen würde.

Als wir den Weg entlangliefen, der von Forstarbeitern für die Öffentlichkeit angelegt worden war, staunte ich über die Vielfalt der uns umgebenden Landschaft. Es war ein riesiges Waldareal – ein Flickenteppich aus Waldfläche an Waldfläche, jede mit ganz eigenem Charakter und Artenprofil. Hier fanden sich die üblichen Nadelhölzer und dichte Birkenbestände, aber auch prächtige alte Buchen und Eichen mit einem Unterholz aus Haselsträuchern, Stechpalmen und einem Gewirr nackter Stämme zahlreicher Arten, die ich in dem winterlichen Licht nicht sofort ausmachen konnte. Zudem bestand der Wald aus vielen Esskastanien, die im Altertum ein Grundnahrungsmittel in Südeuropa gewesen und von den Römern nach Britannien gebracht worden waren. Vereinzelt standen Exemplare einer unserer vier heimischen Nadelbaumarten – die düstere, schwermütige Eibe. Die Waldstücke gingen ineinander über. Die krautigen Pflanzen, die im Frühjahr in einem Kaleidoskop an Farben erblühen würden, ließen sich zu diesem Zeitpunkt jedoch nur rudimentär bestimmen, denn sie befanden sich im Winterschlaf und zeigten sich kaum über dem Boden.

Auf meinem Weg überlegte ich, welches botanische Profil die einzelnen Gebiete aufweisen würden. Doch etwas, das ich gelernt habe und das Anfänger häufig nicht begreifen, ist, dass man sich nie sicher sein kann, was da zum Vorschein kommt. Eine grobe Einschätzung konnte ich durchaus abgeben – ich wusste, dass in der Nähe des Parkplatzes eine hohe Anzahl an Kiefern- und Birkenpollen auftreten würde, dass die Esskastanie kaum ins Gewicht fiel, weil sie nur relativ wenige Pollen hervorbringt, und dass es mehr Eichen- als Buchenpollen geben würde, auch wenn reichlich Buchen vorhanden waren. Doch die genauen Mengen und Verteilungsmuster? Das würde die Analyse zeigen müssen, und kein Modellierungsversuch würde Ergebnisse liefern, die einer Prüfung vor Gericht standhielten. Jeder Fall ist einzigartig und muss als solcher behandelt werden.

Trotz meiner Ausbildung und Erfahrung in Archäologie und bei der Rekonstruktion alter Landschaften ist etwas, das mich von Anfang an überrascht hat und noch immer erstaunt, dass sich jede Probe, die ich vom Oberboden nehme, von der nächsten unterscheidet, und je weiter die Entnahmestelle von der ersten entfernt ist, umso größer ist der Unterschied. Tatsächlich ist der Pollenniederschlag unregelmäßig und nur bedingt vorherbestimmbar. Seine Verteilung lässt sich anhand von Spektren interpretieren, wobei ein Spektrum in ein anderes übergeht, wenn sich die Vegetation verändert. Wie ich bereits mehrfach erwähnt habe, ist es beim Abgleich von Objekten und Orten unabdingbar, eine ausreichende Anzahl an Vergleichsproben zu sammeln, damit sich ein genaues Bild ergibt. Außerdem ist es enorm hilfreich, wenn der Ort durch ungewöhnliches Spurenmaterial gekennzeichnet ist. Nichts darf dem Zufall überlassen werden, wenn man vor Gericht eine solide Vorstellung abliefern will, denn eine Vorstellung ist es fürwahr. Halb gewalkte Aussagen in Ermangelung stichhaltiger Beweise werden in der Luft zerrissen, wenn der Anwalt der Gegenseite sein Geld wert ist. Es war mir außerdem klar, dass ich mich unter keinen Umständen vom arglosen Eifer der Polizei, die Täter zu überführen, anstecken lassen durfte. Ich bin mir stets bewusst, dass man sich gegen Voreingenommenheit permanent zur Wehr setzen muss.

Keine palynologische Analyse kann jemals einen Kontakt mit hundertprozentiger Sicherheit nachweisen. Alles muss unter dem Aspekt der Wahrscheinlichkeit betrachtet werden, und jedes Mal, wenn ich der Polizei einen Vorschlag oder einen Bericht vorlege, achte ich peinlich genau darauf, auch die jeweiligen Vorbehalte anzuführen. Man muss nach Alternativszenarien suchen, die ein Profil erklären könnten, das man von einem Verdächtigen erstellt hat. Und eben das veranlasste meinen Begleiter von der Polizei und mich zu einem fröhlichen Tänzchen zwischen Hampshire und West Sussex.

Niemand hätte mit dem Auto zum Grab gelangen können, sondern das Opfer musste zu Fuß gegangen oder in sein Verderben getragen worden sein. Das bedeutete, dass ich den einfachsten Weg zwischen dem Tatort und der Straße ermitteln und meine Proben von jeder Stelle nehmen musste, mit der die Täter wahrscheinlich in Berührung gekommen waren. Die wichtigste und offensichtlichste war natürlich die Grabstelle an sich, denn die hätten sie ja schwerlich meiden können. Wie bereits erwähnt, hatte man mir Schuhe, Fußmatten und Pedale aus dem Auto des Hauptverdächtigen für eine Analyse überlassen, und ich kann Ihnen sagen, da gab es deutliche Übereinstimmungen mit den Proben vom Tatort – und vor allem einige außergewöhnlich spezifische Marker. Alle Bäume und Sträucher, die ich gesehen hatte, waren stark vertreten. Im Frühling musste die Lichtung wundervoll sein. Die Pollen und Sporen ließen erkennen, dass sich dort unzählige Hasenglöckchen, Buschwindröschen, Waldbingelkraut, Farne und andere krautige Pflanzen tummelten, die typisch für solche Orte sind. Aber am bemerkenswertesten war etwas, das ich nie zuvor gefunden hatte – Salomonssiegel. Mein Mikroskop förderte zudem einige sonderbare Pilzsporen zutage, die wie die Beine auf der Flagge der Isle of Man aussahen, nur dass ihre »Knie« nicht gebeugt waren. Sie stellten sich als Sporen des *Triposporium elegans* heraus, eines Mikropilzes, der insbesondere Bucheckern befällt. Damit nicht genug, konnte ich auch noch Heuwiesenrückstände verzeichnen, obwohl es sich um ein ziemlich dichtes Waldstück handelte. Das hätte mir vielleicht Kopfzerbrechen bereitet, wenn ich nicht die Erfahrung in dem Keller in Yorkshire gemacht und einen Reitweg in der Nähe des Grabes bemerkt hätte. Daher war für mich sonnenklar, dass das Heuwiesenprofil aus Pferdemist stammen musste. Anzeichen einer Heuwiese tief im Wald machten den Tatort ziemlich einzigartig.

Die Pfade von und zur Fundstelle waren wichtig, aber auch jeder andere Ort, den die Verdächtigen frequentierten. Das führte dazu, dass mein Polizeikollege John und ich den Wohnungen und allen Lieblingsplätzen der Verdächtigen ausgedehnte Besuche abstatteten. Das war mühselig, aber teilweise auch amüsant, besonders als wir verschiedene Adressen in Portsmouth abklapperten. Wir mussten das Pollenprofil einiger bescheidener Reihenhäuser in weniger begünstigten Stadtteilen untersuchen, und der Gegensatz zwischen ihnen war verblüffend. Ich erinnere mich noch ganz deutlich an das erste Haus. Wie ich den dunklen, schmalen Flur entlangging und dabei dem Mantelwirrwarr an den Haken direkt vor der Eingangstür auswich, hat sich in mein Gedächtnis eingebrannt. Der Flur führte zu einem Wohnzimmer, das man nur als kühl und karg beschreiben kann. Es hatte nichts Behagliches an sich, obwohl das Baby, das auf dem verschlissenen Teppich herumkrabbelte, munter und sauber aussah. Das Zimmer ging zu einer Küche und dann zu einem völlig vernachlässigten Hinterhof hinaus, der die Bezeichnung »Garten« nicht verdiente. Auf dem Grundstück verstreut lagen alte Eimer, achtlos hingeworfenes Spielzeug und abgetragene Stiefel, und das Unkraut zwischen den Pflastersteinen, wie Ampfer und Nesseln, war dreißig Zentimeter hoch. Eine trostlose Wäscheleine mit verwaisten Klammern hing schlaff zwischen dem Haus und einem Bretterverschlag, und die ganze Behausung hatte eine niederschmetternde Wirkung auf mich.

Das war bei der nächsten ganz und gar nicht der Fall. Wie das andere war es ein Reihenhaus mit zwei Zimmern im Ober- und zwei im Erdgeschoss, aber da hörten die Gemeinsamkeiten auch schon auf. Dieses hier hatte neue Doppelglasfenster und war zum Garten hin ausgebaut worden. Eine Frau öffnete die Tür in einer Wolke eines starken, holzig duftenden Parfüms, und man erkannte sofort, dass sie Geld hatte. Sie war professionell geschminkt, hatte grellblond gefärbte Haare und rauchte eine Zigarette. Sie trug schwarze Lederhosen, einen schwarzen Pullover und mehrere funkelnde Goldketten, die vom Hals bis zur Taille reichten. Pinkfarbene Fußnägel lugten aus ihren Glitzerpantoletten hervor, und ihre langen Fingernägel waren modisch eckig mit weiß lackierten Spitzen manikürt worden. Etliche Ringe zierten ihre Hände, einer davon ein überdimensionierter Diamant im Clusterdesign. Die Inneneinrichtung war eine Offenbarung – ein üppiger roter Teppich, ein schwarzes Ledersofa und Sessel mit Pelzkissen sowie ein kunstvoller Kristalllüster, der von der Decke hing. Der Fernseher war so groß wie eine Kinoleinwand, und die kleine, in eine Ecke gequetschte Bar ächzte unter dem Gewicht von Schnapsflaschen und Gläsern. Die moderne Einbauküche führte zu einem sterilen Bereich mit blitzblanken Betonplatten hinaus, in dem ein oder zwei Kübel mit toten Pflanzen aus dem letzten Sommer ihr trauriges Dasein fristeten. In keinem der beiden Häuser fand sich etwas, das der Vegetation am Fundort der Leiche ähnelte. Das hatte ich auch nicht erwartet, und ich konnte auf den ersten Blick erkennen, dass sich eine Vergleichsprobenanalyse von keinem der beiden Orte lohnte.

Dennoch musste ich die unweigerlich aufgeworfene Behauptung der Verteidigung entkräften, dass ihre Mandanten regelmäßig in den Wäldern von Hampshire und Sussex flanierten. »Wenn Sie es einmal pragmatisch und aus Ihrer eigenen Erfahrung heraus beurteilen, wie viele Waldgebiete haben wahrscheinlich ein Profil, das all diese bestimmten Bäume, Sträucher, Schlingpflanzen, krautigen

Pflanzen, eigenartigen Pilzsporen und darüber hinaus Salomonssiegel und Heuwiese in diesem Verhältnis enthält?« In all den Jahren, in denen ich Bodenproben von den unterschiedlichsten Orten in Großbritannien untersucht habe, ist mir so etwas noch nie untergekommen, und mein Bauchgefühl sagt mir, keines – bis auf dieses. Aber man muss sich an die Spielregeln vor Gericht halten und alle Zweifel zerstreuen.

Ich war mit den Wäldern in dem betreffenden Gebiet nicht vertraut, doch ich kannte einen Mann, auf den das zutraf. Dr. Francis Rose MBE, mein Lehrer und langjähriger Mentor vom King's College in London, den die meisten britischen Botaniker aufgrund seines umfassenden Fachwissens verehrten, war mein Orakel der Wahl. Ich nahm John mit. Zu diesem Zeitpunkt hatte ich bereits die Schuhe und das Fahrzeug analysiert und Profile erstellt, die den Vergleichsproben vom Tatort sehr nahekamen. Ich fragte: »Francis, kennst du Waldstücke in dem vorgegebenen Gebiet, die möglicherweise solche Profile aufweisen?« Ich reichte ihm meine Tabellen der Pflanzenarten und ihrer prozentualen Anteile. Er lehnte sich auf dem Sessel in seinem Wohnzimmer zurück, das mit Büchern vollgestopft war und dessen Tisch mit Pflanzenproben, Bleistiften, seiner Lupe und Notizbüchern übersät war. Er kaute auf dem Mundstück seiner Pfeife herum, kratzte sich am Bart, äugte in seiner üblich freundlich-onkelhaften Art über seine Brille hinweg und streckte die Hand nach einem Bücherregal mit einem Stapel zerfledderter Karten aus. Nach etwa einer Stunde und mehreren Tassen Tee, während derer er mit Kreisen und Kritzeleien versehene Karten der britischen Landvermessungsbehörde Ordnance Survey studiert hatte, wählte er vierzehn Waldgebiete aus, die seiner Meinung nach relevant sein könnten. Mir wurde bang ums Herz angesichts der vor uns liegenden Mammutaufgabe, wohingegen John, ganz eingenommen von Francis, bloß sagte: »Gut, das hätten wir dann. Wir fangen morgen an, Pat.« Und das taten wir dann auch.

Wir suchten alle vierzehn Waldgebiete auf, aber allein durch die Betrachtung der Vegetation konnte ich die meisten ausschließen, sodass die Aufgabe gar nicht so gewaltig war wie zunächst gedacht. Alle Orte wiesen Eichen, Buchen, Kiefern und viele der anderen Pflanzen meiner botanischen Profile auf, aber nur drei kamen der Pflanzengesellschaft an der Begräbnisstätte nahe. Aber selbst bei diesen ergab keines der Pollen- und Sporenmuster die Befunde, die ich am Grab und anhand von Schuhen und Fahrzeug erstellt hatte. Auch das seltene Salomonssiegel und die außergewöhnlichen Pilzsporen fanden sich an keiner der anderen Stellen. Ich hatte mich nun davon überzeugt, dass es eine starke Ähnlichkeit zwischen den Profilen der Verdächtigen und des Tatorts gab, nur geringe Ähnlichkeiten hingegen mit denen der anderen Waldstücke. Doch eine wichtige Frage musste noch beantwortet werden: War das Opfer noch am Leben oder bereits tot gewesen, als man es zu dem Loch im Boden der schönen Lichtung gebracht hatte, wo sein Schicksal besiegelt werden würde? Rückschlüsse darauf würde nur die Untersuchung des Leichnams ergeben.

Es hatte keinen Zweck, das Haar auszuwaschen, denn es war durch die Erde im Grab kontaminiert, doch die Nasenmuscheln konnten uns vielleicht einen Anhaltspunkt liefern. Als ich in die Gerichtsmedizin kam, traf ich auf zwei zerknirschte Beamte.

»Tut mir leid, Pat«, sagte einer der beiden. »Das Personal der Gerichtsmedizin hat den Leichnam in den Kühlraum gesteckt – er ist hart wie ein Tiefkühlhuhn.«

Sie waren auf ein verständnisloses Kopfschütteln von mir gefasst – warum hatten sie mich nicht angerufen, bevor ich mich auf den Weg gemacht hatte? –, aber stattdessen wollte ich nur wissen, ob sie einen Fön hätten, und innerhalb von fünfzehn Minuten lagen zwei davon auf dem Tisch. Wir bliesen abwechselnd warme Luft auf Schädel und Gesicht des Opfers. Das fanden wir alle sehr öde, denn uns war klar, dass es geraume Zeit brauchen würde, den

Schädel aufzutauen, auch wenn das Gehirn bereits entfernt worden war. Ich erinnere mich an den makabren Humor eines Detective Constable, der mich, ohne die Miene zu verziehen, anstarrte und mit Kinderstimme fragte:

»Was hast du heute auf der Arbeit gemacht, Papi?«

Daraufhin wäre ich vor Lachen fast vom Stuhl gefallen, aber natürlich sind Witze völlig unangebracht. Verstorbene müssen mit allem Respekt behandelt und ihre Würde muss gewahrt werden. Wir rissen uns zusammen, und schließlich war der Kopf in einem Zustand, in dem ich die Nasenmuscheln spülen konnte. Pollen und Sporen aus der Leiche eines Mordopfers zu extrahieren, ist kein einfaches Unterfangen.

Stellen Sie sich einmal den Körper des Opfers auf einem Seziertisch vor. Bei meinen ersten Versuchen, Pollen- und Sporenreste aus der Nasenhöhle eines Toten zu gewinnen, führte ich durch die Nasenlöcher einen elastischen Schlauch ein, an dem eine große Spritze mit heißer, verdünnter Lösung hing und der bis in die Nasenmuscheln reichte, um dort die, wie ich hoffte, mit Pollen und Sporen besetzte Schleimhaut zu spülen. Die Nase ist nur der sichtbare Teil des Atemtrakts, und die Nasenlöcher führen direkt in eine Höhle, die durch eine vertikale Wand, die Nasenscheidewand, in zwei Teile geteilt wird. Die Hauptaufgabe der Nase ist es, die Luft zu erwärmen und zu befeuchten, bevor sie in unsere Lunge gesogen wird, und dabei alle Fremdkörper herauszufiltern. Die Nasenhaare, Fluch unzähliger alternder Männer und Ekelobjekt unzähliger Frauen, verhindern, dass Fremdkörper zu weit eindringen. Aber es sind die gut durchbluteten Schleimhäute der Nasenmuscheln, die die durch die Nasenlöcher eingeatmete Luft erwärmen, während eine Schicht winziger, schlagender Flimmerhärchen auf der Oberfläche der Schleimhaut Fremdpartikel festhält und zurück in die Nasenlöcher schiebt, damit sie nicht in die Atemwege gelangen. Schleim wird im gesamten Atemtrakt von den Nasenlöchern bis zur Lunge abgesondert, und auch das trägt dazu bei, Fremdpartikel abzufangen. Trotzdem ist es kompliziert, durch die Nasenlöcher in die Nasenmuscheln zu gelangen. Und häufig, sofern das Gesicht und die Nasenlöcher nicht makellos rein sind, führt die Spülung mit einem Katheter dazu, dass die aufgefangene Lösung verunreinigt ist. In den Nasenlöchern können sich Schmutz und Partikel ablagern, besonders bei einer Leiche, bei der der Verfall oder die Verwesung bereits eingesetzt hat, und das Risiko einer Verunreinigung ist hoch. Und selbst bei der routinemäßigen Waschung in der Pathologie können Schmutzpartikel in die Nasenhöhlen gelangen.

Zu jenem Zeitpunkt hatte ich Szibors Methode modifiziert und verfeinert. Bei vorherigen Fällen hatte ich, wo immer möglich, die Nase und zuweilen die ganze Gesichtshaut abgetragen, um irrelevantes Material zu beseitigen, bevor ich mit der Spritze spülte. Aber ich war noch immer nicht zufrieden. Die Methode war für meinen Geschmack zu unausgegoren, und auf Anraten der Anatomin und Anthropologin Sue Black nahm ich einen anderen Weg in die Nasenmuscheln.

Die Leiche hatte ganze sechs Wochen mit dem Gesicht nach unten in dem Waldgrab gelegen, und der gesamte Kopf war natürlich von der Erde und Laubschicht umrahmt, mit der das Loch verfüllt worden war. Statt durch die Nasenlöcher zu gehen und zu riskieren, meine Funde zu kontaminieren, spülte ich, wie man mir empfohlen hatte, die Nasenmuscheln von der Siebplatte aus. Als ich diese besondere Knochenstruktur, die von winzigen Löchern durchzogen ist, durch die sich die Fasern des Riechnervs ins Gehirn ziehen, das erste Mal erblickte, empfand ich Bewunderung für die Evolution. Was für ein perfektes kleines Gebilde, das über der Nasenhöhle sitzt und sie von den Frontallappen des Gehirns trennt. Um es sehen zu können, musste ich jedoch nicht nur die Kopf- und Gesichtshaut, sondern auch die Schädeldecke entfernen, die der Pathologe wieder eingesetzt hatte, nachdem er das Gehirn zur Untersuchung entnommen hatte. Das ging eigentlich recht einfach, denn da der Pathologe sie bei der Autopsie ja schon einmal abgenommen hatte, musste ich sie nur vorsichtig vom Knochen abheben. Nach getaner Arbeit konnte ich sie einfach wieder zurück an ihren Platz legen, und keiner würde es erfahren.

Der schwierigste Teil ist immer, den Leichnam so auszurichten, dass die Löcher der Nasengänge direkt über meiner Edelstahl-Nierenschale zu liegen kommen, eines meiner wertvollsten Besitztümer, das ich seit über zwanzig Jahren hege und pflege. Die Leiche in die richtige Position zu bringen, ist gewöhnlich eine große Anstrengung, bei der ich jedes Mal die Hilfe eines Assistenten brauche. Ich verschließe die Kehle mit einem nicht saugfähigen Wattebausch und steche mit dem Skalpell ein Loch in die linke Seite der Siebplatte, dann führe ich darin eine Spritze mit etwa zwanzig Millilitern eines warmen, antimikrobiellen Spülmittels ein (nichts Besonderes, nur medizinisches Shampoo, das mir stets gute Dienste leistet). Während ich behutsam spüle, strömt die Lauge durch das Korallenriff der zarten Nasenmuscheln und schwemmt alle dort haftenden Partikel in die Schale aus. Danach wiederhole ich die Prozedur auf der anderen Seite der Siebplatte und schütte die beiden Lösungen zusammen. Nachdem ich sie gemischt habe, wird die Probe in zwei Teile aufgeteilt, als Vorsichtsmaßnahme, falls einer verloren geht, und beide Röhrchen kommen in eine Zentrifuge, damit die Partikel sich am Boden absetzen.

Manchmal erhält man nur so wenige Partikel, dass sie mit bloßem Auge am Boden der Reagenzröhrchen kaum sichtbar sind – aber auch dann müssen die Proben verarbeitet und analysiert werden. Ich kenne Fälle, in der einzelne Partikel einen wesentlichen Unterschied gemacht und die Sichtweise auf den Tathergang verändert haben. Kleinigkeiten sind wichtig – diese Proben stehen für die letzten Atemzüge des Opfers und können uns vielleicht darüber aufklären, wo diese gemacht wurden.

Die Proben, die ich aus den Nasenmuscheln des Opfers gewonnen hatte, waren ergiebiger, als ich gedacht hatte. Meine Erwartungen waren nicht sehr hoch gewesen. Die Anzahl der Pollen und Sporen aus den Nasengängen ist gewöhnlich ziemlich niedrig. Bei vielen meiner Untersuchungen hatte die Spülung der Nasenmuscheln einer Leiche weniger als zehn Pollenkörner pro vierzig Milliliter Lösung ergeben. Aber als ich jetzt die verschiedenen Lösungen analysierte, stieg die Anzahl kontinuierlich – bis wir bei der letzten Zählung 739 einzelne Pollen und Sporen identifiziert hatten, die 35 verschiedenen Taxa angehörten. Außerdem ähnelte das Pollenprofil der Nasenmuscheln stark dem Oberboden um das Grab, nicht aber den tieferen Bodenschichten.

Der Boden ist etwas Bemerkenswertes. Er setzt sich aus mineralischen und organischen Bestandteilen zusammen und wimmelt nur so von Bakterien, Pilzen und Tieren. Die meisten davon sind im oberen Zentimeter aktiv, und mit zunehmender Bodentiefe nimmt sowohl die Anzahl der Organismen als auch deren Aktivität ab. In einer Tiefe von etwa acht Zentimetern sinkt die Zahl lebender Organismen drastisch, bei circa zwanzig Zentimetern noch weiter. Ebenso verhält es sich mit Pollen und Sporen. An der Oberfläche sind sie reichlich vorhanden, aber in tieferen Schichten haben sie schon viel länger im Boden gelegen und waren stärker dem Zerfall ausgesetzt. Daher verringert sich gewöhnlich die Anzahl der Pollentaxa mit zunehmender Tiefe, und die Körner an sich sind dünner, zerfressen und zerdrückt. Was ich aus dem Opfer ausgespült hatte, war sehr gut erhalten, was bedeutete, dass es aus der oberflächennahen Erdschicht kam und es sich um junge Pollen handelte, vermutlich aus dem Vorjahr.

Damit die Partikel aus dem Boden bis in die Nasenmuscheln gelangt sind, musste er heftig gekeucht haben. Malen Sie sich aus, wie Ihr Gesicht in den Boden gedrückt wird und Sie zu atmen versuchen. Sie würden schließlich mit animalischer Verzweiflung durch Mund und Nase japsen. Nun war ich mir sicher: Dieser junge Mann hatte nach Luft gerungen, als er erdrosselt worden war. Da die Nase in den Boden gepresst war, sog er unvermeidlich die Erde weit über die Nasenlöcher hinaus bis hoch in den Nasengang ein. Bei einem Waldspaziergang wären die Pollen und Sporen nicht dort gelandet, und wenn er schon in Portsmouth erdrosselt worden wäre, hätte er vermutlich nicht so viele davon eingeatmet. Jedenfalls ähnelten die Pollen und Sporen in der Nase stark dem Profil des Oberbodens am Fundort. Ich war mir so gut wie sicher, dass er im Wald ermordet worden war. Es gab keinen anderen Tatort, um den sich die Polizei kümmern musste.

Einige Zeit darauf, als beide Täter überführt waren und ihr Strafmaß mindern wollten, kamen die Geständnisse. Jeder schob dem anderen den Mord in die Schuhe. Jeder behauptete, er habe entsetzt danebengestanden, als dem Mann die Schlinge um den Hals gelegt wurde und die letzten Atemzüge aus ihm herausgequetscht wurden. Die Mörder mochten gerade so viel Ahnung von Forensik haben, dass sie den Lieferwagen ihres Opfers an einen verlassenen Ort gefahren, angezündet und damit alle dort verwertbaren Beweismittel vernichtet hatten, aber ihnen war nicht bewusst, dass der Wald Spuren auf ihnen hinterlassen hatte, als sie das Opfer dorthin zerrten. Und sie wussten nicht, dass der arme Mann, als er mit der Schlinge um den Hals und dem Gesicht im Boden neben dem Grab lag, ebenjene Pollen und Sporen eingeatmet hatte, die sie später lebenslänglich hinter Schloss und Riegel befördern würden.

Dieser Fall kam auf meinen Tisch, als ich den Masterstudiengang in forensischer Archäologie unterrichtete, den ich am University College London, genauer gesagt dem Institut für Archäologie, angeregt, aufgebaut und koordiniert hatte. Da war die forensische Archäologie schon eine Weile in Mode gewesen, und die Universität Bournemouth hatte in diesem Fach einen Masterstudiengang mit vielen jungen Interessenten eingerichtet, die unbedingt an polizeilichen Ermittlungen mitarbeiten wollten.

Eigentlich hatte ich mich aufgrund zunehmender gesundheitlicher Probleme vom Institut in den Vorruhestand versetzen lassen. Bei Wind und Wetter im Freien zu arbeiten, war mir schlichtweg zu viel geworden. Ich erinnere mich daran, wie ich an einem Weihnachtsabend schenkeltief in einem Graben voller eiskaltem Wasser stand. Es wurde dunkel, und ich fröstelte und schwitzte gleichzeitig. Ich hatte Kopfschmerzen, der Rücken tat weh, und das Atmen wurde zur Qual. Als ich nach Hause kam, hatte ich mir eine prächtige Lungenentzündung zugezogen, von der ich mich lange nicht erholte. Mein Arzt sagte, dass es nun reiche und ich mich nicht länger derart schinden könne.

»Sie müssen wohl einfach in Rente gehen«, sagte er.

»Wie bitte?«, stieß ich hervor. »Das kann ich nicht machen, auf mich wartet ein Berg Arbeit!«

Ich war verzweifelt, denn ich hatte zu diesem Zeitpunkt zwar sehr erfolgreich an einer Reihe von Kriminalfällen mitgearbeitet, baute jedoch trotzdem noch die Kenntnisse aus, die vonnöten waren, um in der Forensik und vor Gericht bestehen zu können.

Der Direktor des Instituts war kein einfacher Zeitgenosse, der sich mir gegenüber jedoch immer verständnisvoll zeigte.

»Ich mache Ihnen einen Vorschlag«, meinte er. »Sie organisieren einen Masterstudiengang, und ich stelle Ihnen ein Labor und alle Einrichtungen zur Verfügung, die Sie für die Entwicklung Ihrer forensischen Tätigkeit brauchen. Erwarten Sie aber kein Gehalt dafür …«

Das hielt ich für ein fantastisches Angebot, denn ich wurde ja für meinen Einsatz bei den Ermittlungen bezahlt, müsste mich nicht mehr bei der archäologischen Feldforschung abrackern und hätte die Unterstützung und Rückendeckung, die ich brauchte. Und so kam der Studiengang zustande, auf den ich größtenteils positiv zurückblicke – ich unterrichtete die Fächer, die mir am Herzen lagen, und war trotzdem an der Fallarbeit beteiligt. Zu lehren schien mein Schicksal zu sein.

Ich wollte den Studiengang unbedingt sehr umfassend gestalten und zog Fachleute aus allen möglichen Bereichen hinzu, um ihn mit Leben zu füllen. Ich stellte ein Rotationssystem auf, und die Studierenden begleiteten mich abwechselnd zu den Tatorten und in die Gerichtsmedizin. Damit konnte ich die Spreu vom Weizen trennen. Amüsiert stellte ich fest, dass sich die Frauen ausgezeichnet schlugen, wohingegen die Männer oft zu wünschen übrig ließen, wenn es um lebens- oder vielmehr todesnahe Einsätze ging. Ich könnte ein zweites Buch schreiben über meine Lehrerfahrungen bei diesem Studiengang, über all die wundervollen jungen Menschen, die mir folgten, und die Höhen und Tiefen, die mit dem intensiven Unterricht einhergingen. Meine Studenten mussten die üblichen Vorlesungen und Praxisseminare absolvieren, waren aber auch an Tatorten, auf Polizeiwachen, in der Gerichtsmedizin, bei Autopsien und vor Gericht zugegen. Abwechslungsreich und breit gefächert war dieser Studiengang gewiss.

11 Ein leeres Gefäß

»Hinter jeder starken, selbstbestimmten Frau steht ein verletztes, kleines Mädchen, das lernen musste, wieder aufzustehen und sich von niemandem abhängig zu machen.« Ich weiß nicht, wer das geschrieben hat – ich habe es bloß neulich im Internet gelesen –, aber auf mich trifft es hundertprozentig zu.

Das Leben in meinem Dorf verlief in den gleichen Bahnen wie all die Jahre zuvor. Meine Großmutter wohnte noch immer abwechselnd bei uns und anderen Verwandten. Meine Lungen waren noch immer schwach und wurden so häufig wie eh und je von Lungen- und Rippenfellentzündung oder Bronchitis gebeutelt. Meine beste Freundin und ich hatten uns in den letzten Jahren auseinandergelebt und waren nach der Grundschule auf verschiedene weiterführende Schulen geschickt worden, sie auf eine in Monmouthshire in der Nähe unseres Dorfes und ich auf eine im fremden Glamorganshire. Der Schulbus schlängelte sich um die Dörfer herum das Tal hinab und setzte uns nach langer Fahrt an der Grenze zur benachbarten Grafschaft ab. Bei Wind und Wetter mussten wir dann eine schroff abfallende, kurvenreiche Straße hinablaufen, die Brücke über den Rhymney überqueren, um anschließend den längsten und steilsten Hügel hinaufzukraxeln zum strengsten und abschreckendsten Ort, den man sich vorstellen kann – die Lewis Girls' School. Über den beschwerlichen Fußmarsch nach der endlosen Busfahrt kam uns nie ein Wort der Klage über die Lippen, sondern wir nahmen so etwas einfach hin, ganz im Gegensatz zu den Kindern heutzutage.

Bald schon fand ich andere Freundinnen, auch aus Glamorganshire. Die meisten von uns Kindern stammten aus dem Bergarbeitermilieu, ob unsere Väter nun »echte Kohlekumpel« waren oder in anderer Funktion im Bergwerk arbeiteten. Die einzige Vorstellung von Klassenhierarchie, die wir hatten, kam durch die Prüfungsergebnisse zustande. In unserer Gemeinschaft wurde viel Wert auf Bildung gelegt, und unsere Väter hatten das Privileg, in den Lesesälen der Bergarbeiter-Wohlfahrtseinrichtungen ruhige Stunden verbringen zu dürfen. Mein Vater war einer der belesensten Menschen, die ich kannte, und er konnte zu nahezu jedem Thema stichhaltig argumentieren. Er brachte mir das Argumentieren bei, und wenn wir über diesen oder jenen Zeitungsartikel diskutierten, gingen wir meiner Mutter alle beide auf die Nerven. Ein Streitgespräch ist eine gute Übung, ungefähr wie Fechten – Stoß und Gegenstoß. Die wichtigste Regel dabei ist, objektiv zu bleiben und die Distanz zum Diskussionsgegenstand zu wahren. Ich genieße es ebenso, einem gemäßigten, intellektuellen Disput zu folgen, wie ich Barockmusik und die holländischen Meister als künstlerische Ausdrucksformen bevorzuge. Präzision und Details haben mich schon immer fasziniert.

Die Lehrkräfte am Gymnasium hatten leichtes Spiel – diese alten Schachteln. Ich hasste diese Schule. Sie war mir im gleichen Maße zuwider, wie mir die Grundschule gefallen hatte. Alle Mädchen (Jungen gab es nicht, deshalb war es ja in der Kirche so toll, wo man ihnen in Scharen begegnete) waren blitzgescheit, und die schwarz gewandeten Lehrerinnen mussten sich nie mit Ungehorsam oder Schwierigkeiten bei der Vermittlung des Lehrstoffs herumplagen. Doch es hatte auch sein Gutes. Der Zusammenhalt unter den Mädchen war stark und echt, und etwa vierzehn von uns treffen sich noch immer jedes Jahr in der Cardiff Bay, um Neuigkeiten, Ansichten und Meinungen auszutauschen. Ich weiß jetzt, dass ich nicht die Einzige war, der man das Gefühl gab, unzulänglich zu sein, und deren Geist sich durch den strengen Drill nicht frei entfalten konnte. Begabungen wurden kaum gefördert, und rückwirkend betrachtet, herrschten geradezu Dickens'sche Zustände. Dennoch gab es einige Abwechslungen vom tristen Alltag. Anfang März fieberte die ganze Schule dem jährlichen Eisteddfod-Fest entgegen, das allen Spielarten der Kultur gewidmet war. Jedes Mädchen gehörte einem Haus an, das nach einem heimischen Berg benannt war, mit Ausnahme des Hauses Lewis, das den Namen unseres Gründers trug. Ich war im Haus Bedwellty, und unsere Farbe war Gelb. Bis heute weiß ich noch, welches Mädchen in welchem Haus war, denn während der Eisteddfod-Woche waren wir entweder enge Verbündete oder erbitterte Konkurrentinnen.

Das Schulethos war Erstklassigkeit in allen Bereichen, und wir mussten gehorchen und hart arbeiten oder erniedrigende Strafen in Kauf nehmen. Eine unangenehme Bestrafung war, über Nacht Gedichte einstudieren und dann vor der ganzen Klasse vortragen zu müssen. Ich kann bis zum heutigen Tag nichts auswendig lernen, und Lyrik ist mir verleidet – für mich sind Gedichte noch immer eine Zumutung, auch wenn ich die Schönheit und Bedeutung zu würdigen weiß, die einige in sich tragen. Selbstredend entschied ich mich nie dafür, ein Gedicht auf dem Eisteddfod aufzusagen. Jede musste etwas vorführen, ob sie etwas rezitierte, sang, tanzte, ein Bild malte oder einen Text schrieb. Fairerweise muss man sagen, dass alle kreativen Bereiche einbezogen wurden, sodass jede Schülerin etwas fand, das sie besonders gut konnte, und wenn sie Narzissen in einer Schale züchtete. Wir standen stets im Wettbewerb zueinander, und unser voller Stundenplan bereitete uns auf die wichtigen Prüfungen vor, die nur allzu schnell herannahten.

Es war an einem Mittwochabend im April 1958, kurz vor meinen Prüfungen zur mittleren Reife, und ich war auf einem geselligen Beisammensein in der Baptistenkirche. Ich ging gern dorthin und besuchte zweimal sonntags und manchmal auch mittwochs den

Gottesdienst. Wir hatten immer viel Spaß miteinander, und außerdem hielten sich dort die attraktivsten Jungen auf, sodass es neben der Andacht auch noch andere Anreize gab.

An jenem Mittwochabend prallte meine Welt gegen eine Backsteinwand – sie bekam Risse, und die Luft strömte aus ihr heraus. Eine Freundin meiner Mutter war zum Gemeindesaal gekommen und wollte mich draußen sprechen. Ich war irritiert.

»Pass auf, Pat. Du kannst heute Abend nicht nach Hause. Du sollst zu Tante May gehen. Deine Mutter hat deinen Vater verlassen. Tja, mehr gibt's dazu nicht zu sagen.«

Ich stand wie vom Donner gerührt. »Was?«

»Ich bringe dich zu deiner Tante. Sie wartet auf dich.«

Ein ahnungsloses Kind in einer derart brutalen Weise aus seinem Zuhause zu reißen, geschieht heute wahrscheinlich nicht mehr so oft. Die Gesellschaft hat gelernt, auf das emotionale Wohlergehen ihrer Kinder achtzugeben. Ich aber war in meinem grünen Kleid zur Kirche gegangen und hatte keine Ahnung, dass derweil meine marineblau-weiße Schuluniform und meine Schulbücher in das Haus meiner Großtante und ihres Mannes ein paar Kilometer talaufwärts verfrachtet worden waren. Ich hatte nie gern mit meinen Eltern unter einem Dach gelebt. Sie waren unbeständig, überempfindlich und hatten sich ständig wegen der kleinsten Kleinigkeit in den Haaren.

Mehr als ihr Intellekt führten ihre Persönlichkeiten Krieg gegeneinander, und ich geriet zwangsläufig ins Kreuzfeuer. Aber dass meine Mutter meinen Vater verlässt? Das war undenkbar, in der damaligen Zeit zerstörte man keine Familie. Man hielt zusammen, der Bund der Ehe war ein Bund fürs Leben. Alles, woran ich denken konnte, war die Schande, die auf die Nachricht von der Trennung folgen würde. Meine Wangen brannten, mir war übel, ich war verunsichert und verängstigt. Warum konnte mich meine Mutter nicht abholen? Warum geschah das alles so überstürzt? Warum wurde ich zu meinen betagten Verwandten in Obhut gegeben, von denen ich nie den Eindruck hatte, dass sie uns besonders wohlgesonnen waren? Sie hatten keine Kinder, ihr Haus war wie aus dem Ei gepellt, spiegelblank und kalt.

Ich sagte kein Wort mehr, nicht einmal, als man mich in meinem neuen, hoffentlich nur vorübergehenden Zuhause ablieferte. Ich fragte nicht nach meiner Mutter, ich fragte nicht nach meinem Vater. In Wahrheit schämte ich mich, fühlte mich gedemütigt und fand das Verhalten der sogenannten Erwachsenen abscheulich. Ich war mir schon immer reifer als meine Eltern vorgekommen und sah sie gewöhnlich in einem kritischen Licht. Wie immer stellten sie ihre Bedürfnisse über meine – ihre Gefühle waren am wichtigsten und mussten unter allen Umständen berücksichtigt werden, auch wenn es zulasten ihres Kindes ging. Und dennoch war ein Teil von mir froh, dass meine Eltern nicht mehr zusammen waren. Manchmal reicht Liebe nicht, und das Miteinander der beiden war schon jahrelang vergiftet gewesen.

Nicht mehr in ihrer Schusslinie zu stehen, war in vielerlei Hinsicht ein Segen, brachte aber auch seine Nachteile mit sich. Mit meinen sechzehn Jahren spürte ich das Stigma ihrer Trennung wie ein Brandmal. Und ich werde nie vergessen und meiner Mutter nie verzeihen, dass ich sie unbedingt zum Gericht begleiten musste, wo man mir mitteilte, dass ich von nun an bei ihr leben würde. Aus heutiger Perspektive taten meine Eltern all das, was nun als Gefährdung der Psyche und des Wohlergehens eines Kindes gewertet wird. Mittlerweile wird das als seelische Kindesmisshandlung eingestuft. Damals war dieser Begriff für ein Mädchen aus solch »gutem« Hause unvorstellbar. Zu allem Übel wohnte meine Großmutter auch gerade nicht bei uns, sodass ich keine Zuflucht hatte. Ihr jüngster Sohn und seine Familie waren an der Reihe, sodass sie in Yorkshire weilte.

Einer besonders guten Freundin vertraute ich an, dass meine Eltern sich getrennt hatten, und da zwischen ihren Eltern eine Eiseskälte herrschte, seit sie denken konnte, verstand sie meine Lage. Für mich sind Eltern und Lehrkräfte schon immer die einflussreichsten und gefährlichsten Menschen der Welt gewesen, und ich fühlte mich ihnen schutzlos ausgeliefert. Eltern und Lehrkräfte können einen zerstören, voranbringen, in die Rolle des Opfers oder Schützlings drängen, und die Kinder in ihrem Einflussbereich können sich dagegen nicht zur Wehr setzen. Nun ja, zumindest nicht zu jener Zeit.

Die Wohnung, die ich mit meiner Mutter bezog, war kein Zuhause. Das wurde sie auch nie. Mein Zuhause war das Haus, in dem ich ein Zimmer mit meinen Büchern und eine Privatsphäre hatte. Mein Zuhause war das Haus, in dem meine Großmutter ab und an lebte, neben mir las und mich pflegte, wenn es mir nicht gut ging. Dieses neue Leben erschien mir nicht sehr vielversprechend, und falls ich je geglaubt hatte, dass meine Mutter sanfter werden würde, wenn sie sich nicht mehr mit meinem Vater stritt, hatte ich mich geirrt. Vielleicht war ihre Launenhaftigkeit ihr ja in Fleisch und Blut übergegangen, sie war so dominant und aufbrausend wie eh und je. Alles musste so gemacht werden, wie sie es wollte – und das bedeutete vor allem, dass ich meinen Vater nicht mehr sehen durfte. Sein Leben ging weiter, immer am Rand unseres Lebens entlang, doch meine Mutter verbot mir den Umgang mit ihm, sie verbot mir, Fragen über ihn zu stellen oder in ihrer Gegenwart auch bloß über ihn zu reden. Nicht, weil er ein schlechter Mensch war, sondern weil er etwas Unverzeihliches getan hatte – er war fremdgegangen.

Heute wäre das sicherlich kein Grund mehr, einem Kind seinen Vater vorzuenthalten, und ich wusste, dass er mich unbedingt sehen wollte, dass er es immer wieder versuchte. Doch von jenem Moment an verhielt sich meine Mutter so, als hätte es ihn nie gegeben. Ich weiß noch immer nicht, was letztlich der Auslöser für ihre Trennung war, aber es hat mich auch nie sonderlich interessiert. Nun schaue ich ungläubig darauf zurück, dass sie es so weit kommen ließen. Armer Papa mit seinem schönen Haar und attraktiven Aussehen. Charismatisch war er auch, aber da ich nur mit einem der beiden launischen Menschen umgehen konnte und das zwangsläufig meine Mutter war, wurde er zu einer entfernten, eher geisterhaften Erscheinung in meinem Leben. Eltern, seid gewarnt: Falls ihr jemals den anderen Elternteil vor eurem Kind schlechtmacht, wird man euch diesen Verrat nie vergeben und euch dafür weniger lieben.

Als meine gebrechlich gewordene Mutter allein in dem riesigen georgianischen Haus hoch oben in Bedwellty lebte, umgeben von einer atemberaubenden Aussicht und unzähligen Schafen, erklärten mir die Ärzte, dass sie eine Betreuung und kein Krankenhaus brauche.

»Ich gehe nicht in ein Pflegeheim und sitze in der Ecke herum wie eine alte Oma.«

Ich wusste, dass es eine Pflegekraft bei ihr keine fünf Minuten aushalten würde und ich bis zum bitteren Ende neues Personal suchen müsste.

Es gab nur eine Lösung. Sie zog zu mir in mein großes Haus in Surrey, das ich allein mit Mickey, meinem geliebten Kater, bewohnte. Die nächsten drei Monate waren die Hölle. Immer war jemand um sie herum gewesen, der nach ihrer Pfeife tanzte, und anfangs war ich ihr Dienstmädchen. Das blieb nicht lange so. Ich musste hart für meinen Lebensunterhalt schuften, und jetzt musste ich mich auch noch um sie kümmern, ihre Wäsche waschen und dafür sorgen, dass ihr Essen pünktlich auf dem Tisch stand. Bald war ich völlig ausgelaugt:

»Wohin gehst du?«, »Wie lange bleibst du weg?«, »Wer war das am Telefon?«.

Es war ein Déjà-vu. Sie behandelte mich wieder wie eine Teenagerin. Aber allmählich erkannte sie, dass ich ziemlich einfühlsam war und über eine Wissensbreite verfügte, die ihr fehlte. Sie wurde Zeugin einiger meiner Gespräche mit der Polizei und begleitete mich, als ich in der Polizeischule in Hendon einen Vortrag hielt. Sie lernte ein paar meiner Freunde kennen, wurde mit mir auf Partys eingeladen, und es dämmerte ihr, dass es ein Leben außerhalb von Sirhowy Valley gab, dem kleinen Teich, in dem sie ein so großer Fisch gewesen war.

Nach etwa drei Monaten im Fegefeuer wurde ihr langsam klar, dass ich nett war und sie sich wohlfühlte, und ich merkte, dass sie klug und sehr, sehr witzig war. Deshalb also hatte sie so viele Freunde und Bekannte! Oft brachte sie mich lauthals zum Lachen, wenn sie Leute nachahmte, die wir kannten, oder mit dem, was sie sagte. Sie konnte mich noch immer in den Wahnsinn treiben und verletzend sein, aber es gab auch schöne Momente. Sie konnte nach Gehör Klavier spielen, fertigte bezaubernde Stickereien an, war geschickt in Handarbeiten, sie war hübsch, konnte sehr einnehmend wirken, und die Menschen fühlten sich zu ihr hingezogen. Vielleicht zum ersten Mal lernte ich meine Mutter kennen und kam ihr ein bisschen näher. In den folgenden drei Monaten kamen wir ganz gut miteinander aus, und unser Zusammenleben war nicht länger von Auseinandersetzungen geprägt. Dann, als sie sechs Monate bei mir gelebt hatte, musste ich nach Neuseeland auf eine Konferenz, und so brachte ich meine Mutter während meiner Abwesenheit nach Wales in ein Pflegeheim. Wir hatten ausgemacht, dass sie danach wieder bei mir einziehen würde, aber am Tag meiner Rückkehr brach sie sich das Becken, und von da an ging es mit ihr rapide bergab.

Nach fast sechs Monaten, einen Tag nach dem zweiten Weihnachtsfeiertag, verstarb sie in meinen Armen, und ihre letzten Worte waren: »Es war mir nie bewusst, was ich für eine wundervolle Tochter habe.« Ich weinte, nicht, weil sie tot war, sondern um all die verlorenen Jahre, in denen wir Freundinnen hätten sein können. Ich glaube, sie hat mir nie verziehen, dass meine Großmutter mich bevorzugte und mit all der Liebe und Aufmerksamkeit überschüttete, die ihrer Meinung nach ihr zustanden. Ihre viel geplagte Mutter hatte alle Hände damit zu tun, die Familie durchzubringen, und sich Zeit für offene Liebesbekundungen zu nehmen, war ihr wahrscheinlich nicht in den Sinn gekommen. Ich wiederum konnte meiner Mutter nicht vergeben, dass sie mich achtlos verletzt und während meines ganzen Lebens meine Gefühle so offensichtlich missachtet hatte und dass sie permanent in meine geistige Privatsphäre eindrang. In ihrer Gegenwart konnte ich mich nie entspannen. Wie traurig das alles war.

Nach der Scheidung meiner Eltern war das Leben mit meiner Mutter eine absolute Qual, und als mein damaliger Freund mir erzählte, dass er sich einen Job in England besorgen wollte, kam ich auf den Gedanken, dasselbe zu tun. Also bewarb ich mich auf halbem Weg zum Abitur für eine Laborstelle im öffentlichen Dienst in Surrey, bekam sie und fand eine Unterkunft. Natürlich versuchte meine Mutter, mir das auszureden, aber das brachte nichts, weil ich fest entschlossen war und es nicht erwarten konnte, nicht mehr unter ihrer Fuchtel zu stehen. Ich lief einfach von zu Hause weg.

Im Rückblick waren die Menschen, bei denen ich in Surrey wohnte, sehr liebenswürdig und nett, aber du meine Güte, sie waren so anders. Sie stopften mich mit gesunden Aufläufen voll, und ich hatte ein schönes, warmes Zimmer, aber dennoch überkam mich das Heimweh. Vielleicht ist das schwer zu verstehen, nach allem, was ich über mein Leben daheim geschrieben habe, aber ich hatte Sehnsucht nach den südwalisischen Tälern, nach meinen Freunden und nach der vertrauten Umgebung. Ich konnte nicht fassen, wie flach Surrey war – ich hatte noch nicht einen einzigen richtigen Hügel zu Gesicht bekommen. Das Wasser schmeckte salzig und furchtbar, ganz anders als das frische, weiche Wasser aus den Bergen. Der Bus hielt nicht an, sofern man kein Handzeichen gab.

Wenn man in Wales an einer Bushaltestelle stand, war sonnenklar, dass man mitfahren wollte. Entgeistert musste ich einen Bus nach dem anderen an mir vorüberziehen lassen, bis ich sah, wie jemand an der gegenüberliegenden Haltestelle die Hand hob und das Ding anhielt. Auch diese Lektion lernte ich im Umgang mit diesem seltsamen, flachen Land, in dem alles gleich aussah und in dem sich überall Pappeln aneinanderreihten.

Ich war überrascht, dass Preisschilder auf Gurken- und Marmeladengläsern klebten und Kekse in Schachteln verkauft wurden. Nie zuvor hatte ich abgepackte Lebensmittel gesehen und konnte nicht umhin, das ziemlich geschmacklos zu finden. Zu Hause wurde der Käse mit einem Draht geschnitten, Kekse gab es immer lose in großen Blechdosen, Süßigkeiten in bauchigen Gläsern, und der Schinken wurde mit einer Maschine mit einer superscharfen, rotierenden Klinge geschnitten. Gesundheits- und Sicherheitsvorschriften? Existierten nicht. Am meisten staunte ich darüber, dass in England Kohle von einem Kohlenhof in kleinen Säcken gekauft wurde. Bis dahin hatte ich nur erlebt, dass Kohle tonnenweise auf die Straße vor das Haus gekippt wurde und manche Klumpen so groß wie Sessel waren. Die Väter zerschlugen sie und hievten das glänzende Anthrazit zum Kohlenschuppen, bevor sie die Straße fegten und dann mit Eimern voller Seifenlauge reinigten. Die Nachbarn halfen einander, und nach getaner Arbeit winkte ein Bier als Belohnung.

Ich erinnere mich daran, wie mein Vater die Kohle mit einem Vorschlaghammer zertrümmerte und wir beide die Brocken nach Pflanzenfossilien absuchten. Davon fanden wir eine ganze Menge – meistens Farne, aber auch imposante Stielformen, die, wie ich nun weiß, die Vorläufer unserer kleinen Schachtelhalme sind. Wenn ich an diese Zeit zurückdenke, hatten wir immer viel Spaß zur Bonfire Night, mit der die Vereitelung eines Attentats auf den englischen König im Jahr 1605 gefeiert wird und während der wir ein Feuerwerk auf Vaters Grundstück hinter dem Haus entzündeten.

Besonders im Gedächtnis geblieben ist mir das Jahr, in dem ein neidischer Knirps eine Wunderkerze in eine riesige Kiste mit Feuerwerkskörpern schmiss, die ein anderer Junge großspurig emporhielt. Das Feuerwerk war spektakulär – Raketen, die in jede Richtung auf dem Boden entlangzischten, Knaller, die unter die Röcke der Mädchen sprangen, Feuerräder, die ziellos und wie verrückt auf der Erde herumwirbelten, und das laute Krachen und Heulen, begleitet von echten Angstschreien, während wir in alle Himmelsrichtungen auseinanderstoben. Im Nachhinein war das urkomisch und untermauerte, was sie in der Kirche immer sagten: Du sollst den Besitz eines anderen nicht begehren und nicht mit dem eigenen prahlen – es war eine anschauliche Demonstration dessen, was einem diese Sünden einbrachten. Manche hatten Hühner auf ihren Parzellen, die Nachbarn züchteten Gänse, und ich weiß noch, wie mein Vater einmal ein Gänseei-Omelett verspeiste. Es war gigantisch. Weiter die Straße hinab hielten sie Schweine. Ich höre noch immer ihr Quieken, wenn sie zum Schlachter gebracht wurden, und das verzweifelte Gackern, Flattern und Krächzen, wenn einem der Hühner von nebenan der Hals für das Abendessen umgedreht wurde. Das war mir alles zuwider. Wir aber hatten Spaß auf unserem Stück Land. Ich glaube, mein Vater hatte es nur als Spielwiese für uns.

Die ersten Jahre nach meiner Flucht aus Wales waren unglückselig, trostlos und einsam, aber zurückzukehren, stand außer Frage. Das tat ich auch nie. Die Leute machten sich über meinen Singsang und den Klang meiner Vokale lustig und verunglimpften Wales und seine Bewohner, wann immer ihnen der Sinn danach stand. Das war gar keine besondere Voreingenommenheit gegenüber den Walisern – abfällige Witze über die Iren, Schotten, Menschen aus dem Norden und sogar aus Südwestengland waren ebenso an der Tagesordnung. Allmählich begriff ich, dass sich die Leute aus der Gegend um London für etwas Besonderes halten, obwohl sie sich mittlerweile aus Gründen der politischen Korrektheit mäßigen. In den letzten fünfzig Jahren hat sich das ganze Land verändert. Nun, da ich den Großteil meines Lebens in Surrey verbracht habe, bin ich vollständig anglisiert, und wenn ich heimkehre nach Wales, fühle ich mich immer ein bisschen wie eine Fremde – ich bin mir des starken Akzents, den ich einst gehabt haben muss, und der Unterschiede in Einstellung und Kultur nur allzu bewusst. Ich bin weder Fleisch noch Fisch – Waliserin für die Engländer und Engländerin für die Waliser. Das ist das Schicksal einer Immigrantin.

Ich heiratete einen sehr großen und gut aussehenden Engländer, dessen Kindheit nicht unterschiedlicher zu meiner hätte verlaufen können. Seine Eltern, ihr Haus und ihr Lebensstil erinnerten mich an eine Ovomaltine-Werbung: Mama und Papa in karierten Morgenmänteln vor einem anheimelnden Feuer in einer gemütlichen Vorkriegsvilla, wie sie ein Glas Ovomaltine vor dem Zubettgehen trinken. Ich habe noch den Werbesong im Ohr. Mir erschien seine Kindheit wie etwas aus einem Enid-Blyton-Roman, und die Einstellung seiner Eltern gegenüber dem Leben, der Welt und dem Universum war erzkonservativ. Die Mutter blieb tatsächlich zu Hause und kümmerte sich um den Haushalt, während der Vater mit Melone und Stockschirm in die Stadt fuhr und das Kreuzworträtsel in der *Times* ausgefüllt hatte, wenn der Zug die Waterloo Station erreichte.

Dieses scheinbare Idyll wurde durch den Krieg und die Evakuierung aufs Land getrübt, und fünf Jahre lang bekam mein Schwiegervater seine Frau und seinen Sohn nur selten zu Gesicht. Als hochrangiger Beamter mit wichtigen Kriegspflichten war er nach Manchester beordert worden. Allmählich, im Laufe vieler Jahre, stellte sich durch Gesprächsfetzen und aufschlussreiche Bemerkungen heraus, dass das Familienleben nicht ganz so perfekt war, wie es den Anschein hatte. Mein Mann hatte kaum eine Beziehung zu seinem Vater und verbrachte die meiste Zeit mit seiner Mutter, die ihn vergötterte. Ich verstand mich mit seinem Vater eigentlich ganz gut und hatte keine Angst, ihm hin und wieder den Wind aus seinem aufgeblasenen Gehabe zu nehmen. Ich erinnere mich daran, dass meine Mutter meine Schwiegereltern zu einem Urlaub in ihr Haus auf dem Hügel einlud und mein Schwiegervater sein tiefes Erstaunen darüber ausdrückte, wie sauber alles in Südwales war, wie schön der Ausblick und wie großzügig und witzig die Leute. Wenn sie von einer anderen Person gekommen wären, wären diese Äußerungen herablassend erschienen, aber ich wusste, er war ehrlich verwundert, dass wir nicht alle mit Kohlenstaub bedeckt waren. Mein Mann sagte einmal zu mir: »Du bist die Tochter, die sich mein Vater immer gewünscht hat.« Und dann mit verächtlich geschürzten Lippen: »Du als Akademikerin.« War da wieder jemand eifersüchtig, weil man mir einfach so Zuneigung entgegenbrachte?

Mein Schwiegervater hatte zeitlebens wie ein Schlot geraucht, und kurz nachdem er in den Ruhestand gegangen war, entwickelte er die obligatorischen arteriellen Durchblutungsstörungen und Diabetes, die ihn beide Beine kosteten. Er starb mit 72, was heute als ziemlich jung gilt; die moderne Medizin scheint in uns die Hoffnung auf ewiges Leben geweckt zu haben, und sechzig ist nun das neue vierzig. Ich weiß noch, wie ich neben ihm saß, als er auf seinem Sterbebett lag, tadellos wie immer in einem adretten Schlafanzug und mit perfekt getrimmtem Haar und Schnurrbart. Ich hielt seine Hand und legte gedankenverloren meinen Finger auf seinen Puls, dessen unregelmäßiger Rhythmus und schwankende Stärke mich faszinierten. Bei den letzten schnellen Schlägen seufzte er einmal und schaute mir dann blicklos direkt ins Gesicht. Mit seinem letzten Atemzug war alles Lebendige aus ihm gewichen.

Dieser Wandel zog mich in seinen Bann. Erst war er mein Schwiegervater und danach nur noch ein Körper. Und all das geschah im Bruchteil einer Sekunde. Noch nie hatte ich den Tod aus nächster Nähe erlebt, und mir wurde klar, dass der Geist nun gegangen war und ein leeres Gefäß hinterlassen hatte.

Jahre zuvor hatte ich mich dem Reduktionismus verschrieben und war überzeugt, dass Seele, Geist und das Sein nur eine komplexe Ansammlung physikalisch-chemischer Reaktionen sind. Wir alle sind Opfer unserer Hirnchemie und unserer persönlichen Erfahrungen. Ob unser Wesen das eines Heiligen oder das eines Psychopathen ist, liegt größtenteils außerhalb unserer Kontrolle. Wir können nur hoffen, dass wir unser Verhalten im Griff haben – was wir denken, geht nur uns selbst etwas an. Dem Ende eines Lebens hautnah beizuwohnen, hatte für mich etwas sehr Tröstliches. Ich wusste nun, dass mein Schwiegervater nicht länger leiden musste. Es war nichts mehr übrig, was auf etwas, das vielleicht Schmerzen verursacht, hätte reagieren können.

2005, also etwa dreißig Jahre später, starb meine Mutter, wie damals mein Schwiegervater, in meinen Armen. Auch bei ihr war der plötzliche Übergang vom Leben zum Tod eine dramatische Metamorphose. Mein nahezu unbeteiligtes Interesse am Hinscheiden zweier alter Menschen hingegen war das einer neugierigen Wissenschaftlerin. Echte Trauer über den Verlust habe ich bei zwei anderen Menschen empfunden, und bei jeder Katze, die ich bei mir haben durfte.

Es ist schwer zu glauben, dass wir bei unserer Scheidung 42 Jahre lang verheiratet gewesen waren und ich dennoch meinen Mann nicht viel besser kannte, als nach unserer sehr förmlichen, braven Kennenlernzeit von fast fünf Jahren. Jahrzehntelang waren wir emotional ein Paar Satelliten gewesen, die einander umkreisten, sich aber kaum einmal berührten. Er war ein Mann mit vielen Hobbys und ein ausgezeichneter Fotograf, dann Taucher, dann Pilot von Kleinflugzeugen und Hubschraubern und auch ein guter Reiter.

Später entwickelte er eine Leidenschaft für Computer und kannte sich bestens mit ihnen aus. Er musste immer die tollste Ausrüstung haben, und kein anderer durfte sie auch nur anfassen. Ich hatte eigentlich gedacht, dass wir gut betucht sind, wir hatten einmal einen Porsche, dann einen Ferrari, die ich beide gern fuhr. Wir besaßen ein zweimotoriges, achtsitziges Cessna-Leichtflugzeug, zwei Pferde, Gott weiß wie viele Computer und verschiedenes anderes elektronisches Hexenwerk. Vorsichtig, wie ich bin, lernte ich fliegen, denn ich hatte schreckliche Angst davor, allein in 1500 Metern Höhe mit einem über den Instrumenten zusammengesackten Herzinfarktopfer zu hocken. Wir fuhren nach Lust und Laune in Europa herum, übernachteten in schicken Hotels, bevorzugt in Cannes – kein Wunder, dass viele unserer Freunde meine Vorstellung teilten, dass wir reich wären.

Als ich mich mit sechzig auf einen behaglichen, erfüllten Ruhestand freute, wurde mir die hässliche Wahrheit ins Gesicht geschleudert. Ich fühlte mich verraten und verkauft. Ich fand heraus, dass ich seit Jahren auf jede Art betrogen worden war, mit der man eine Frau betrügen kann. Dabei hatten wir nie ein böses Wort miteinander gewechselt oder uns gar gestritten – dafür standen wir uns einfach nicht nahe genug. Ich hatte viel um die Ohren, während er sich mit seinen verschiedenen Hobbys und, wie ich später erfuhr, Eroberungen vergnügte. Wie traurig, auch das. Ich bat ihn höflich zu gehen, und nach ebenso höflichem Widerstand willigte er ein. Und das war's dann.

Wir ließen uns sieben oder acht Jahre nach unserer Trennung scheiden, und in der Zwischenzeit musste ich meinen Lebensunterhalt verdienen. Wir waren ganz und gar nicht reich. Aus reiner Vergnügungssucht hatte er fast all unseren Besitz verplempert. Ich blieb allein in dem riesigen Haus zurück mit meinen zwei Katzen. Dadurch war ich nie einsam, und eigentlich bemerkte ich seine Abwesenheit kaum. Eine willkommene Abwechslung war, dass ich nicht mehr seine Hemden waschen und ihm täglich ein Abendessen kochen musste. Unter keinen Umständen wollte ich mein Geld einem Anwalt in den Rachen werfen und kümmerte mich selbst um die Scheidung, mit ein wenig Unterstützung von meiner Nichte, die auch Juristin ist. Die ganze Sache kostete mich ein paar Hundert Pfund. Ich fragte ihn, ob er mir meine Auslagen erstatten könne, was er auch tat. Es war eine schmerzhafte Zeit, aber gewiss nicht so furchtbar wie das Schlimmste, das mir je zugestoßen ist. Wie habe ich dieses körperliche und seelische Leid bloß überlebt?

Die erste Katastrophe in meiner Welt war die entsetzliche Nachricht, dass meine geliebte Großmutter bei einem Autounfall ums Leben gekommen war. Ich konnte es einfach nicht begreifen, und zum ersten Mal in meinem Leben fühlte ich mich allein, verängstigt, erschüttert und orientierungslos. Im gleichen Jahr sollte mich noch Schlimmeres ereilen. Mein Kind war ein Funken Freude, gewiss der Sonnenschein in meinem Leben und mein Daseinsgrund. Ich lebte für sie – Siân, mein Töchterchen mit den blauen Augen und goldblonden Haaren. In den ersten neun Monaten war sie außerordentlich gesund und kräftig, und wie bei allen Eltern war natürlich auch mein Kind etwas ganz Besonderes für mich. Wir standen uns sehr nahe, und ich stillte sie in einem walisischen Schal, den ich mir um den Körper gewickelt hatte, und sang ihr etwas vor, wenn sie an meiner Brust hing. Das liebten wir beide. Den Schal habe ich noch immer.

Es heißt, aller schlechten Dinge sind drei, und so war es auch damals. Eines Morgens war Siân sehr quengelig, und zu unserem Erstaunen brach sie bei der kleinsten Zurechtweisung in eine Sturzflut herzzerreißender Tränen aus. Als ich mit ihr zum Arzt ging, stempelte er mich als neurotische Erstlingsmutter ab. Auch als offensichtlich war, dass etwas ganz und gar nicht stimmte, wurde ich wie eine Nervensäge behandelt. Kurz darauf war ihr Rücken mit unzähligen, winzigen, dunkelroten Pusteln bedeckt, die, wie ich heute weiß, durch Blutungen unter der Haut verursacht werden. Es waren Purpura. Wir konnten nicht im Internet recherchieren und mussten uns auf das Urteil des Hausarztes verlassen. Dieses Mal nahm er mich ernst, und Siân wurde sofort an einen Kinderarzt überwiesen. Ich bringe es nicht über mich, mich an den Einzelheiten der nun folgenden Monate aufzuhalten, aber schließlich wurde bei ihr ein Hodgkin-Lymphom diagnostiziert – im Grunde genommen Blutkrebs. Die Ärzte vor Ort hatten nicht die Fachkenntnis, um diese Krankheit bei einem so kleinen Kind zu behandeln, und in den nächsten Monaten wurde das St Thomas' Hospital in London unser zweites Zuhause. Letztlich stellten sie fest, dass die erste Diagnose falsch war und es sich um eine sehr seltene Autoimmunkrankheit handelte, die Letterer-Siwe-Krankheit. Die darauffolgenden zehn Monate waren die reine Hölle. Jedes Mal, wenn ich an ihr Bettchen lief, hatte ich Angst, sie könne gestorben sein. Sie hatte zu wenige rote Blutkörperchen, und ich konnte ihr mein Blut spenden – jeder verträgt mein Blut, denn ich bin Universalspenderin (O Rhesus negativ). Die schrecklichen medizinischen und chirurgischen Eingriffe nahmen kein Ende, und mittlerweile ist mir klar, dass die Ärzte einfach nicht wussten, was sie machen sollten.

Mir tut es nur leid, dass sie nicht schneller gestorben ist. Wenn sie das wäre, hätte sie nicht so leiden müssen, denn gelitten hat sie fürwahr. Selbst nach all den Jahren weine ich an ihrem Grab und denke jeden Tag an sie. Was wäre aus ihr geworden? Hätte ich jetzt Enkelkinder? Wäre sie eher nach mir oder ihrem Vater gekommen? Ich hatte keine weiteren Kinder und weiß auch gar nicht, ob ich eine gute Mutter gewesen wäre. Ich erwarte immer von allen, dass sie ihr Bestes geben und Höchstleistungen erbringen. Ich weiß, dass ich kritisch bin und vermutlich eine unkonventionelle Mutter gewesen wäre. Vielleicht hätte Siân mich ebenso wenig leiden können, wie ich meine Mutter leiden konnte – aber ich bin mir sicher, dass sie für mich immer an erster Stelle gestanden hätte. In ihrer Gegenwart blühte ich auf. Ich wollte sie um jeden Preis beschützen, aber an jenem kalten Januartag hörte sie auf, Siân zu sein. Wie betäubt starrte ich vor mich hin. Ich spürte einen elektrischen Schlag und danach, wie mein Innerstes aus mir wich. Nicht alles, was mich verließ, kam zurück. Da ist noch immer eine überwältigende Leere, die durch nichts auszufüllen oder zufriedenzustellen ist.

Als die Schwestern mich behutsam wegführten, begriff ich, dass mir das Schlimmste widerfahren war, was mir je hätte widerfahren können. Keine Katastrophe und kein Unglück würden je dieselbe Wucht haben oder mir so sehr wehtun. Seit jenem Tag bin ich auf wundersame Weise davor geschützt, von jemandem verletzt zu werden. Nichts und niemand wird mir je so wichtig sein wie Siân. Ich bin dankbar, dass ich eine Tochter hatte.

Wenn man sich so abschottet, wirkt man auf andere womöglich arrogant. Und meistens interessiert es mich tatsächlich nicht, was andere über mich denken, was dazu geführt hat, dass ich geradezu und direkt bin. Ich habe auch vor nichts und niemandem mehr Angst. Vielleicht habe ich deshalb so viele abscheuliche und entsetzliche Anblicke und Ereignisse in meiner forensischen Laufbahn ertragen. Mir ist bewusst, dass mein tiefes Mitgefühl für misshandelte, vernachlässigte Kinder und Tiere irgendwie mit meiner Tochter, ihrem Leiden und ihrem Tod zusammenhängen muss. Ich weiß, dass mich manche für steinhart halten, aber in Wahrheit bin ich unter der rauen Schale weich wie ein Marshmallow. Diejenigen, die mich wirklich kennen, fürchten sich nicht vor mir, aber mir ist klar, dass ich eine unerwünschte Person mit einem einzigen Blick zur Salzsäule erstarren lassen kann.

Nachdem ich Siân verloren hatte, war ich klapperdürr und kämpfte wieder mit der Atmung. Als ich eines Tages am Lehrkrankenhaus, an dem ich arbeitete, eine Urinprobe begutachtete, die ich von der Station eingesammelt hatte, sprach mich ein Dozent auf meinen Husten an.

»Ach, den habe ich schon immer.«

»Nun ja, dann sollten Sie sich mal untersuchen lassen.«

Und das taten sie auch.

Damals wurde man auf einen Tisch gelegt, der sich in alle Richtungen neigen konnte, danach steckten sie einem einen Schlauch in die Nase, kippten eine röntgendichte Flüssigkeit in die Lungen, wirbelten einen auf dem Tisch herum, bis die Lunge damit überzogen war, und machten zahlreiche Röntgenaufnahmen. Ich erinnere mich daran, wie ich gespannt auf den Bildschirm blickte, obwohl ich das Gefühl hatte zu ertrinken. Das weiße Zeug bekamen sie nur wieder heraus, indem sie einen herumdrehten und auf den Rücken klopften, bis man alles herausgehustet hatte. Diese Prozedur nannte sich Bronchogramm und ist dankenswerterweise von der Computertomografie abgelöst worden. Kein Kind oder kranker Erwachsener wird das je wieder über sich ergehen lassen müssen. Es war, als würde man von einer Gruppe weiß bekittelter Außerirdischer in einem Raumschiff gefoltert werden.

Die Diagnose war schnell gestellt. Mein rechter Lungenflügel war durch einen Abszess vollständig kollabiert, und um den anderen stand es auch nicht so rosig. Noch im selben Monat wurde ich Patientin in dem Krankenhaus, in dem meine Tochter gestorben war, in einer Station genau gegenüber vom Big Ben. Wer hätte gedacht, dass man nach einer kurzen Weile den regelmäßigen Glockenschlag nicht mehr wahrnimmt. Der Großteil meines rechten Lungenflügels wurde entfernt und zwar zu einer Zeit, als Narkose- und Schmerzmittel nicht gerade berauschend waren. Meine Erinnerungen daran sind glasklar; ich wurde in einen Strudel von Schmerz und Elend gesogen, und der einzige Ausweg war Morphium. Das euphorische Gefühl, hoch und immer höher gehoben zu werden und die Qualen hinter sich zu lassen, war wahrhaft magisch. Zuerst ließ ich es mir nur widerwillig verabreichen, denn die Nadeln taten so weh, aber sobald ich darum bat, wurde es mir verweigert. Offensichtlich musste die Schmerzlinderung gegen die Möglichkeit einer Suchtentwicklung abgewogen werden. Ich verstehe sehr gut, wie der nächste Schuss eines starken Opiats zum Lebensinhalt für diejenigen werden kann, die von Not und Verzweiflung überwältigt sind. Es ist ja so leicht, dem nachzugeben, wenn die Belohnung für einen Nadelstich Glückseligkeit und ein Hochgefühl sind.

Obwohl es lange dauerte, erholte ich mich und nahm meine Arbeit wieder auf. Meine Psyche und mein ausgemergelter kleiner Körper hatten unglaublich viele Schläge einstecken müssen. Geistig bin ich jedoch stark und robust – wenn sich das Gleiche nur von meiner körperlichen Stärke behaupten ließe.

12 Gifte

Ich konnte vielleicht nicht so regelmäßig am Unterricht teilnehmen wie meine Klassenkameradinnen, aber bevor ich die Aufnahmeprüfung bestand und an diesem vermaledeiten Gymnasium landete – jenem Ort hoch oben auf dem steilen Hügel –, ging ich sehr gern zur Schule, vor allem wegen Mr. Davies, unserem wundervollen, netten Direktor, und »Shorty« Jones, der uns auf die Einstufungstests vorbereitete. Was für durch und durch begabte Menschen sie waren! Mr. Jones brachte in uns allen das Beste zum Vorschein und schaffte es doch, kein Kind zu bevorzugen oder auszugrenzen. Obwohl es mir nicht bewusst war, erzählte mir eine ehemalige Mitschülerin mehr als sechzig Jahre später bei einem Klassentreffen, alle hätten gewusst, dass ich die Lieblingsschülerin des Direktors gewesen sei. Sie verdrehte die Augen und lachte, als sie uns erzählte, wie er immer mich nach der Antwort gefragt oder mich gebeten hätte, die Klasse aufzuklären, wenn sie ein einfaches Prinzip nicht verstand. Mein Kopf steckte voller Fakten, die ich aus meinen Lexika aufgesogen hatte, meiner bevorzugten Lektüre. Denn schließlich wimmelte es darin nur so von Geschichten, außerdem waren sie lehrreich und eine unerschöpfliche Informationsquelle. Für die endlosen Stunden, die ich im Bett verbringen musste, während die anderen draußen spielten und durch die Gegend stromerten, wurde ich mit Wissen entlohnt, auch wenn es bunt zusammengewürfelt war.

Meine beste Freundin war Jeannie Bruton, und wenn es mir gut ging, zogen wir gemeinsam los auf der Suche nach Abenteuern. Bis zu den Hügeln außerhalb des Dorfes, wo Schafe und Welsh-Mountain-Ponys frei umherstreunten, war es nicht weit. Dann waren wir den ganzen Nachmittag draußen und ernährten uns von Marmite-

oder Marmeladensandwiches – wenn die Ponys sie uns vorher nicht wegschnappten. Sie konnten richtige Ganoven sein und waren scharf auf alles, was interessanter schmeckte als das, was die Wiese auf den Hügeln ihnen zu bieten hatte. Jeannie und ich waren einfach unzertrennlich. Wir pflückten Hasenglöckchen und stellten Duftstoffe in ausgewaschenen Soßenflaschen her, wobei wir uns von dem anhaltenden Soßengeruch im Fermentierbrei nicht stören ließen. Wir wussten, wo Froschlaich zu finden war, sodass wir verfolgen konnten, wie die kleinen schwarzen Kommas in dem Glibber Form annahmen und schließlich als Kaulquappen schlüpften. Indem wir rohe Fleischbröckchen im Wasser hinterließen, bekamen wir hin und wieder sogar hübsche kleine Frösche zu Gesicht. Wir fingen eine Blindschleiche und hielten sie in einem großen Glas auf der Fensterbank in unserem Flur, bis meine Mutter sie aus ihrem gläsernen Gefängnis befreite und ich fuchsteufelswild wurde, weil sie die Frechheit besaß, so etwas zu tun, ohne uns vorher zu fragen. Mein größter Wunsch, der mir schließlich erfüllt wurde, war ein Taschenmesser, mit dem Jeannie und ich Erdkastanien ausgraben konnten. *Conopodium majus* gehört zur Familie der Doldenblütler und bringt tief im Erdreich schmackhafte kleine Knollen hervor. Wir kannten ein Stück Wiese am Rand eines Weges, wo wir sie aus einer Tiefe von nur zehn Zentimetern ausbuddeln konnten, was für diese Pflanze ziemlich flach ist. Man könnte meinen, wir hätten einen Schatz gehoben, wenn wir schließlich ein paar davon ergattert hatten. Wir wischten die Erde von den Knollen ab, schabten sie außen mit unserem Taschenmesser ab, dann spuckten wir darauf und rieben sie am Saum unserer Kleider trocken, um sie uns anschließend an Ort und Stelle einzuverleiben, obwohl sie manchmal ein wenig körnig waren. Sie haben einen herrlich delikaten Geschmack, und wir fanden immer, dass sie die Mühe wert waren.

Später stiegen wir die Hügel hinauf und pflückten Heidelbeeren. Die liebten wir und kamen mit blau verschmierten Mündern, Fingern, Knien und Hinterteilen nach Hause. Wie alle anderen sammelten wir von September an Brombeeren, und durch mein als Kind erworbenes Wissen über deren Blätter konnte ich später der Polizei sagen, wie lange eine Leiche in ihrem Grab gelegen hatte. Einfache Erinnerungen an meine Kindheitserlebnisse in Flora und Fauna haben mir später bei meiner Ermittlungsarbeit geholfen.

Die freie Natur hat viele Leckerbissen zu bieten, die man getrost essen kann. Die jungen Blätter des Weißdorns schmecken ganz wunderbar, seine Beeren später im Jahr haben eine interessante Note und Konsistenz – auch wenn zu viele davon schädlich sein können. Die Beeren des Holunderstrauchs sind recht fade, aber wenn man sie mit Äpfeln einkocht, verleihen sie dem Kompott eine hübsche Farbe. Die Leute bei uns nannten sie damals »gypsies' currants«, weil sie offenbar als Ersatz beim Kuchenbacken dienten. Die meisten kennen Schlehdorn, und ich sammle die gerbstoffreichen, pflaumenartigen Früchtchen jedes Jahr und mache Schlehenschnaps daraus, der immer wieder köstlich ist. Wenn man frische Schlehenfrüchte isst, zieht sich der Mund zusammen, denn die Gerbstoffe in der Frucht verbinden sich mit den Aminosäuren im Speichel. Das fühlt sich furchtbar an, und man glaubt, nie wieder etwas schmecken zu können. Wenn man die Frucht aber einfriert, erhitzt oder in Alkohol einlegt, wird ihre Zellstruktur zerstört, und die Gerbstoffe werden freigesetzt, sodass sie ihre Wirkung verlieren. Mein Schlehenschnaps bereitet ihnen zweifelsohne ein Ende, und obwohl es mir nie gelingt, jedes Mal das gleiche Aroma hinzubekommen, ist er stets ganz vortrefflich. Jeannie und ich wussten, wann und wo man nach den kleinen Köstlichkeiten Ausschau halten musste, und es macht mich sehr traurig, dass so viele Kinder heute derart auf Computerspiele und Chats fixiert sind, dass sie die Welt gar nicht mehr erkunden.

Wie erwähnt kann man viele Wildpflanzen bedenkenlos essen, aber es gibt auch so manche, von denen man unbedingt die Finger lassen sollte. Über Millionen Jahre verlief die Evolution von Pflanzen und Tieren parallel, und weil kein Tier Nahrung selbst herstellen kann und auf einer bestimmten Ebene des Nahrungsnetzes auf Pflanzen angewiesen ist, wären die Pflanzen, hätten sie nicht einen Schutz gegen Fressfeinde entwickelt, schon lange samt und sonders verputzt worden. Einige Abwehrmechanismen der Pflanzen sind äußerst ausgeklügelt und zeigen uns, wie die Natur nach einem Gleichgewicht trachtet. Der Schutz kann mechanisch, chemisch oder eine Kombination aus beidem sein, und manchmal beruht er auf einer Symbiose mit einem Tier.

Aus den jungen Blättern der Brennnessel lässt sich eine gute, nahrhafte Suppe kochen – aber damit sie nicht völlig dezimiert wird, hat die Pflanze ein mechanisch-chemisches Abwehrsystem hervorgebracht. Besondere Härchen auf den Blättern haben sich dahingehend verändert, dass sie ein Gemisch aus Natriumformiat, Histamin, Acetylcholin und Serotonin in alles injizieren, was sie berührt. Diese Mixtur verursacht einen schmerzhaften, brennenden Ausschlag, und es gibt Berichte über Hunde, die sich eine Vergiftung zuzogen, bloß weil sie durch ein ausgedehntes Brennnesselfeld rannten. Andere Pflanzen wie Wiesen-Pastinak und Riesen-Bärenklau bilden Bläschen auf der Haut, wenn man sie an Sonnentagen berührt. Bücher und Aufsätze über schädliche Pflanzen gibt es in Hülle und Fülle, und jeder sollte sich ein Grundwissen darüber aneignen.

Schutzvorrichtungen wie diese helfen den Pflanzen, ihr Überleben in einer Welt des Wettbewerbs zu sichern. Die Dornen, die viele Rosengewächse zieren, sind wie lange, spitze Dolche, und eine Weißdorn- oder Feuerdornhecke fungiert wie ein Stacheldrahtzaun, dessen Spitzen Tiere auf Nahrungssuche ganz sicher in die Flucht treiben. Einige Akazienarten haben Dornen, die von Ameisen ausgehöhlt werden. Durch deren Säure ist der schmerzhafte Stich lange spürbar und schützt den Baum vor grasenden Tieren wie Giraffen sowie vor Schadinsekten. Es gibt zahlreiche Beispiele solch praktischer Symbiosen in den Wäldern, Savannen und Dschungeln dieser Welt.

Die Anzahl von Pflanzen mit physikalischen Abwehrmechanismen wie diesen ist jedoch nichts im Vergleich zu jenen, die in ihrem ständigen Bestreben, zu überleben und sich auszubreiten, chemische Schutzvorkehrungen entwickelt haben. Die Vielfalt von chemischen Verbindungen, die das Pflanzenreich hervorbringt, ist schier überwältigend, und viele davon scheinen dem Schutz zu dienen – der Verteidigung gegen saugende Insekten und andere Tiere oder als Abwehrschild gegen das Eindringen von Parasiten. Die Funktion anderer hingegen muss erst noch erforscht werden. Pflanzen, Pilze und Bakterien sind die beeindruckenden Produzenten organischer Verbindungen auf diesem Planeten. Durch die Bereitstellung von Nährstoffen versorgen sie andere Lebewesen, bringen jedoch auch Verbindungen hervor, die zu Beschwerden oder gar zum Tod führen. Pflanzenesser im Tier- und Menschenreich sind der Beweis, dass Pflanzen Leben erhalten können, doch zahlreiche Arten von ihnen sind schädlich oder tödlich.

Im Laufe der Geschichte war Gift an vielen Verbrechen beteiligt. Es gilt als bevorzugte Mordwaffe von Frauen. Wir müssen nur an die Gerüchte und Skandale um Lucrezia Borgia denken, die 1480 geborene, uneheliche Tochter von Papst Alexander VI., oder an Livia, die Frau des ersten römischen Kaisers Augustus, die dessen Feigen im Jahr 14 vergiftet haben soll.

Was ist ein Gift? Unterscheiden sich anorganische von natürlichen Giften? Sie alle können das Wohlbefinden eines Menschen beeinträchtigen und ihn in manchen Fällen auch töten. Gift ist ein Oberbegriff für jede körperfremde Substanz, die die normale Körperfunktion stört. Anorganische Gifte sind beispielsweise das Element Arsen oder Zyankali – beide können todbringend sein. Natürliche Gifte, die von lebenden Organismen wie Pflanzen, Bakterien, Pilzen und Tieren produziert werden und die zuweilen eine äußerst komplexe chemische Struktur aufweisen, nennt man Toxine. Ironischerweise können Toxine auch nützlich sein, wenn man sie in der richtigen Dosis zuführt, und richten nur bei zu hoher Konzentration Schaden an. Ein Beispiel hierfür ist das herzwirksame Glykosid Digitalin, das man ursprünglich aus einer Art des Fingerhuts gewann *(Digitalis)*. Die Gattung produziert eine Reihe verwandter, tödlicher, herzwirksamer und steroidaler Glykoside; in einer angemessenen Dosis kann Digitalin (Digoxin) den Herzschlag regulieren, aber in einer hohen, unkontrollierten Dosis resultiert es entweder in einer tödlichen Verlangsamung oder Beschleunigung des Herzschlags oder ruft Verwirrung, Übelkeit und sogar Halluzinationen hervor. Es ist also nicht verwunderlich, dass in längst vergangenen Tagen, als die Medizin noch in den Kinderschuhen steckte und bevor die Toxikologie auf den Plan trat, der bescheidene Fingerhut herhalten musste, um einen Menschen ins Jenseits zu befördern. Womöglich wurde dem bedauernswerten Opfer dann nur ein Herzversagen bescheinigt. Auch der liebliche, rosa oder weiß blühende Oleander, den man überall im Mittelmeerraum sieht, kann mit ähnlichen Verbindungen aufwarten und zum Herzstillstand führen, sobald man auch nur ein Blatt davon isst.

Die Toxine des Fingerhuts und des Oleanders sind in jedem Teil der Pflanze zu finden, in anderen hingegen konzentrieren sie sich vielleicht auch nur auf bestimmte Teile oder werden bloß zu bestimmten Jahreszeiten erzeugt. Das rote Fruchtfleisch der Eibenbeere ist überhaupt nicht giftig, die schwarzen Samen in ihrer Mitte sind jedoch tödlich. Der Blattstiel des Rhabarbers ist köstlich, wenn man ihn kocht, doch die Laubblätter an sich sind voller Oxalsäure, die gesundheitsschädigend ist. Meine Mutter kochte die Blätter immer in ihren vergilbten Tiegeln aus, um sie wieder auf Hochglanz zu bringen.

Viele Pflanzentoxine sind wahrscheinlich als Abwehr gegen Tiere entstanden, insbesondere gegen die Horden und Schwärme von Insekten, die auf unserem Planeten kreuchen und fleuchen. Das ist mit Sicherheit eine der Funktionen der Terpene. Urushiol, das garstige Öl, das auf meinen Beinen nässende Wunden hinterließ, nachdem ich bei meinem Besuch auf der *Body Farm* mit Giftefeu in Berührung kam, ist ein Terpen, das auch in der »Gifteiche« *(Toxicodendron diversilobum)* vorkommt. Man nimmt an, dass das toxische Terpenoid Thujon die psychotrope Substanz im Gewebe des Gemeinen Wermuts ist, aus dem Absinth gebraut wurde, dem man im Paris der Belle Époque frönte. Obwohl Absinth zu Blindheit und Wahnvorstellungen führen kann, fanden erwiesenermaßen van Gogh, Gauguin, James Joyce, Toulouse-Lautrec, Picasso, Oscar Wilde, Proust, Edgar Allan Poe, Lord Byron, Ernest Hemingway und – am eindrucksvollsten vielleicht – Salvador Dalí Gefallen daran. Da fragt man sich doch, ob der Erfindungsreichtum und die Expressivität dieser Künstler in Teilen dem Nervengift geschuldet sind; sicherlich wirken einige der von ihnen hervorgebrachten Ideen und Bilder auf den Rest der Menschheit ziemlich absurd. Das Schaffen mancher Künstler, ob in Bild, Wort oder Ton, scheint mir ohnehin oft jenseits des Normalen zu liegen. Viele von uns hegen wahrscheinlich tief verborgene Vorstellungen und Gedanken, die von unserem Verstand unterdrückt werden. Die schöpferische Intelligenz hat sich zu allen Zeiten Pflanzengiften wahrscheinlich deshalb hingegeben, um ihr inneres Ich zu befreien und damit den enthaltsamen Normalsterblichen unter uns einen Einblick in ihr Innenleben zu gewähren. Auch in anderer Weise können Terpene das Leben erleichtern. Wir alle sind mit Eukalyptusöl, Kampfer, Terpentin, Ingwer, Zimt und den allgegenwärtigen Cannabinoiden vertraut, Toxine, die bei der Behandlung früher Stadien von Demenz und Schizophrenie zum Einsatz kommen. Trotz der toxischen Wirkung ist Cannabis bei vielen heiß begehrt, und einige der kreativsten Köpfe gestehen freimütig, seinem Reiz zu erliegen.

Der King Kong unter den natürlichen Giften oder Toxinen sind die Alkaloide. Sie werden von Bakterien, Pilzen und Pflanzen erzeugt und sind sogar bei manchen Tieren anzutreffen, wie Giftfröschen und -kröten, obwohl diese Amphibien ihr Gift aus den Ameisen beziehen, die sie vertilgen, und die Ameisen sie wiederum aus dem Pflanzenmaterial haben, das sie zusammentragen. Damit verschaffen die Pflanzen dem Frosch einen sagenhaften evolutionären Vorteil.

Alkaloide sind aus den Bausteinen von Aminosäuren abgeleitet, und viele haben bekannte Namen – Atropin, Nikotin, Morphin, Meskalin, Adrenalin, Ephedrin und Chinin. Die breite Palette der Alkaloide wird für die Herstellung von Arzneimitteln genutzt, doch die Grenze zwischen Gift und Therapeutikum kann auch hier nur eine Frage der Konzentration oder Dosis sein. Tomaten, Kartoffeln, Auberginen, Paprika und Chili sind beliebte Nahrungsmittel, gehören aber alle der gleichen Familie an wie die Tollkirsche mit ihren verlockenden, schwarzen Beeren und der Stechapfel *(Datura)* mit seinen schönen weißen Blüten. Tatsächlich enthalten alle das Alkaloid Solanin, und auch wenn es manche Supermarktbetreiber nicht wissen, ist die Grünfärbung der Kartoffelschale ein Vorbote für die Bildung dieses Giftstoffes. Solanin ist ein wirksames Pestizid und schützt die Pflanze vor dem Befall von Krankheitserregern, aber wie so oft ist das, was für ein Insekt, einen Wurm oder einen Pilz giftig ist, unweigerlich auch giftig für uns.

Strychnin ist ein bekanntes toxisches Alkaloid aus den Bäumen und Sträuchern der Gattung Brechnuss *(Strychnos)*, die besonders in Südindien heimisch ist. Das starke Nervengift verdankt seine Bekanntheit dem Umstand, dass es das Lieblingsgift von Krimiautoren und -autorinnen wie Agatha Christie war. Heute wäre es eine ziemlich plumpe Mordwaffe, doch die Pflanzen der Hahnenfußgewächse – Rittersporn *(Delphinium)*, Akelei *(Aquilegia)* und die früher der Familie zugeordnete Pfingstrose *(Paeonia)* – sammeln ebenfalls tödliche Alkaloide in ihrem Gewebe an. 2009 wurde Lakhvir Kaur Singh in Westlondon verurteilt, weil sie das Curry ihres Lebensgefährten, nachdem er sie wegen einer jüngeren Frau sitzen lassen hatte, mit Eisenhut *(Aconitum)* vergiftet hatte, einer hübschen violetten Blume aus derselben Familie. Jeder Teil des Eisenhuts ist hochgiftig, und das Toxin führt unter anderem zu motorischen Schwächungen und Lähmungserscheinungen, die schließlich die Herz- und Lungenfunktion beeinträchtigen. Daher hat es wie Strychnin eine lange Geschichte als Mordmittel, und nachdem er das Curry gegessen hatte, musste sich Singhs Exfreund übergeben, verlor sein Sehvermögen und die Gewalt über seine Gliedmaßen und verstarb innerhalb einer Stunde nach der Einlieferung ins Krankenhaus.

Es gibt etwa 200 *Aconitum*-Arten. Im Alten Rom wurden sie auf unterschiedliche Weise zur Beseitigung von Verbrechern und Feinden eingesetzt, und im Mittelalter wurden Pfeilspitzen damit vergiftet. Singh wurde wegen vorsätzlichen Mordes zu lebenslanger Haft verurteilt. Sie war die erste Person, die wegen Mordes mit dieser Art Toxin angeklagt wurde, seit der Arzt George Henry Lamson seinen 18-jährigen Schwager Percy John ins Jenseits befördert hatte, indem er ihm 1882 ein vergiftetes Stück schottischen Früchtekuchen schickte.

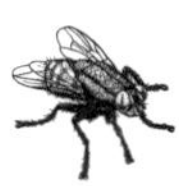

Pilze erzeugen eine äußerst verwirrende Vielfalt an Verbindungen, von denen einige giftig und andere hilfreich für uns sind. Sie sind die Quelle zahlreicher Antibiotika, mit denen sich Bakterien natürlich sehr wirksam bekämpfen lassen. In der Natur hindert das die Bakterien daran, sich über den ganzen Pilzkörper auszubreiten und ihn damit an der Nährstoffaufnahme zu hindern. Ohne die vorteilhafte Wirkung von Pilzen könnten fast alle Tiere und Pflanzen nicht überleben, da sie für ihre Nahrungsgewinnung unerlässlich sind; auch für die Herstellung der meisten unserer Lebensmittel sind sie unverzichtbar. Aber Achtung, für die giftigsten unter ihnen gibt es kein Heilmittel, und die meisten davon gehören der Pilzgattung der *Amanita* oder Wulstlinge an. Die »Zerstörungsengel« *(Amanita virosa* in Europa und der in Nordamerika heimische *Amanita bisporigera)* sowie der Grüne Knollenblätterpilz *(Amanita phalloides)* sind besonders gefährlich, weil sie Speisepilzen ähneln. Der Kaiserling *(Amanita caesarea)* hingegen ist ungefährlich und wegen seines außergewöhnlichen Wohlgeschmacks heiß begehrt. In Europa und den USA sind die Wulstlinge für etwa 95 Prozent aller tödlich verlaufenden Pilzvergiftungen verantwortlich, davon gehen 50 Prozent allein auf das Konto der Knollenblätterpilze.

Das Problem bei Pilzvergiftungen ist, dass die Symptome erst nach mindestens sechs bis fünfzehn Stunden auftreten, bei einigen Arten sogar erst nach einer Woche oder mehr, und dann kommt jeder Behandlungsversuch zu spät. Aber man kann ohnehin nichts tun, der Tod tritt unweigerlich ein. Bestimmte Pilze sind daher wohl ein perfektes Mittel für einen unentdeckten Mord. Da liegt es auf der Hand, dass Pflanzen und Pilze in der Vergangenheit ein ergiebiger Lieferant für Gifte waren, die ruchlosen Zwecken dienten. Schilderungen des Todeskampfes von Kaiser Claudius legen nahe, dass seine vierte Frau Agrippina in die Fußstapfen ihrer Familie trat und sein Essen vergiftete, in ihrem Fall mit Pilzen, vermutlich aus der Gattung Trichterling *(Clitocybe)* oder Risspilz *(Inocybe)*, die den höchsten Anteil des Alkaloids Muscarin aufweisen.

Viele Pilze erzeugen Alkaloide, wobei der Purpurbraune Mutterkornpilz *(Claviceps purpurea)* wahrscheinlich einer der bekanntesten ist. Er befällt die Ähren und Rispen von Gras und Getreide, insbesondere Roggen, und produziert dunkle, Sklerotien genannte, feste Hyphenknäuel, die den gesamten Samen der Pflanze ersetzen.

Das Sklerotium verhält sich zudem auch wie ein Samen und wird mit dem Getreidekorn verteilt, mit Mehl vermischt und findet so seinen Weg ins Brot. Der Pilz bringt eine Fülle von Alkaloidverbindungen hervor, von denen einige zu starken Gebärmutterkontraktionen führen. Aufgrund dieser Eigenschaft wurde Mutterkorn im 17. und 18. Jahrhundert als Abtreibungsmittel eingesetzt. Einige der Alkaloide lösen geistige Verwirrung und Gefäßverengungen, besonders in Händen und Füßen, aus und hinterlassen ein brennendes Gefühl, das auch als Antoniusfeuer bezeichnet wurde. Wurden Sklerotien als Abtreibungsmittel verabreicht, starben viele Frauen oder verloren ihre Extremitäten, weil die Ärzte es mit der Dosis nicht ganz so genau nahmen.

Außerdem synthetisiert der Pilz Lysergsäure, die Vorstufe von LSD, und die Bedauernswerten, die den Pilz verspeisten, wurden hernach entweder unfreiwillig oder freiwillig von Halluzinationen geplagt. Es wird behauptet, dass die absurden Anschuldigungen, die bei den Hexenprozessen von Salem in den Jahren 1692 und 1693 hervorgebracht wurden, dem Verzehr von infiziertem Roggenbrot geschuldet waren. Menschen in ganz Europa starben scharenweise an Ergotismus, der Vergiftung mit Mutterkornalkaloiden, darunter 40 000 allein in Aquitanien im Jahr 944. Der erste bekannte Hinweis auf diese Krankheit stammt von einer assyrischen Tafel aus der Zeit um 600 vor Christus und aus Indien um 350 vor Christus. Überall dort, wo Weizen anstelle von Roggen angebaut wurde, konnten sich die Menschen in Sicherheit wiegen, denn Weizen ist resistenter gegen den Pilz.

Vorsätzliche Vergiftungen sind in der heutigen Zeit zwar eher selten, doch die Gefahr einer ungewollten Vergiftung ist allgegenwärtig. Wenn Sie nur eine winzige Menge des Alkaloids Koniin zu sich nehmen, das im Gefleckten Schierling *(Conium maculatum)* vorkommt, wird die Funktionsweise der motorischen Endplatten, also der Kontaktstelle zwischen Nervensystem und Muskeln, in

Ihrem Körper beeinträchtigt, was erst zur Lähmung der Beine führt. Danach breitet sich das Gift nach oben hin aus, bis es die Lunge erreicht und Sie schließlich das Zeitliche segnen. Sokrates muss einen scheußlichen Tod gehabt haben.

Eines der potentesten Pflanzengifte kommt aus den Samen des Rizinus *(Ricinus communis)*, der eine hohe Konzentration des Toxins Rizin enthält. Das ist eine ganz andere Klasse von Toxinen, eine Art Protein, das andere Organismen daran hindert, eigene Proteine zu bilden. Nur vier Samenkörner des Rizinus können zu einem qualvollen Tod durch Erbrechen, Durchfall und multiples Organversagen innerhalb weniger Tage führen. Rizin hat eine so hohe Wirksamkeit, dass im Krieg sein Einsatz als Kampfstoff erwogen und es 1972 von der Biowaffenkonvention als verbotene Substanz eingestuft wurde. Allerdings verwendeten es verschiedene Terrorgruppierungen bei Mordanschlägen auf US-amerikanische Politiker. In einem bekannten Fall wurde der bulgarische Theaterautor und Dissident Georgi Markow, der 1968 in den Westen geflüchtet war, von einem Agenten des bulgarischen Geheimdienstes ermordet, der ihm auf der Londoner Waterloo Bridge mit einer präparierten Regenschirmspitze ein mit Rizin versetztes Kügelchen ins Bein injizierte.

Obwohl Pflanzengift nicht das Mittel der Wahl heutiger Krimineller ist, werden unter manchen Umständen Umweltforensiker bei den Ermittlungen hinzugezogen, um Pflanzen- und Pilzspuren zu analysieren, wenn die toxikologische Untersuchung zu keinem Ergebnis führt. Bestimmte Toxine haben eine verheerende Auswirkung auf den Körper, mit anderen soll ein bewusstseinsverändernder Effekt erzielt werden, und sie werden sogar zur Entspannung konsumiert. Pflanzen und Pilze werden seit Urzeiten wegen ihrer psychotropen Eigenschaften geschätzt.

Der rote Pilz mit den weißen Tupfen *(Amanita muscaria)* produziert Ibotensäure und Muscimol, Verbindungen mit ähnlichen

Wirkungen wie Lysergsäurediethylamid (LSD). Selbst Rentiere laben sich an diesem schönsten aller Pilze, vermutlich aufgrund der angenehmen Erlebnisse, die er ihnen verschafft, und er wird seit Menschengedenken von den Völkern der Tundra zu rituellen Zwecken eingesetzt. Eine Folge dieser halluzinogenen Verbindungen ist, dass man unter ihrem Eindruck glaubt, fliegen zu können, und so manch ein Todesfall musste untersucht werden, bei dem sich Fliegenpilzfans mit ausgebreiteten Armen von Gebäuden stürzten. Selbst der Weihnachtsmann, der mit seinen Rentieren im rot-weißen Gewand durch die Gegend schwirrt, ist vielleicht auf Geschichten von Pilzliebhabern zurückzuführen. Es gab und gibt zahlreiche Pilzkulte, manche aufgrund des Genusserlebens, andere aufgrund religiöser Erfahrungen. Einige religiöse und kulturelle Praktiken scheinen im Grunde auf halluzinogenen Erfahrungen nach dem Konsum des einen oder anderen Pilzes zu beruhen, und Pilzsymbole und -darstellungen finden sich zuhauf auf alten Piktogrammen.

Im Unterhaltungsfernsehen sind forensische Ermittler unfehlbar und können immer die geheimnisvollen Substanzen identifizieren, die im Mittelpunkt eines Geschehens stehen. Es ist jedoch ernüchternd festzustellen, dass die Toxikologie selbst heute ein ums andere Mal bei der Bestimmung von Giften scheitert, es sei denn, der Toxikologe weiß, wonach er suchen muss. Ausgeklügelte Analyseverfahren stehen zur Verfügung – aber stellen Sie sich nur einmal die Größe des Archivs von Referenzproben vor, die man brauchen würde, um die chemischen Strukturen Abertausender unbekannter Substanzen abzugleichen. Wenn Pflanzen- und Pilzgewebe oder Sporen im Spiel sind, kann ein Blick durch das Mikroskop vielleicht Aufschluss über die wahrscheinliche Herkunft des Giftes geben, aber hier ist ein erfahrener Botaniker oder Mykologe gefragt, und wir gehören einer aussterbenden Spezies an.

Alte Kulturen und die heute noch existierenden indigenen Völker des Regenwaldes hatten und haben ein umfassendes Wissen über das botanische und mykologische Erbe ihrer Umgebung. Allerlei Pilze und Pflanzen, die in den feuchten Wäldern gesammelt werden und psychotrope Eigenschaften haben, sind noch immer Bestandteil ihres Alltagslebens und spielen eine wichtige Rolle beim Zusammenhalt und der Struktur dieser Gemeinschaften. Viele der Pflanzen sind giftig, aber in den richtigen Mischungen und Verhältnissen, die seit unendlichen Zeiten von auserwählten Ältesten, Medizinmännern und Schamanen erlernt werden, sind die schädlichen Nebenwirkungen offenbar minimiert worden. Aufgüsse aus verschiedenen tropischen Blättern, Stielen und sogar Wurzeln können das Bewusstsein schärfen, ein Gefühl des Glücks und Wohlbefindens oder religiöse Erfahrungen hervorrufen. Da ist es kein Wunder, dass manche indigene Völker genau wissen, welche Dosis sicher ist und welche Mischung man braucht, um ein bestimmtes Erlebnis auszulösen. Aber können Sie sich wirklich vorstellen, dass ein, sagen wir einmal, Tischler aus Yorkshire oder Autoverkäufer aus Guildford die Kompetenz eines Schamanen hat? Nun, so überraschend das erscheinen mag, einige Menschen in Großbritannien und vermutlich andernorts in Europa bessern ihr Einkommen auf, indem sie bewusstseinsverändernde Substanzen an Gruppen Gleichgesinnter verabreichen.

Eines Nachmittags erhielt ich einen Anruf von einem ziemlich aufgeregten Polizeibeamten. Er hatte einen Mann in Gewahrsam genommen, der an einem Sommerabend im Jahr 2008 eine schamanistische Zeremonie abgehalten und mit sechzehn Personen einen exotischen Trank geteilt hatte. Die meisten von ihnen hatten eine durchaus vorherberechenbare, vergnügliche Zeit, aber ein junger Mann wurde erst ganz unruhig und rastete dann völlig aus. Keiner der fünfzehn anderen, die denselben Aufguss tranken, erlitt irgendwelche unerwünschten Nebenwirkungen, sondern sie erlebten nur die versprochenen Halluzinationen und Glücksgefühle.

Das Gebräu, das der Schamane aufgetischt hatte, heißt Ayahuasca und wird in verschiedenen Formen seit Jahrhunderten oder vielleicht auch Jahrtausenden von den indigenen Völkern Südamerikas getrunken, um eine Heilung, Halluzinationen oder eine außerkörperliche Erfahrung zu bewirken. Gewöhnlich basiert der Ayahuasca-Sud auf den Mazeraten von zwei Regenwald-Kletterpflanzen, die sich, wie so viele im Regenwald, ziemlich ähnlich sehen, obwohl sie nicht miteinander verwandt sind. Stets kommt *Banisteriopsis caapi* in den Trank, dazu je nachdem, welche Wirkung der Schamane hervorrufen will, eine weitere Pflanze, beispielsweise *Chullachaqui caspi*. Oft handelt es sich bei der Beimengung jedoch um *Psychotria viridis*, und das war auch hier der Fall.

Banisteriopsis caapi weist Alkaloide auf, die die Enzyme in unserem Darm hemmen können, die das Glückshormon Serotonin abbauen. Diese Hemmstoffe werden als Harman-Alkaloide bezeichnet und umfassen Harmin, Harmalin und Tetrahydroharmin. Serotonin hält uns bei Laune und trägt zu unserem Wohlbefinden, Appetit, Gedächtnis und Schlaf bei, und wenn wir eine klinische Depression entwickeln, kann das daran liegen, dass unser Körper uns das Hormon im Übermaß entzieht. Manche Antidepressiva wirken, indem sie verhindern, dass natürlich produziertes Serotonin abgebaut wird, damit es die aktiven Zentren in unserem Gehirn erreichen kann.

Die zweite pflanzliche Zutat von Ayahuasca, etwa *Psychotria viridis*, enthält die psychoaktive Substanz Dimethyltryptamin (DMT), die die außerkörperlichen und andere außergewöhnliche Erfahrungen hervorbringt. Die DMT-Verbindungen werden durch *Banisteriopsis caapi* vor den zerstörerischen Enzymen unseres Körpers geschützt. Dieser Enzymhemmer muss in jeder Mischung enthalten sein, sonst würde es den aktiven Wirkstoffen der anderen

Pflanze nicht gelingen, den Darm zu passieren, in die Blutbahn zu gelangen und die Blut-Hirn-Schranke zu überwinden. Obwohl traditionelle Schamanen wahrscheinlich eine fantasievollere Erklärung parat hatten, ist es die Wirkung von DMT auf unser Gehirn, die die übernatürlichen Halluzinationen auslöst, und das plötzlich einschießende Serotonin ist größtenteils für den euphorischen Zustand des Konsumenten verantwortlich.

Die psychoaktive Substanz DMT kann man sich zwar irgendwie beschaffen, sie ist aber eine in Großbritannien in die Kategorie der schädlichsten Drogen (Class A) eingestufte psychedelische Droge, die stärker ist als LSD oder Magic Mushrooms. Daher darf man sie weder besitzen noch verschenken oder verkaufen, und allein auf den Besitz stehen bis zu sieben Jahre Haft. Das waren ernsthafte Konsequenzen, die dem Schamanen aus der grünen englischen Provinzstadt da drohten.

In jenem schicksalhaften Sommer 2008 war bei dem jungen Zeremonieteilnehmer etwas furchtbar aus dem Ruder gelaufen. Der Schamane, der den Ayahuasca-Sud für sich und seine Freunde zubereitet hatte, hatte sich an das gleiche Rezept gehalten wie immer. Doch die Halluzinationen des unglückseligen jungen Mannes waren offenbar andersgeartet als die der übrigen. Er fluchte und tobte, und als seine Gefährten ihn von der Zeremonie wegführten, um ihn zu beruhigen, fiel er in einen komatösen Zustand, in dem er vier Tage und vier Nächte verharrte. Während der ganzen Zeit schien sein Körper noch zu funktionieren, wenn auch nur unzureichend. Da er seine Muskeln nicht mehr kontrollieren konnte, wurde er inkontinent, und seine Freunde legten ihm sämtliche Windeln an, die sie auftreiben konnten, um ihn sauber zu halten und es ihm so erträglich wie möglich zu machen.

Für indigene Gesellschaften mögen Erbrechen und Durchfall ein notwendiges, erwünschtes Resultat des Ayahuasca-Rituals gewesen sein. Die Schamanen verabreichten den Trank zwar mit dem eigentlichen Ziel, den Geist durch halluzinogene Erfahrungen von Dämonen zu befreien, doch das Gebräu reinigte gleichzeitig den Darm und vertrieb die dort angesiedelten Würmer. Die indigenen Völker führten also die Darmentleerung und das Erbrechen herbei, um ihre Angehörigen gesund zu halten, doch dem jungen Mann, der in der Obhut seiner Freunde starb, bekam die Prozedur ganz und gar nicht. Als sein letztes Stündlein geschlagen hatte, blieb seinen Gefährten nichts anderes übrig, als die Polizei zu rufen.

Das erste Mal, dass ich überhaupt etwas von Ayahuasca hörte, war bei meinem Gespräch mit dem Polizeibeamten. Fälle wie diese sind nicht gerade alltäglich, und dass er einen Schamanen verhaftet hatte, beeindruckte ihn ganz offensichtlich. Er hatte bereits Proben zur Untersuchung auf DMT eingereicht, und das Ergebnis war positiv. Dennoch konnte die Todesursache des Opfers nicht ermittelt werden. Die Polizei wusste, dass er DMT im Körper hatte, doch fünfzehn andere hatten an jenem Abend den gleichen Ayahuasca-Sud zu sich genommen, augenscheinlich ohne einen Schaden davonzutragen. Hätte die Polizei sie derselben Analyse unterzogen, hätte man DMT zweifelsohne auch in ihrem Körper nachgewiesen. Die Frage, vor der wir standen, war: Warum er? Warum war er gestorben und die anderen nicht? Hatte noch etwas anderes zu dieser drastischen Reaktion bei ihm geführt?

Die Polizei hatte bei ihren Ermittlungen bereits Fortschritte gemacht, als man mich zu dem Fall hinzuzog. Als die geknickten Zeremonieteilnehmer einräumten, dass ihr Freund sich auch hin und wieder Magic Mushrooms gegönnt hatte, durchsuchte die Polizei seine Wohnung und fand verschiedene kleine Flaschen, eine Keksdose und einen Kunststoffbehälter. In einer Schublade in seinem Schlafzimmer stießen sie auf einen ganzen, getrockneten Pilz. Welchen Pilz bewahrte er da auf? Was war im Behälter, in der Dose und in den Flaschen gewesen? Hatte es in irgendeiner Weise zu seinem Tod beigetragen?

Nun war es an mir, die Antworten auf diese Fragen zu finden.

Meinem Mann David gelang es, die ersten Puzzleteile zusammenzufügen, als er den Pilz zu Gesicht bekam. Er identifizierte ihn als Spitzkegeligen Kahlkopf *(Psilocybe semilanceata)* und bestätigte diese Diagnose durch die mikroskopische Untersuchung seiner Sporen. Das ist der verbreitetste Magic Mushroom, der von Zeit zu Zeit auch auf dem Rasen hinter dem Haus sprießt. Er gehört zu den kleinen braunen Dingern, mit denen die meisten von uns nichts anfangen können (diejenigen, die etwas damit im Sinn haben, hingegen schon).

Ich wusste, dass sich der Inhalt der Gefäße ebenfalls bestimmen ließ. Einer meiner spektakulärsten Erfolge bei meiner Arbeit als Umweltarchäologin war der Nachweis, dass ein Siebgefäß, das vor etwa 2000 Jahren dem Grab eines Druiden in Colchester beigelegt worden war, ein Gebräu aus Gemeinem Beifuß *(Artemisia vulgaris)* enthalten hatte, eine auf Ödland verbreitete, krautige Pflanze. Beifuß ist mit Wermut verwandt und hat eine lange Tradition in der Kräuterheilkunde. Wermut- und Beifußpflanzen enthalten eine Fülle an Alkaloiden, Monoterpenen und viele andere Verbindungen, und in der Vergangenheit wurden sie für allerlei medizinische Zwecke verwendet. Beifußtee wurde Menschen und Haustieren verabreicht, um Darmwürmer zu lähmen, sodass sie sich leichter ausscheiden ließen. Wurminfektionen waren für unsere Vorfahren an der Tagesordnung, und die häufigen Funde von Fadenwurmeiern in alten Latrinen zeugen von ihrem Leiden. Wie aus den Felddaten und Laboranalysen hervorging, hatte der Eisenzeitdoktor aus Colchester seine Patienten mit Beifußaufgüssen gegen Darmwurmbefall und vermutlich auch gegen bakterielle Infektionen behandelt. Da die Pflanze so bitter schmeckt, hatte er die Medizin mit Honig gesüßt. Das lag für mich auf der Hand, denn – obwohl es vereinzelte Pollenkörner von Getreiden, Gräsern und krautigen Pflanzen gab und obwohl das Gefäß eine Vielzahl von Beifußpollen enthielt – stammte alles andere, was ich fand, von »Bienenpflanzen«. Es ist sehr unwahrscheinlich, dass der Pollen dieser Pflanzen zufällig da hineingeraten war, denn diese Pollen steigen nicht in die Luft auf und entfernen sich auch nicht sehr weit weg von der Elternpflanze. Honig hingegen ist reich an Pollen von Pflanzen, die Bienen aufgrund ihres reichen Nektars anziehen.

Um festzustellen, was der Ayahuasca-Konsument in seinen Behältnissen gelagert hatte, führte ich die gleiche Prozedur wie beim Siebgefäß des Druiden durch. Am Hals einer leeren Flasche klebte eine getrocknete Kruste. Die wusch ich ab, fing die Lauge auf und bearbeitete die Probe wie die, die ich von den anderen Gegenständen genommen hatte. Als sich die Ergebnisse unter dem Mikroskop abzeichneten, traf mich der Schlag. In einer Flasche befand sich eine hohe Konzentration von Cannabis- und Minzepollen; es sah so aus, als wäre daraus ein Aufguss bereitet worden. In einer weiteren wies ich eine hochkonzentrierte Suspension von Magic-Mushroom-Sporen nach; auch hier war der Pilz wohl zum Verzehr gedacht worden. Die Schublade war sehr interessant, denn dort stießen wir nicht nur auf Unmengen von *Psilocybe*-Sporen, sondern das Pollenprofil zeigte, dass die Pilze vermutlich auf einer grasbewachsenen Fläche in der Nähe eines Waldes gesammelt worden waren.

Meine Befunde ließen erkennen, dass der junge Mann nicht nur Ayahuasca-Zeremonien beiwohnte, sondern auch regelmäßig Cannabis und Magic Mushrooms konsumierte. Aber hatten sie zu seinem Tod beigetragen? Es ist sehr wenig darüber bekannt, wie der menschliche Körper auf die gemeinsame Einnahme bestimmter Drogen reagiert. Wir wissen, dass der zeitgleiche Genuss von Tabak und Cannabis bei bestimmten Menschen Psychosen hervorruft, und wir wissen, dass der Konsum von Alkohol dabei helfen kann, dass DMT ungehindert durch die Blutbahn ins Gehirn gelangt; aber wie die unzähligen anderen Drogen da draußen, seien sie natürlich oder synthetisch, aufeinander reagieren – da ist unser Wissen begrenzt.

Die wahre Ursache für den Tod dieses Mannes zu verstehen, war von äußerster Wichtigkeit. Der Schamane war wegen möglichen Totschlags verhaftet worden. Seine Freiheit hing am seidenen Faden. Fand sich kein Hinweis auf etwas anderes als den aktiven Wirkstoff von Ayahuasca im Darm des Opfers, würde die Polizei ihr Argument untermauern können, dass der Schamane allein für den schrecklichen Ausgang der Zeremonie verantwortlich war. Wenn der Verstorbene hingegen etwas anderes eingenommen hatte – etwas, das vielleicht mit dem Ayahuasca interagiert hatte, träfe den Schamanen nicht die gesamte Schuld und er käme vielleicht auf freien Fuß.

In Fällen wie diesen ist es nicht angebracht, voreilige Schlüsse zu ziehen. Ich befasse mich weder mit moralischen noch mit rechtlichen Fragen. Es darf für mich und meine Erkenntnisse keine Rolle spielen, ob der Schamane wegen Mordes, Totschlags oder eines geringeren Vergehens angeklagt wird. Ich muss mich zu jeder Zeit auf die Fakten beschränken, auf Fragen nach dem Wer, Was, Wo und Wann: greifbare Fragen, die greifbare Antworten verlangen. Und diese Antworten waren im Inhalt des Verdauungstraktes des Toten zu finden.

Bei einer klinischen Obduktion werden routinemäßig Proben vom Mageninhalt entnommen. Oft bin ich dabei etwas irritiert über die Vorgehensweise. Einige Pathologen holen einfach eine Kelle voll aus dem Magen und denken dann, das repräsentiere den Mageninhalt. Meiner Ansicht nach ist das völlig unzureichend. Man kann nie davon ausgehen, dass der Mageninhalt homogen und alles, was sich darin befindet, gleichmäßig verteilt ist. Durch diese Art der Probenahme kann es leicht passieren, dass wichtiges Beweismaterial im Magen verbleibt. Manchmal, insbesondere wenn der Tod lange nach einer Mahlzeit eingetreten ist, gibt es ohnehin kaum noch etwas, das sich entnehmen ließe, doch wenn der Magen voll ist, ist eine umfassende Analyse sicherlich lohnenswert.

Bei dieser Autopsie waren bereits Proben des Mageninhalts entnommen worden. Vor mir stand ein Glasgefäß mit einer trüben gelben Flüssigkeit, auf deren Oberfläche kleine weiße Fettkügelchen schwammen. Sie roch durchdringend nach Orange, und das stützte zumindest die Behauptung, dass der Mann während des Komas mit Orangensaft ernährt worden war. Die blass-bernsteinfarbene Flüssigkeit, die ich hochhielt, war nur der Anfang der Geschichte, aber als ich sie nun zum ersten Mal näher betrachtete, wurde mir klar, dass sie uns kaum die gewünschten Informationen liefern konnte. Die Tatsache, dass der Mann auch noch vier Tage, nachdem er das Bewusstsein verloren hatte, Kot ausgeschieden hatte, bedeutete, dass die Peristaltik – die wellenartigen Muskelkontraktionen, die Nahrung durch den gesamten Verdauungstrakt schieben – bis zu seinem bitteren Ende funktioniert haben musste. Mir war klar, dass sich alles, was er während oder vor der Zeremonie gegessen oder getrunken hatte, vier Tage nach dem Ereignis im unteren Abschnitt des Darms befinden musste; und wenn wir wissen wollten, was er sonst noch zu sich genommen hatte, mussten wir den untersuchen.

»Ich brauche Proben vom Krummdarm«, sagte ich und meinte damit den bis zu drei Meter langen Teil des Dünndarms, der in den Dickdarm mündet. »Könnte ich außerdem bitte eine Probe von den Grimmdarm-Abschnitten sowie vom Mastdarm haben?«

Ich musste ein wenig Überzeugungsarbeit leisten, bis der Pathologe die Notwendigkeit der weiteren Darmproben einsah, aber schließlich erhielt ich zumindest sechs davon – vier vom Krummdarm, eine vom aufsteigenden Abschnitt und eine vom querliegenden Abschnitt des Grimmdarms. Die würden reichen müssen. Ich fertigte die üblichen Präparate davon an und untersuchte sie eifrig unter dem Mikroskop.

Zweifelsohne hatte diese Person geraume Zeit nichts gegessen, und vielleicht hatte das Fasten zur schamanistischen Zeremonie gehört. Ein großer Teil dessen, was sich in seinem Darm befunden hatte, war ausgeschieden und von den Windeln aufgefangen worden. Im Magen befand sich nur etwas Orangensaft, und der Dünndarm war leer. Erst als ich mir den Grimmdarm besah, hatte ich mein Aha-Erlebnis – dort gab es viel zu entdecken.

Zuerst war da nur ein einzelner Apfelsinenkern; das war kaum verwunderlich, angesichts der Menge an Saft, die seine Freunde ihm im vergeblichen Bemühen, sein Leben zu retten, eingeflößt hatten. Doch dann fand ich das, was ich erwartet hatte – eine Fülle an Magic-Mushroom-Sporen, ergänzt durch eine ordentliche Portion Cannabispollen. Im querliegenden Abschnitt waren sie reichlicher vorhanden als im aufsteigenden Abschnitt, denn Ersterer liegt näher am Mastdarm. Wie es aussah, hatte sich der junge Schamanenfreund psychoaktives DMT vom Ayahuasca und bewusstseinsverändernde Cannabinoide vom Cannabis einverleibt. Außerdem hatte er die psilocybinhaltige Magic-Mushroom-Suspension aus der Flasche getrunken. Im Darm wird das zu Psilocin aufgespalten, der halluzinogenen Komponente der Magic Mushrooms. Was für ein Cocktail! Der muss ihm schon ordentlich zu Kopf gestiegen sein, doch was ich als Nächstes entdeckte, setzte dem Drogenrausch des Toten die Krone auf. Ich konnte die Anzahl der Samen kaum fassen. Nicht irgendwelche Samen – sondern die von Schlafmohn *(Papaver somniferum)*.

Bäcker bestreuen mit Mohnsamen Brot und Brötchen. In Großbritannien läuft die Serie *Rip Off Britain*, die vor alltäglichen Betrügereien warnt. In einer Folge unterzog sich die bekannte Fernsehmoderatorin Angela Rippon einem Selbsttest, nachdem ein Mitarbeiter eines Elektrizitätswerks angeblich entlassen worden war, weil man bei einer Routineüberprüfung Opiate in seinem Blut gefunden hatte. Er beteuerte seine Unschuld und sagte, er hätte nur

Mohnbrot gegessen. In der Sendung sollte überprüft werden, ob sich allein durch den Konsum von Backwaren tatsächlich Opiate im Blut nachweisen ließen. Das konnte durch die Analyse von Angela Rippons Blut bestätigt werden, nachdem sie lediglich drei Tage lang solches Brot gegessen hatte. Der Samen enthält bloß eine winzige Menge Opiat, aber je mehr man davon isst, umso größere Mengen nimmt man natürlich dabei auf. Eigentlich hängt der Opiatanteil im Samen von der Pflanze, ihren Wachstumsbedingungen und den Erntemethoden ab – aber es besteht kaum ein Zweifel daran, dass man, wenn man die Samen verzehrt, Opiate im Körper hat. Der Morphingehalt eines Samens beträgt normalerweise zwischen 0,5 und 10 µg/g, wohingegen eine medizinisch verordnete Dosis irgendwo zwischen 5000 und 30 000 Mikrogramm liegt. Trotzdem ist Mohngebäck ein Problem für die zugelassenen Labore der Welt-Anti-Doping-Agentur, und Wettkampfsportler können positiv auf Morphin getestet werden, wenn die Konzentration in ihrem Urin höher als 1,3 µg/ml ist. In der Arbeitswelt ist das zu einem solchen Problem geworden, dass die Behörden in den USA den Grenzwert auf 2 µg/ml angehoben haben.

Es waren so viele Mohnsamen im Grimmdarm des Toten, dass sich das Rätsel vor meinen Augen zu lösen begann. Ich konnte mir nun vorstellen, wie es sich möglicherweise zugetragen hatte; wie, irgendwann vor der Zeremonie, der Mann seinen selbst gemischten Cannabis-Minz-Tee getrunken und danach die Magic-Mushroom-Suspension verdrückt hatte. Damit noch nicht zufrieden, hatte er einen Haufen Mohnsamen eingeworfen, bevor er sich auf den Weg zur schamanistischen Zeremonie gemacht hatte, um dort seinen Ayahuasca zu genießen. Als er den Becher an die Lippen setzte, ahnte er nicht, dass durch die ganzen Giftstoffe, die sich in solch rauen Mengen und wilden Kombinationen in seinem Körper befanden, Ayahuasca das Letzte sein würde, was er in seinem bewussten Leben schmeckte.

Nordeuropäische Kollegen aus der forensischen Toxikologie haben mir inzwischen erzählt, dass in Europa die Praxis um sich greift, massenweise Mohnsamen zu essen. Vielleicht bin ich immer zu beschäftigt gewesen, um diese Art außerkörperlicher Erfahrung, auf die manch andere so scharf sind, in Erwägung zu ziehen oder auch nur ein Verlangen danach zu hegen. Wahrscheinlich hätte ich ohnehin zu viel Angst. Aber es übersteigt mein Vorstellungsvermögen, wie weit manche Leute gehen, um einen Geisteszustand zu erleben, der ohne chemische Wirkstoffe nicht möglich wäre. Ich finde es verblüffend und unerklärlich, dass sich diese Menschen absichtlich so viele giftige Substanzen zu Gemüte führen, einschließlich der weithin konsumierten Alkaloide – Koffein, Nikotin, Kokain, Heroin und Morphin –, um dem Gewöhnlichen und Alltäglichen zu entfliehen. Doch auch ich nehme hin und wieder ein paar Codeintabletten gegen Kopfschmerzen.

DMT, so heißt es, befördert einen im Handumdrehen in eine intensive alternative Realität. Es kann lange dauern, bis man sich von dieser Reise erholt hat, und wenn man psychische Probleme hat, kann es die Symptome verschlimmern. Einige, die DMT probiert haben, schildern, sie hätten immer wieder Flashbacks der Erfahrung, und es lässt sich kaum leugnen, dass diese wirkmächtige Substanz den Geist verändert, manchmal für lange Zeit. Manche erzählen, sie hätten das Antlitz Gottes gesehen. Andere wollen extraterrestrische Welten besucht und mit Außerirdischen geplaudert haben. Vielen soll es möglich gewesen sein, sich mit Eulen zu unterhalten, einige hingegen berichten, sie seien durch die Hölle gegangen.

Dass man nach dem Tod für die Sünden bestraft wird, die man zu Lebzeiten begangen hat, ist eine verbreitete Vorstellung in der Religion, und in der Kunst wurde die Hölle immer wieder als Ort ewiger Qualen dargestellt. In den fantastischen Welten, die Hieronymus Bosch und Brueghel in ihren Bildern heraufbeschworen, herrscht das Chaos und lässt die Hölle erahnen. Ob diese Visionen unter dem Einfluss eines chemischen Wirkstoffs entstanden, vermag niemand zu sagen. Doch andere, ebenso bizarre Werke der späteren Surrealisten wurden teilweise durch den Konsum von Absinth und/oder anderen psychotropen Substanzen hervorgerufen. Kein vernünftiger Mensch könnte ihre Vorstellungen von Hölle und Verdammnis ernst nehmen. Ich persönlich glaube, dass jeder Mensch eine eigene Hölle hat, die sich aus seinen schlimmsten Ängsten zusammensetzt. Vielleicht ging der Mann, der starb, nachdem er bei der Ayahuasca-Zeremonie auf der Suche nach einem Kick, einem Hochgefühl oder fantastischen Erlebnissen war, während seiner Raserei auch durch seine ganz persönliche Hölle. Welche Schreckensbilder geisterten vor seinen Augen, während seine Freunde sich bemühten, ihn zu beruhigen und ihm Halt zu geben? Seine Schreie und krampfhaften Bewegungen deuten darauf hin, dass er litt, und keine noch so große Fürsorge seiner Freunde konnte die Wirkungen der verschiedenen Pflanzen- und Pilzgifte aufheben, die in seinem Gehirn ihr Unwesen trieben. Wir sind schließlich auch bloß Chemie.

Das DMT aus dem Ayahuasca-Sud mag einen Anteil an der tödlichen Mischung gehabt haben, die dieser junge Mann zu sich genommen hatte. Doch weil sich in seinem Leichnam so viele verschiedene Arten von Pollen, Sporen und Samen halluzinogener Pflanzen fanden, hätte man die Schuld an seinem Tod schwerlich allein dem Schamanen in die Schuhe schieben können. Vor Gericht wurde er für die ihm zur Last gelegte Straftat für nicht schuldig befunden und stattdessen für den Besitz einer »Class A«-Droge verurteilt, ganz unabhängig von der Ayahuasca-Zeremonie. Er bekam eine kurze Haftstrafe, aber es dauerte nicht lange, bis er wieder frei war. Das Letzte, was ich hörte, war, dass er noch immer seine Zeremonien abhielt, noch immer halluzinogene Tränke braute und noch immer das Tor zu »anderen Welten« für diejenigen aufstieß, die unbedingt eine Kostprobe davon haben wollten.

Ich finde es traurig, dass manche Menschen ganz versessen darauf sind, ihre Realität gegen eine andere einzutauschen. Vielleicht reicht ihnen die Welt nicht, die wir haben – mit all ihrer natürlichen Schönheit, den Dingen, die wir sehen, und denen, die wir nicht sehen können. Was mich betrifft, weiß ich, dass ich an keinen Ort komme, den man Hölle nennt, weder bildlich noch anderweitig gesprochen. Der Tod ereilt uns alle, Sie und mich und alle anderen da draußen. Am besten hat man davor auch ein Leben gehabt.

13 Spuren

Es war nach dem Abendessen am Neujahrstag, ich gab meinen Vorsatz auf, mit dem Weintrinken aufzuhören, ließ mich mit einem Glas und meinem Kater Mickey auf dem Schoß nieder und studierte das Fernsehprogramm für jenen Abend, als das Telefon im Flur klingelte.

»Hallo Pattie, frohes neues Jahr! Wir haben einen Job für dich. Ich brauche dich morgen früh um sechs hier.«

Es war Dougie Bain, der leitende Kriminaltechniker bei der Polizei Hertfordshire.

»Würdest du bitte die Experten kontaktieren und ein Team zusammenstellen? Wir haben einen Skelettfund im Wald.«

Die gleiche alte Geschichte – der unvermeidliche Hund hatte ein Mordopfer gefunden, als er mit seinem Besitzer Gassi ging. Das passiert oft den Pechvögeln, die in aller Herrgottsfrühe vor allen anderen auf den Beinen sind. Die richtigen Leute für den Auftrag auszuwählen, fiel mir nicht schwer, und glücklicherweise stellte sich nach ein paar kurzen Telefonaten heraus, dass alle verfügbar waren.

Am Morgen darauf war nur wenig Verkehr auf der M 25, und ich war innerhalb von einer Stunde im Polizeipräsidium in Welwyn Garden City. Obwohl ich mich durch den Schlafmangel benommen fühlte, versuchte ich, fröhlich und tatendurstig zu wirken, als wir während eines kurzen Briefings mit den Einzelheiten vertraut gemacht wurden, bevor wir im Konvoi zum Fundort der Leiche fuhren.

»Ich habe mich an deinen Rat gehalten, Pat. Du gehst zuerst an den Fundort, danach die Archäologen und der Entomologe. Anschließend können die anderen Forensiker und der Pathologe ihre Arbeit machen.«

Das war die perfekte Strategie, um so viel Beweismaterial wie möglich aus den Pflanzen, dem Boden, den Tieren, den Pilzen, der geschädigten Vegetation und den Fußspuren zu sichern. So konnte ich dafür sorgen, dass alle Arten potenzieller Beweismittel erhalten blieben und jeder Spezialist in der Lage war, das Maximum an Informationen herauszuholen. Wir bahnten uns den Weg über das rostbraune Laub, das den Waldboden bedeckte, und schlitterten dann eine steile Böschung hinab. Ein kleiner Bach schlängelte sich durch ein Tal und teilte sich an einem Punkt in zwei noch kleinere Bäche, die eine schmale Insel umflossen und sich dahinter wieder vereinten. Das außergewöhnlich ordentliche Grab in der Mitte des Inselchens fiel sofort ins Auge, und für diejenigen unter uns, die mit vergrabenen sterblichen Überresten arbeiten, war sofort klar, dass die Täter den leicht wiederauffindbar Ort sorgfältig ausgewählt hatten. Wie ich bereits erwähnt habe, kehren Mörder oft an die Stelle zurück, an der sie das Opfer abgelegt haben, vermutlich, um nach dem Rechten zu schauen oder vielleicht auch, um sich daran zu weiden. Als Markierung dient ihnen möglicherweise ein dicker Ast über dem Grab, oder vielleicht befindet es sich in der Nähe eines Wahrzeichens. Hier war das Inselchen das Wiedererkennungsmerkmal.

Ich ließ das Team stehen, überquerte den Bach und lief zum Grab. Der Anblick, der sich mir dann bot, ist mir noch heute lebhaft in Erinnerung. Skelettierte Füße ragten aus etwas heraus, das wie ein flaches Schlammbad aussah, und die leeren Augenhöhlen eines grinsenden Schädels starrten dort auf die Schlammpfütze, wo der Bauch hätte sein sollen. Maden und andere Aasfresser hatten die Knochen fein säuberlich vom Fleisch befreit, und ich musste diesen Unglückseligen und seine Umgebung allein in Augenschein nehmen, während die anderen in sicherer Entfernung am gegenüberliegenden Ufer, rauchend, lachend und Schokolade essend, auf und ab stapften, um sich warm zu halten.

Üblicherweise beanspruchten die Mitarbeiter des Forensic Science Service und die Pathologen den Vorrang am Tatort für sich, aber ich hatte diese Polizeibeamten darauf aufmerksam gemacht, was unter Umständen verloren ging, wenn sie an diesem Vorgehen festhielten. Schließlich brauchte man keinen forensischen Pathologen, um zu bestätigen, dass der Besitzer eines Schädels, den Vögel und Ratten blitzblank geputzt hatten, tot war. Es mag gesetzlich vorgeschrieben sein, dass ein Pathologe den Tod feststellt, aber er musste gewiss nicht der Erste am Fundort sein – nicht, wenn er dadurch die natürliche Umgebung beeinträchtigte, die vielleicht entscheidende Hinweise bot.

Es war kalt, ich hatte zu viele Schichten übereinandergezogen, was zusammen mit dem Schutzoverall dazu führte, dass ich mich kaum rühren konnte. Durch die eisige Luft lief meine Nase, meine Augen tränten, meine Finger in den Einweghandschuhen waren steif und mein Taschentuch außer Reichweite. Ich fühlte mich alles andere als wohl.

Was alle als Erstes wissen wollen, ist, wie lange der Leichnam dort gelegen hat. In so einer Situation liefert die Vegetation oft einen Anhaltspunkt. Bei der Aushebung des Grabes war der Adlerfarn gestört worden, der auf der ganzen Insel wuchs, und er musste sorgfältig untersucht werden. In einiger Entfernung vom Grab schob ich die Erde um den gekappten Farn beiseite, bis ich die im Boden liegenden Stiele erreichte. Sie waren zwar unsanft zerteilt worden, trugen aber immer noch schlafende Knospen, die die beschädigten Blätter ersetzen würden. Ja, die Knospen waren da, und, verglichen mit den anderen am Stiel, waren sie dick und vergrößert.

Außerdem stieß ich im Boden auf winzige Fragmente von grünen Blättern. Chlorophyll ist ein faszinierendes Molekül. Wenn es vorzeitig von einer lebenden Pflanze abgetrennt wird, baut es sich nur langsam ab und braucht geraume Zeit, um sich zu zersetzen;

frische Blätter können monatelang im Erdreich grün bleiben, lange nachdem die intakte Pflanze braun geworden und abgestorben ist. Das war auch hier der Fall. Dass das Wachstum der unterirdisch angelegten Knospen stimuliert worden war und grüne Blattfragmente im Boden überdauert hatten, deutete für mich darauf hin, dass der Farn zu irgendeinem Zeitpunkt im vorigen Sommer zu Schaden gekommen sein musste – mit Sicherheit vor Herbstbeginn, wenn diese Farnwedel anfangen, sich gelb zu verfärben.

Ich erhob mich mühsam von den Knien und rief der wartenden Menge zu: »Ich bin mir ziemlich sicher, dass wir es mit einem Spätsommergrab zu tun haben.« Spöttischer Beifall wurde laut. Eine der wichtigsten Informationen bei Ermittlungen ist die Datierung von Ereignissen. Sie hilft den Ermittlern dabei, die Alibis der Verdächtigen mit dem zeitlichen Ablauf abzugleichen.

Als Nächstes nahm ich Proben vom Boden um das Grab, von der Erde, mit der das Grab verfüllt worden war, und von Wegen, die der Täter vielleicht benutzt hatte. Mit ein bisschen Glück konnte ich später die Profile dieser Bereiche mit Schuhen, Fahrzeugen und Gerätschaften vergleichen, die bei möglichen Verdächtigen beschlagnahmt wurden. In Anbetracht der Tatsache, dass ein einziger Farnwedel jährlich bis zu dreißig Millionen Sporen hervorbringen kann, ging ich davon aus, dass diese Pflanze einen wichtigen Beitrag zu dem Sammelsurium an Beweisen leisten würde, die vom Fundort sichergestellt wurden.

Vor der Probenahme setzte ich mir einen Mund-Nasen-Schutz auf. Ich wollte nicht riskieren, dass ich auf die Leiche hustete, nieste oder auch bloß DNA darauf atmete oder dass meine Haare das Grab kontaminierten. Dass die Spurensicherung Schutzkleidung trägt, schützt nicht nur den Tatort vor menschlicher Verunreinigung, sondern auch den Träger davor, sich etwas Übles von der Leiche einzufangen. Abgeschirmt in meinem Overall, war ich von allem und jedem isoliert. Ich hatte meine Proben gesammelt und jede in eine separate Plastiktüte verstaut, eine Liste aller Pflanzenarten erstellt, die ich ausfindig machen konnte, Fotos von allem gemacht, was ich für relevant hielt, und mich davon überzeugt, dass alle Proben korrekt beschriftet und als Beweismittel verzeichnet worden waren. Mit meinen klammen Fingern in den Einweghandschuhen schien das eine Ewigkeit zu dauern.

»Okay, Leute, kommt rüber«, rief ich Peter Murphy und Luke Barber zu.

Peter war Umweltarchäologe wie ich, aber an der University of East Anglia, wohingegen Luke an der Sussex Archaeology Unit tätig war, die zum University College London gehörte. Wir gingen gemeinsam in die Hocke, die beiden schaufelten behände einen Großteil der oberen Grabschicht beiseite, und dann staunten wir alle nicht schlecht.

Sobald sie die obere Schlammschicht abgetragen hatten und der darunterliegende, kompaktere Boden zum Vorschein kam, verschlug es mir den Atem.

»Ich habe mich geirrt – die Grube wurde nicht im Sommer gegraben!«

Ich machte ein langes Gesicht, als ich feststellte, dass das Grab im Herbst oder Winter verfüllt worden war. Das konnte ich daran erkennen, dass die Grabfüllung braune Laubstreu enthielt, die den Boden in nicht allzu ferner Vergangenheit bedeckt hatte und die, wie es nun die Teammitglieder auf der anderen Seite des Baches taten, ziellos durch die Gegend geschoben worden war. In einem Sommerboden hätten sich Fragmente von grünen und älteren Blättern gefunden, aber definitiv nicht eine solche Menge an braunen, verschrumpelten Blattresten. Wie hatte ich so danebenliegen können? Aber war das Grab in diesem oder im vergangenen Winter zugeschüttet worden? Das Opfer sah so aus, als hätte es sehr lange im Boden gelegen. Die Blätter wären vielleicht ein Jahr erhalten geblieben, aber da waren noch immer die rätselhaften Farnstiele. Ich kauerte mich nieder und beobachtete mit Adleraugen, wie meine Kollegen die Grabschichten fachmännisch schnell und präzise mit einem Spachtel entfernten.

Archäologen und Biologen betrachten Böden auf unterschiedliche Weise. Bei Grabungen beschreiben Archäologen Unterschiede in Bodenfarbe und -beschaffenheit als »Kontexte«, wobei jeder davon vermutlich ein Ereignis oder eine Episode repräsentiert, das oder die menschliches Handeln direkt oder indirekt dokumentiert. Ein Biologe hingegen betrachtet ein Bodenprofil im Hinblick auf Horizonte, die durch natürliche Prozesse entstanden sind. Beides sind anerkannte Herangehensweisen, die uns helfen, unsere eigenen Schlüsse über Beeinträchtigungen und Entwicklungen zu ziehen. In einem kürzlich ausgehobenen Grab ist die aufgefüllte Erde ein Mischmasch, doch sowohl aus dem, was in der Füllung enthalten ist, als auch aus Abweichungen zum darunterliegenden »natürlichen« Boden lassen sich Informationen ableiten. Archäologen und Naturwissenschaftler sind prädestiniert für forensische Arbeit. Es ist uns in Fleisch und Blut übergegangen, jeden Gegenstand und jede Handlung akribisch zu datieren, zu positionieren, zu vermessen und aufzuzeichnen. Doch eine der wenig beneidenswerten Aufgaben ist das Entziffern von krakeligen Notizen aus durchnässten, schlammbespritzten Notizbüchern, wenn das, was am Grab völlig klar schien, im Büro unverständlich erscheint.

Wir alle rangen nach Luft, als mehr von der Leiche zum Vorschein kam. Der Schädel und die Füße, die aus dem Schlammbad herausgeragt hatten, waren von Maden, Vögeln und Nagern gesäubert worden und hatten den Eindruck entstehen lassen, dass das Opfer in dieser eigentümlich exponierten Grabstelle schon geraume Zeit tot war. Und da es praktisch keine Hinweise darauf gab, dass größere Aasfresser von der Beute angelockt worden waren, gingen wir davon aus, ein vollständiges Skelett freizulegen.

»Ach, du Schreck!«, rief Peter aus.

Auf das schleimige, fahle, gut erhaltene Fleisch unter seinem Spachtel war er nicht gefasst gewesen. Bis dahin hatte er nur alte Knochen zu Gesicht bekommen, die auf den Ausgrabenden etwa dieselbe Wirkung haben wie jedes andere Artefakt. Luke war entspannter aufgrund seiner Erfahrung bei der Öffnung von Kriegsgräbern. Über unsere Masken hinweg tauschten wir einen Blick voller Anteilnahme für Peter aus, der würgen musste, als der Gestank durchdringender wurde.

Ich hatte bereits Proben der gemischten Graberde und der Oberfläche rund um den Grabrand genommen. Jeder, der den Körper dort verscharrt hatte, hatte unweigerlich diesen Boden aufgenommen – Boden, der eine Fülle belastender Spuren enthielt. Nach stundenlanger, intensiver Anstrengung war der ganze Körper ausgegraben, und der Rest des forensischen Teams konnte die innere Absperrung betreten, um eigenes Beweismaterial zu sichern. Zu guter Letzt konnte der Pathologe den Tod des Opfers feststellen.

Die Bestatter kamen. Es mag Sie überraschen, dass diese oft an einem Tatort zugegen sind, wo immer der sich auch befindet, um die sterblichen Überreste des Opfers in die Leichenhalle zu bringen. Drei förmlich in schwarzen Anzug, Krawatte, weißes Hemd und gewienerte Schuhe gekleidete Männer zu sehen, wie sie eine Böschung hinabschlittern und dabei versuchen, ihre Würde und ihr respektvolles Auftreten zu wahren, ist ein ziemliches Schauspiel.

Der tote Körper wurde in einen Leichensack gehüllt und von den stummen Männern in Schwarz weggetragen, die stolpernd die steile Böschung erklommen. Als die Leiche weg war, war die Arbeit der meisten Polizisten und Teammitglieder auf der anderen Seite des Baches getan, und einige von ihnen waren froh, sich in die warme Gerichtsmedizin flüchten zu können.

Früher hätte die Polizei die Leiche nach bestem Wissen und Gewissen ausgegraben, die Bestatter hätten sie fortgebracht, die Forensiker hätten Proben für verschiedene Zwecke genommen, und das wäre es dann gewesen. Ganz anders heute. Der Tatort ist ein wertvoller Ort für Hinweise auf die Täter; er muss äußerst gründlich durchkämmt und durchsucht werden. Und man braucht Archäologen, um die sterblichen Überreste, sorgfältig dokumentiert, zu bergen. Archäologen sind stets darum bemüht, den ursprünglichen Grundriss des Grabes zu ermitteln, und nun, da das Grab leer war, trugen Peter und Luke den Boden weiter ab, um ihn zu finden. Auf dem Boden eines Grabes können Fußabdrücke des Grabenden und Spuren der Werkzeuge erhalten sein, und diese können vermessen und mit denen des möglichen Verdächtigen abgeglichen werden.

Die Beharrlichkeit der beiden Archäologen hatte ein erdrückendes Beweismittel zutage gefördert. Der Boden, der sich unter der Leiche befunden hatte, enthielt überhaupt keine Laubstreu, auch wenn der Grund des Grabes noch nicht erreicht war. Das konnte nur eines bedeuten. Langsam dämmerte es mir. Ich hatte mich keinesfalls geirrt – das Grab war mit Sicherheit im Sommer gegraben, aber wieder aufgefüllt worden. Einige Zeit später, als das Laub gefallen war und den Boden bedeckte, war es wieder geöffnet worden, diesmal aber nicht bis auf den Grund der ursprünglichen Aushebung. Das Opfer war in das frisch gegrabene Loch gelegt worden, und die Erde, mit der es nun verfüllt wurde, war mit Herbstlaub durchsetzt. Dieser Mord war vorbereitet und eine Grube in Erwartung einer Leiche geschaufelt worden.

Nachdem die Polizei alles aufgenommen und fotografiert hatte und wir zufrieden mit unseren Proben und Notizen waren, sprangen wir über den Bach und kletterten die rutschige Böschung hinauf, keuchend und schwitzend, trotz der kalten Luft. Luke fuhr zurück nach Sussex, während Peter und ich uns in die Gerichtsmedizin begaben, wo die Obduktion bereits im Gange war. Wie üblich zog ich mir den Kittel über und legte meine Instrumente bereit, aber es gab wenig für mich zu tun. Der Leichnam lag auf dem Bauch – welch ein Bild! Es war kein Skelett, sondern ein noch fast vollständig intakter Mensch, dessen Hände auf dem Rücken gefesselt waren. Der Regen hatte die Graberde von seiner Vorderseite abgewaschen und es Aasfressern ermöglicht, alles abzunagen, was sie erreichen konnten. Doch das waren nur sein Gesicht, seine Extremitäten und seine Brust. Durch die Kälte und die Nässe war der Rest des Mannes vollständig erhalten geblieben, und zwar in solchem Maße, dass sich ein perfekter Satz Fingerabdrücke von seinen Händen abnehmen ließ. Wir hatten unsere Arbeit frühmorgens aufgenommen, und fünfzehn Uhr lag ein Treffer vom NAFIS vor. Wenn es eine Übereinstimmung in der Datenbank gibt, erhält man die Information innerhalb von fünfzehn Minuten. Hier hatten wir ein Match – er war ein bekannter Straftäter, und seine Fingerabdrücke waren in der Datenbank gespeichert. Es handelte sich um einen jungen Albaner aus London, der auf legalem Weg in unser Land gekommen war.

Die Todesursache war offensichtlich – eine tiefe Messerstichwunde in der Brust. Durch intensive Polizeiarbeit waren seine Adresse, seine Komplizen und die Gründe für seine Ermordung schnell ermittelt. Man zeigte uns ein Bild von ihm – was für ein attraktiver junger Mann –, und ich dachte darüber nach, wie bald schon nach dem Tod von gutem Aussehen und Charisma wenig übrig bleibt. Er hatte für seine illegal eingewanderten albanischen Gefährten Geld gewaschen, war aber dann, wie so oft, der Versuchung erlegen. Statt dafür zu sorgen, dass das Geld deren Familien in der Heimat zugutekam, hatte er es verprasst und sich eine schöne Zeit gemacht. Die Rache war geplant und nicht im Affekt verübt worden. Die Grabstelle war sorgfältig ausgewählt worden, damit sie sich leicht wiederfinden ließ. Es war die kleine Insel in dem Bach, der durch das winzige Tal in dem schönen Wäldchen plätscherte. Die Täter hatten sie für entlegen und sicher gehalten, den wackeren britischen Gassigänger jedoch nicht auf dem Zettel gehabt.

Ich schlurfte in meinen übergroßen Stiefeln in den Ankleideraum, stieg wieder in meine warme Jogginghose und die Turnschuhe und fuhr mit lauter Country- und Westernmusik nach Hause, um die Gedanken an den trostlosen, langen Tag zu vertreiben. Ich war vor der Morgendämmerung aufgebrochen und kam in der Finsternis der Spätwinternacht zurück. Mickey erwartete mich, und wir beide gönnten uns ein Abendessen – ich Bohnen auf Toast und Mickey Forelle blau. Ich fragte mich gedankenverloren, ob ich zu dem Fall etwas anderes als meinen Bericht und meine Auswertung der Grabstratigrafie beitragen konnte, aber es sollte nicht lange dauern, bis ich es herausfand.

Ein paar Tage darauf klingelte das Telefon.

»Pattie, wir wissen, dass das Auto, mit dem das Opfer in den Wald gebracht wurde, wieder in Albanien ist. Wir haben Schuhe und Kleidungsstücke vom Clan sichergestellt und bitten dich, sie zu untersuchen.«

»Super, Dougie. Sobald ich kann, gleiche ich die Schuhe mit dem Bodenprofil des Waldes ab.«

»Ja, und ich möchte, dass du dir auch das Auto ansiehst.«

»Sei doch nicht albern, Dougie. Es ist kreuz und quer durch Europa gefahren, und der Fahrer muss ständig aus- und eingestiegen sein.«

»Kann schon sein, aber wir möchten es versuchen.«

Ich hielt das für unrealistisch. Zwar hatte ich die Durchschlagskraft von palynologischem Spurenmaterial ein ums andere Mal bewiesen, aber das war ein bisschen viel verlangt. Doch da ich keine Lust auf eine Auseinandersetzung hatte, flogen Peter Lamb, ein leitender Forensiker vom Forensic Science Service, und ich zum Flughafen Mailand-Malpensa, wo wir einen Anschlussflug nach Tirana, der Hauptstadt Albaniens, nahmen.

Wir wurden von einem britischen Polizeibeamten in Empfang genommen, der zum Ermittlungsteam gehörte und schon eine Weile in Albanien war; er hatte sich augenscheinlich an den Luxus von Hoteldienstleistungen gewöhnt und kannte sich in der

Gegend bestens aus. Das allgemeine Kennenlernen verlief in geselliger Runde, aber weil Peter und ich müde waren, zogen wir uns nach einem sehr guten Abendessen beizeiten auf unsere Zimmer zurück.

Unsere Begegnung mit den »uns zu Diensten« stehenden albanischen Polizeibeamten am Tag darauf war ziemlich aufschlussreich. Alle Männer wirkten sehr groß auf mich, keiner sprach ein Wort Englisch, mit Ausnahme eines beigeordneten Dolmetschers, den ich vom ersten Moment an nicht mochte. Er wirkte gerissen, und wir stellten bald fest, dass er die Wahrheit so verdrehte, wie es ihm in den Kram passte. Zunächst behandelten mich alle wie Luft, bis Dougie mich als die Person vorstellte, die verantwortlich für die umweltforensische Untersuchung war. Ich sehe noch ihre Gesichter vor mir – sie waren wirklich baff, dass eine zierliche Frau überhaupt etwas leiten konnte, geschweige denn einen operativen Einsatz.

Peter musste das Auto unter die Lupe nehmen in der Hoffnung, Fasern, Blut, DNA oder andere Spuren zu finden, die mit denen übereinstimmten, die er von der Kleidung der Clan-Mitglieder und natürlich vom Opfer hatte. Ich hingegen brauchte Bodenproben, um die Orte, an denen sich der Clan regelmäßig aufhielt, von denen in den Waldgebieten von Hertfordshire abzugrenzen. Natürlich fängt man hier mit dem Wohnsitz des Hauptverdächtigen in London und dann den Adressen der anderen Clan-Mitglieder an. Offenbar hatte die Polizei dort überall Schuhe und Kleidung gefunden, in Schlafzimmern, Wohnzimmern und selbst in Schuppen – ein Schuh hier, eine Jacke da –, und alles, was sie für relevant hielt, einfach beschlagnahmt. Was es, wie bereits erwähnt, für einen Ermittler unter diesen Umständen schwierig macht, ist die Tatsache, dass Komplizen oft Kleidung und Schuhe miteinander teilen. Ein Mittel, um den Besitzer eines Kleidungsstücks zu eruieren, ist eine DNA-Analyse. Das funktioniert in den Schuhen, dort kann man sogar gemischte Profile bestimmen, sodass mehr als ein Träger zugeordnet werden kann. Falls sich das Spurenmaterial auf dem Gegenstand mit dem an der Grabstätte deckte, konnten wir von hier aus anknüpfen. Die Wohnstrukturen des Clans waren ebenso undurchsichtig wie ihr Vorrat an Kleidung und Schuhen. Wer wohnte wann wo? Illegalen Einwanderern, die in kriminelle Machenschaften verstrickt sind, auf die Schliche zu kommen, ist gar nicht so einfach, denn sie haben gelernt, ihre Spuren zu verwischen. Da wir uns an dem Berg Beweismaterial ewig abgearbeitet hätten, beschloss die Polizei, nach dem Sparsamkeitsprinzip vorzugehen und sich auf das Auto zu konzentrieren.

Nie werde ich vergessen, wie ich den albanischen Polizeikomplex betrat – aus Sicherheitsgründen hatte das Gefängnis denselben Eingang. Er schien einem Dracula-Horrorfilm entsprungen zu sein. Das Tor war riesig mit großen Beschlägen. Es führte in einen breiten Hof mit Müllbergen auf einer Seite und Fahrzeugen, die in provisorischen Garagen an der Mauer neben dem Tor parkten. Das rote Auto war schon dort. Bevor wir uns an die Arbeit machen konnten, mussten wir uns jedoch an die Etikette halten. Ich wurde in ein Büro neben den klapprigen Garagen geführt, und im Raum wimmelte es von hoch aufgeschossenen, dunklen Männern mit Dreitagebart, die sich lächelnd zu mir herabbeugten, dabei ihre weißen und goldenen Zähne entblößten und mich mit einer Knoblauchwolke benebelten. Doch sie waren sehr nett und bestanden darauf, mir ihren größten Stolz zu zeigen – ihr Fingerabdruck-Identifizierungs-System. Statt unseres westlichen Systems benutzten sie ein russisches, das selbst einige der britischen Beamten für besser hielten. Das konnte ich nicht beurteilen, aber es war ganz unterhaltsam, als sie meine Fingerabdrücke nahmen, sodass sie mir die Abläufe von der Tinte bis zum fertigen Bild demonstrieren konnten.

Dass meine Fingerabdrücke so schwach waren, überraschte sie; sie waren fast gar nicht zu sehen. Mithilfe des Dolmetschers erklärten sie mir, dass ich offenbar zu viel Hausarbeit machte und sie weggeschrubbt hätte. Ich nehme an, meine Leidenschaft fürs Putzen und Bleichen hatte viel damit zu tun, dass in meinem Fall die Linien und Furchen verschwunden waren, die einen Menschen vom anderen unterscheiden. Auch wenn nicht die gesamte Weltbevölkerung getestet wurde, wurden noch nie zwei identische Fingerabdrucksätze gefunden, und selbst die von eineiigen Zwillingen sind unterschiedlich. Offenbar spielt die Genetik eine Rolle, die Bildung der Fingerabdrücke hat jedoch mehr mit der Basalzellschicht in der Haut des Fötus zu tun, die zwischen Dermis und Epidermis liegt und durch den Druck des wachsenden, darunterliegenden Gewebes gefaltet wird. Auch die Beanspruchung der Finger und die unzähligen kleinen Narben, die der Haut zugefügt werden, tragen etwas zur Unverkennbarkeit der Fingerabdrücke bei.

Die albanischen Polizisten bekamen kaum einmal die Gelegenheit, sich mit westlichen Kollegen auszutauschen, und daher brannten sie darauf, uns Beispiele ihrer Arbeit vorzuführen. Als wir gemächlich über den Hof zum Hauptgebäude liefen, schaute ich auf zu den Gesichtern hinter den Gitterfenstern und den durch die Stäbe hinausgestreckten Armen und fragte mich, warum so viele Gefangene auf den Hof hinabblickten. Eine Glocke ertönte, die Tore öffneten sich, und herein strömte eine Menge dunkel gekleideter Frauen und vereinzelter Männer, die mit Tüchern bedeckte, voll beladene Körbe trugen. Sie eilten über den Hof und verschwanden im Gebäude.

»Was ist denn hier los?«, fragte ich den Dolmetscher.

»Essenszeit.«

»Wie bitte?«

»Die Familien bringen ihnen Essen.«

»Aber was, wenn es keine Angehörigen gibt?«

Er zuckte bloß die Achseln und stapfte zum Haupteingang des Gebäudes. Zwischen der Behandlung von Straftätern in unserem und in ihrem Land lagen Welten.

Im Hauptgebäude führte man uns wichtigtuerisch in einen großen Raum ohne Fenster. An dessen Wänden standen lange Tische, auf denen das umfassendste Waffenarsenal lag, das ich je zu Gesicht bekommen hatte. Sie alle sahen gefährlich und furchterregend aus, waren bei Einsätzen beschlagnahmt worden und verströmten den Hauch des Todes. Ich hörte höflich zu, als ein großer, dünner Mann mit krummem Rücken uns jede Waffe in allen Einzelheiten beschrieb, wobei mir die gestelzte Übersetzung der technischen Details zum einen Ohr hinein- und zum anderen wieder hinausging. Ich lächelte und nickte immer wieder wie ein Automat, und aus Anstand stellte ich hin und wieder eine Frage mithilfe des Dolmetschers. Das einzige Gewehr, das ich erkannte, war eine Kalaschnikow, und davon hatten sie viele. Ein Schauer lief mir über den Rücken, als ich mir vorstellte, dass man damit wirklich geschossen hatte, und das hatte man definitiv. Außerdem erinnerten sie mich an einen lahmen Witz, den ich irgendwo aufgeschnappt hatte: »Die englische Sprache ist wie eine Kalaschnikow. Damit kommst du überall hin.« Obwohl da in gewisser Hinsicht etwas dran ist, nehme ich an.

Die Waffentische ließen meine Gedanken zu meinem Großvater väterlicherseits schweifen, einem Mann, der kaum sprach, außer mit meiner lieben, walisischen, pummeligen Großmutter. Ich glaube nicht, dass ich mit ihm je mehr als ein paar steife Grußformeln gewechselt habe. Für mich hatte er etwas Geheimnisvolles an sich, auch wenn meine Cousins und Cousinen ihn einfach bloß bärbeißig fanden. Niemand durfte auch nur einen Mucks von sich geben, wenn im Radio die Nachrichten liefen, und aus Angst vor einer Standpauke tippelten wir wie die Mäuschen umher. Keiner weinte bei seiner Beerdigung, und es vermisste ihn auch kaum einer. Später fand ich heraus, dass er im Ersten Weltkrieg MG-Schütze gewesen war und viel Schlimmes erlebt hatte. Ich nehme an, er hatte das veraltete Pendant einer Kalaschnikow benutzt und damit viele

Menschen getötet. Der arme Kerl – er muss manchmal tief in Gedanken versunken gewesen sein. Ich wünschte, ich hätte jetzt die Gelegenheit, mit ihm zu reden. Wir wissen nur, dass er Schauspieler war und im ersten Film mitgewirkt hatte, der je in Großbritannien lief. Das war natürlich zur Zeit der Stummfilme, und er ging mit einer kleinen Kompanie auf Tour, die in den südwalisischen Tälern Filmshows in Zelten aufführte. Dort war er als Dick Turpin bekannt. Am Ende jeder Vorführung von *Dick Turpins Ritt nach York* bestritt er das große Finale – voll maskiert und mit knallenden Pistolen ritt er auf einem Pferd auf die Bühne. Er gewann das Herz von Gladys Blodwen, heiratete sie und wurde Krämer.

Wir wurden zur Abteilung für Dokumentenanalyse gebracht, und obwohl ich nicht besonders darauf erpicht war, weil mich mittlerweile der Hunger überkam und mir der Rücken wehtat, war das, was wir dort sahen, absolut faszinierend. Wir bekamen einen Einblick in den Einfallsreichtum und die Genialität von Dokumentenfälschern. Künstlerisch und technisch äußerst versiert, hätten diese Betrüger in früheren Zeiten vielleicht ihren Lebensunterhalt als Miniaturmaler verdient. Doch gewöhnlich waren die Forensiker ihnen einen Schritt voraus. Sie demonstrierten uns, wie man Veränderungen an Zahlen, Buchstaben und Bildern unter dem Mikroskop erkennt. Ich war tief beeindruckt.

Ich wollte unbedingt mit meiner Arbeit anfangen, doch Peter Lamb suchte noch immer peinlich genau alle Ecken und Winkel des Fahrzeugs ab. Später beichtete er mir, dass er, trotz wochenlanger Untersuchung daheim im britischen Labor, keine Verbindung zwischen dem Verstorbenen, den Referenzproben und dem Auto finden konnte. Während wir darauf warteten, dass Peter fertig wurde, meldete sich der Hunger immer lauter zu Wort, und obwohl man uns ein Mittagessen in Aussicht gestellt hatte, wurde keines gebracht, sodass einer der Männer schließlich Pizza kaufen ging. Als er damit zurückkam, setzte ich mich auf eine Holzkiste in den Hof und fing an zu essen. Da kam eine abgemagerte, kleine Katze angelaufen, der ein winziges Katzenjunges und dann noch ein zweites folgten. Ach Gott, diesen Anblick ertrug ich nicht! Ich nahm etwas Käse von meiner Pizza, und das Kätzchen schlang ihn dankbar auf der Stelle hinunter. Ich gab ihr mehr und dann auch noch etwas von dem Teig. Schließlich leckte ich die Tomatensoße ab, damit sie sich nicht den Magen daran verdarb, und bald darauf hatten sie und ihre Jungen fast mein gesamtes Mittagessen verputzt. Mir blieb nur der tomatengesprenkelte Rand. Die Albaner verfolgten ungläubig mein Tun, und ich gewann den Eindruck, dass Tiere in Albanien keinen großen Stellenwert besaßen. Das machte mich ganz traurig, und ich habe diese kleine Katze nie vergessen.

Schließlich bekam ich das Auto in die Finger. Auf dem Hof wäre es schlichtweg zu kompliziert gewesen, ordnungsgemäße Proben vom gesamten Fußraum zu nehmen, und daher bat ich den zuständigen Beamten, die Fußmatten einzutüten und in die Liste der gesicherten Beweismittel einzutragen. Außerdem entfernte ich die Gummiabdeckung von Kupplungs-, Gas- und Bremspedalen. Ich bürstete den Fußraum mit einer kleinen Schmutzbürste aus und benutzte für jede Oberfläche eine neue. Den Kehricht verstaute ich in beschrifteten Plastiktüten. Ich untersuchte den gesamten Innen- sowie den Kofferraum und nahm an den Stellen Proben, an denen sich meiner Meinung nach Spurenmaterial abgelagert haben könnte. Normalerweise hätte ich auch das Fahrgestell und alle Querholme begutachtet, aber das hätte in diesem Fall wenig gebracht, weil das Fahrzeug natürlich nicht in der Nähe des Tatorts gewesen war. Es war irgendwo an einer Straße abgestellt worden, während das Opfer seinen letzten Gang zu dieser kleinen Insel tief im Wald in Südostengland angetreten hatte.

So viele Beweismittel wie möglich aus dem Fahrzeug zusammenzutragen, hatte den ganzen Nachmittag gekostet. Umhüllt von Zigarettenqualm-Wolken, scharwenzelten die offensichtlich gelangweilten Polizeibeamten herum und wollten, dass ich zum Ende komme und mich vom Acker mache. Meine Ankündigung, dass ich nun endlich fertig sei und gehen könne, wurde allseits mit einem Lächeln quittiert. Die nächste größere Hürde war, den Widerstand der örtlichen Polizei gegen unsere akribische Vorgehensweise zu brechen. Unsere Beamten hatten ihnen mitgeteilt, dass ich zum Haus der Familie des Hauptverdächtigen fahren und dort Proben nehmen müsse, um den Ort von der Grabstätte im Wald abzugrenzen. Es gibt fast immer Überschneidungen in den Pollen- und Sporenprofilen, und daher muss man unbedingt feststellen, was zu den Funden aus den verschiedenen Proben beigetragen haben könnte.

In einem Land wie Albanien, in dem die Forensik ganz anders behandelt wird als bei uns, war es ein nervenaufreibender Kampf, die Polizei von der Wichtigkeit unserer Methode zu überzeugen. Sie schlugen die Bitte, mich in das entlegene Dorf zu bringen, in dem der Verdächtige gelebt hatte, rundheraus ab. Dorthin war er geflüchtet, nachdem der Mord in Großbritannien Schlagzeilen gemacht hatte. Die Familie des Opfers lebte nur ein paar Hundert Meter entfernt von der des Verdächtigen, und nun war eine tödliche Fehde zwischen ihnen entbrannt. In dieser abgeschiedenen Gegend kannte jeder jeden.

Die Einwände der Polizisten hagelten endlos hernieder:

Es sei kilometerweit weg, die Straßen seien schlecht, es sei überflüssig, sie glaubten ohnehin nicht, dass sich Rückschlüsse auf das Grab ziehen ließen, es sei unmöglich, das sei doch Unsinn, dafür bräuchte man den ganzen Tag.

»Wir werden mit ihr ein paar Runden durch die Stadt fahren, damit sie die Orientierung verliert – sie wird den Unterschied gar nicht bemerken.«

Dougie grinste bloß. »Oh doch, das wird sie.«

Und so brach am Morgen darauf ein Konvoi schlecht gewarteter, heruntergekommener Fahrzeuge zu dem Dorf im Hinterland auf.

Ich weiß noch immer nicht, wohin sie mich brachten, aber ich weiß, dass ich während der Reise dorthin alle Hoffnung fahren ließ. Als die seltsame Kolonne auf der unbefestigten Straße durch das Dorf holperte und schwankte und wogende Schwaden gelbbraunen Staubs hinter sich herzog, wandten sich die Köpfe von den Feldern ab, spähten Augenpaare hinter Fenstern hervor und wurden wir von Türen aus aufmerksam beobachtet. Schließlich erreichten wir das Haus der Familie des Hauptverdächtigen. Mittlerweile war er in dem Gefängnis inhaftiert worden, das wir am Abend zuvor verlassen hatten. Ich fragte mich, was mit seinen Mahlzeiten war, denn das Dorf war weit von Tirana und dem Dorf, in dem er geboren wurde, entfernt, und ich bezweifelte, dass er viele Besucher bekam. Wer brachte ihm dann sein Essen? Mit diesem Gedanken hielt ich mich jedoch nicht lange auf, denn ich war angenehm überrascht von dem adretten, hübsch gestalteten kleinen Bauernhaus, dessen Hof von Weinreben umrankt war und auf dessen Beeten vor dem Haus eine Fülle von Gemüse wuchs. Wie aus dem Nichts tauchten Menschen auf.

Mehrere Frauen verschiedenen Alters, die alle ziemlich wettergegerbt und abgearbeitet aussahen, schoben sich stumm in unsere Richtung und wurden von einer Schar von Kindern mit olivfarbener Haut begleitet. Ihnen voran schritt ein älterer Mann, der vermutlich Ende fünfzig war. Alle waren in ihre alltäglichen Arbeitssachen gekleidet, der Mann in verschlissene Baumwollhosen, ein altes Poloshirt und eine breite Lederweste, die Frauen in lange, dunkle Baumwollröcke, über deren Bund weite, verblichene Blusen hingen; sie trugen Kopftücher, die nur ihr Hinterhaupt und ihr langes Haar bedeckten. Es war ein muslimisches Land, und man hätte vermuten können, dass die Frauen vollständig verhüllt waren, aber aufgrund der harten Feldarbeit war es wahrscheinlich einfach unpraktisch, den gesamten Kopf zu verschleiern. Die Kinder steckten in allen möglichen alten Sachen, augenscheinlich bunt zusammengewürfelte, getragene Kleidungsstücke, die weder ein Prinzip noch eine Vorliebe erkennen ließen. Ich verglich diese ruhigen kleinen Jungen mit den modebewussten, anspruchsvollen Exemplaren, die ich von zu Hause kannte. Es war ein Unterschied wie Tag und Nacht. Diese Familie hatte gerade genug zum Leben, und ihre schmutzigen Fingernägel legten Zeugnis von ihrem arbeitsreichen Alltag ab. Nun konnte ich die Verzweiflung der illegalen Einwanderer verstehen, als ihr Landsmann das Geld, das sie unbedingt nach Hause schicken wollten, verschleudert hatte.

Die Familie war offensichtlich erschüttert darüber, dass der älteste ihrer Söhne im Gefängnis saß, weil er den Sohn eines Nachbarn ermordet haben sollte. Sie scharten sich um uns, und der Vater schlug vor, in den Hauptraum des Hauses zu gehen, um alles zu besprechen. Warum waren wir hier? Was hatten sie damit zu tun? Ihr Sohn, Bruder und Onkel sei zwar im Gefängnis, aber er hätte nichts Falsches getan. Es entstand eine unbehagliche Pause, als das Familienoberhaupt erfuhr, dass ich einige Fragen stellen wollte. Anhand seines Gesichtsausdrucks und der mir zugedachten Körpersprache erkannte ich, dass ich der Kern des Problems war. Einer Frau war es nicht gestattet, sich mit den Männern im Hauptraum zu unterhalten. Doch ohne mich wusste niemand, was wir brauchten; mir war als Einziger bekannt, wonach wir suchten. Die Situation wurde der Familie erklärt, und sie kamen überein, dass ich, während ich ihr Gast war, zum »Mann ehrenhalber« ernannt wurde. Mann ehrenhalber – ich seufzte innerlich.

Innen war das Haus so pieksauber wie ein Krankenhaus, und jede Oberfläche glänzte, sogar der Boden. Auf dem Tisch vor uns lag eine alte, aber schön bestickte Spitzendecke; Tassen wurden gebracht und kurz darauf eine Kanne Kaffee. Zu meinem Erstaunen kochten sie sogar einen Tee für mich. Die britischen und albanischen Beamten, der Vater und ich nahmen in diesem besonderen kleinen Zimmer Platz, während die Frauen und Kinder sich im Türrahmen drängten und nicht wagten, einen Fuß über die Schwelle zu setzen.

Alsbald kam es zu einem Wortwechsel zwischen einem der albanischen Beamten, dem Dolmetscher und dem Vater. Wir hatten keine Ahnung, worum es ging, aber es wurde wild gestikuliert, und Ärger schien in der Luft zu liegen. Ich unterbrach die Tirade des Dolmetschers. Die Köpfe der Männer schnellten zu mir herum. Der Klang einer Frauenstimme hatte offenbar etwas Erschreckendes an sich.

»Ich bin nur hier, um die Wahrheit herauszufinden. Wenn Ihr Sohn unschuldig ist, dann werde ich in der Lage sein, zu argumentieren, dass er nicht verurteilt werden darf. Ich stehe nicht auf der Seite der Polizei. Ich bin neutral.«

Das stimmte natürlich auch, und ich denke oft, dass sich die Situation an jenem Tag nur durch meine Aufrichtigkeit entspannte. Der Vater sah mich an, und meine Worte schienen Anklang zu finden; er sagte, er würde uns helfen, damit wir uns von der Unschuld seines Sohnes überzeugen könnten. Ich hatte einen Klumpen in der Magengrube, der den Rest des Tages nicht mehr weichen wollte.

Ich informierte die Familie darüber, dass ich Proben vom Boden im Garten nehmen müsse, um sie mit dem Boden vom Tatort abzugleichen. Sie glaubten so felsenfest an die Unschuld ihres Sohnes, dass sie mir halfen, wo sie nur konnten. Während ich auf den ausgetretenen Pfaden im Garten herumkroch, verfolgten die Kinder jede meiner Bewegungen und kamen abwechselnd mit einer Blume in der Hand zu mir und lächelten mich an. Wieder spürte ich den Klumpen, doch diesmal war er in meine Kehle gewandert. Es waren so liebenswerte Menschen – schlicht und fleißig. Diese Familie war ganz anders als die Leute, denen ich in der Stadt und im Gefängnis begegnet war. Ich habe während meiner Fallarbeit selten einmal etwas mit einer Familie zu tun. Es bestünde die Gefahr, dass ich einen Verdächtigen aus Mitleid oder gar Empathie bevorzugen würde, und das könnte mein Urteilsvermögen trüben. Unbewusst könnte ich mir wünschen, dass er unschuldig wäre, und das musste ich tunlichst vermeiden. Auch wenn es schwerfiel, war Unvoreingenommenheit ein Muss.

Als ich genügend Referenzproben dieses Ortes hatte, fragte ich, wo der nächste Wald sei. Der Vater des Verdächtigen deutete auf einen steilen Gebirgszug am Horizont. Mein Blick folgte seiner Armbewegung. Die Berge schienen ewig weit weg zu sein. Doch es führte kein Weg daran vorbei, dass ich eine Liste der Pflanzenarten in jedem Waldgebiet erstellte, das sich in Reichweite des Hauses befand. Man hatte mir bereits erklärt, dass es nicht möglich sei, eine Artenliste von der Universität zu bekommen, und meine Versuche, im Internet Informationen über die Botanik des Landes und die Verteilung seiner Pflanzengesellschaften zu erhalten, waren vergeblich gewesen.

Uns blieb nichts anderes übrig, als dorthin zu fahren, sodass ich mir selbst ein Bild von der Umgebung machen konnte. Nachdem wir noch ein paar Höflichkeitsfloskeln mit dem besorgten und verängstigten Vater ausgetauscht hatten, brach die Kolonne verlotterter, staubbedeckter Fahrzeuge zu den Bergen am Horizont auf. Die Fahrt schien kein Ende zu nehmen, und meine Augen suchten unablässig die Vegetation ab. Die Berge waren herrlich, und ich hätte dort gern einen freien Tag verbracht und in Ruhe Pflanzen gesammelt, doch wie die Dinge nun einmal lagen, wurde ich kilometerweit durch die Landschaft kutschiert und durfte nur hin und wieder aussteigen. Bei meiner Rückkehr war mein Notizbuch voll. Am auffälligsten war, dass in angemessener Entfernung von dem hübschen Bauernhäuschen nichts auch nur annähernd an die Zusammensetzung der Vegetation rund um den Tatort in England herankam.

Ich hatte alles, was ich wollte, mit Ausnahme einer Sache. Für Ausschlusszwecke brauchte ich von der Familie ein paar Schuhe, um deren botanisches Profil mit denen abzugleichen, die ich von den inhaftierten Clan-Mitgliedern, dem Hauptverdächtigen und dem Tatort erstellt hatte. Mit dem Dolmetscher im Schlepptau fragte Dougie die Familie, ob er ihnen ein Paar Turnschuhe oder Stiefel abkaufen könne, die die Familie normalerweise während der täglichen Arbeit auf dem Hof trug. Schließlich bot uns die Schwester des Hauptverdächtigen ein paar abgetragene Turnschuhe an und bekam dafür eine Summe, mit der sie sich ein Paar Pumps von Manolo Blahnik oder Jimmy Choo hätte leisten können. Doch mir stand nun eine wichtige Referenzprobe zur Verfügung. Konnte ich eines der Beweisstücke ausschließen? Waren einige der Beweisstücke den Vergleichsproben hinreichend ähnlich, sodass weitergehende Untersuchungen angebracht waren?

Bereits eine erste oberflächliche Betrachtung zahlte sich aus. Ein relativ hoher Anteil der beschlagnahmten Schuhe hatte keinen Bezug zum Tatort und konnte daher vernachlässigt werden. Durch den Zustand sowohl der Pollen und Sporen an sich als auch des Hintergrundmaterials auf dem Präparat konnten Proben ausgeklammert werden. Wenn in einer Bodenprobe alle Pollenkörner einwandfrei erhalten und in einer anderen stark verwittert sind, ist es unwahrscheinlich, dass beide von einer Quelle stammen. Das Vorhandensein von Flugaschepartikeln aus Verbrennungsmotoren, einer Menge an Pilzhyphen oder Zellulose- und Ligninrückständen kann bei der Charakterisierung einer Probe helfen. Nicht nur Pollen und Sporen sind kennzeichnend für einen bestimmten Ort – auch der »Hintergrundschmutz« auf einem Objektträger kann sehr aufschlussreich sein.

Viele Proben mussten nicht vollständig analysiert werden, doch einige wiesen durchaus auf einen sommergrünen Mischwald mit

Adlerfarn der gemäßigten Klimazone hin. Die Pollen und Sporen auf jeder davon mussten mühsam ausgezählt werden.

Zu meinem Erstaunen beinhalteten die Proben aus dem Fahrzeug Spuren eines Ortes, der dem Tatort sehr ähnlich war, und nur wenige, wenn überhaupt welche, von den Orten, die ich in Albanien aufgesucht hatte. Doch ich war beunruhigt – das Bild wurde immer bizarrer. Verwirrung stifteten die Schuhe, die uns die Schwester des Hauptverdächtigen verkauft hatte. Wie um alles in der Welt konnten sie einen Befund liefern, der mit denen des Autos und des Tatorts vergleichbar war? Das Pollenprofil auf den Turnschuhen fand sich in keinem der albanischen Böden, mit denen die Schwester tagtäglich in Berührung kam. Hier musste ich nachhaken. Ich bat um ein zweites Paar Schuhe aus Albanien, das von einem anderen Familienmitglied erworben wurde. Diese Schuhe hatten ganz offensichtlich die Pollen und Sporen aus dem Garten des Hauses aufgenommen, in dem die Familie des Hauptverdächtigen wohnte, und hatten nichts mit dem Wald in Hertfordshire gemein.

Als ich das den Kriminalbeamten berichtete, gingen sie der Sache nach und kamen mit einer interessanten Information zurück. Die Schwester hatte erklärt, ihr Bruder habe ihr die Turnschuhe geschenkt, die sie der Polizei verkauft hatte. Nun fiel es uns wie Schuppen von den Augen. Der Bruder hatte die Turnschuhe wahrscheinlich am Grab getragen, und sie wiesen selbst so lange Zeit nach der Straftat noch das Profil des Waldbodens auf. Ich vermutete, dass seine Schwester die Schuhe, nachdem er sie ihr überlassen hatte, nur im Haus oder gar nicht angehabt hatte. Andernfalls hätte ich mehr Spuren des albanischen Bauernhofs darauf erwartet. Man kann nur mutmaßen, dass der Verdächtige, nachdem er den Tatort im Wald verlassen hatte, in sein Auto gestiegen, nach London und bald darauf nach Albanien gefahren war. Ich weiß aus Erfahrung, dass man, wenn man lange Strecken in Europa zurücklegt und schnell ans Ziel kommen will, eher über Straßen,

Pflaster und Asphalt als über Teppiche und Fußbodenbeläge läuft. Keine dieser Oberflächen ist reich an Pollen und Sporen, sodass das ursprüngliche Profil in den Ritzen haften bleibt, die praktisch jede Schuhsohle hat.

Ich erstellte meinen Bericht für die Polizei, und obwohl er in gewisser Hinsicht lückenhaft war, ließ er deutlich erkennen, dass die Schuhe von einigen der Komplizen des Hauptverdächtigen entweder am Tatort oder an einem ähnlichen Ort gewesen waren. Das im Wald aufgelesene biologische Spurenmaterial war zu den Pedalen und Matten im Fußraum des Autos zurückgetragen worden, mit dem das Opfer zu seiner Hinrichtung gebracht worden war. Außerdem konnte erklärt werden, warum eine so große Anzahl von Beweisstücken mit dem Waldgebiet in Verbindung gebracht werden konnte: Mehrere illegale albanische Einwanderer waren an der Tat beteiligt, und weil das Grab lange vor dem Mord ausgehoben und später wieder geöffnet worden war, um das Opfer zu begraben, musste mehr als eine Person mindestens zweimal dort gewesen sein. Es gab also mehrere Paar Schuhe und ein Auto, die in Zusammenhang mit dem Verdächtigen, seinen Komplizen und dem Tatort standen. Niemand konnte behaupten, dass die Pollen und Sporen in Albanien in das Auto und auf die Schuhsohlen gelangt waren, denn die Profile passten schlichtweg nicht zu den dortigen Böden.

Der Verdächtige saß bereits in Tirana hinter Schloss und Riegel, und da fast alle Zeugen keinen Wert darauf legten, dorthin zurückzukehren, fand die Verhandlung in Großbritannien statt, aber unter dem Vorsitz von einer Richterin und drei Richtern aus Albanien. Ich war bereits im Zeugenstand, als sie den Raum betraten. Drei von ihnen, darunter die Frau, trugen eine ernste, strenge Miene zur Schau, einer jedoch, in einem glänzenden blauen Anzug und einer auffälligen Krawatte, lächelte und wirkte ziemlich charmant. Später erfuhr ich, dass er der oberste Richter war. Alle vier waren breit und gedrungen, übertrieben altmodisch gekleidet und nickten ständig im Verlauf des Prozesses. Das humorlose Dreigespann entwickelte sich immer mehr zu knallharten, nüchternen Apparatschiks.

Meine Zeugenaussage gestaltete sich zäh und todlangweilig, weil alles bis ins kleinste Detail und penibel genau übersetzt werden musste. Danach wurde ich im Zeitlupentempo mit Fragen bombardiert. Es war nur allzu offensichtlich, dass die Richterin und die Richter keinerlei Erfahrung mit palynologischen, botanischen und bodenkundlichen Beweismitteln hatten. Das Urteil lautete »schuldig«, und eine lange Gefängnisstrafe wurde verhängt, trotz der Abwesenheit von Geschworenen – etwas lief falsch. Das ging mir aber erst auf, als ich den Gerichtssaal verlassen hatte: Ich war zwar befragt, aber keinem Kreuzverhör unterzogen worden. Es schien keinen Verteidiger zu geben. Später erklärte man mir, dass einer der Richter im Namen des Angeklagten gehandelt habe – er hatte mir jedoch keine einzige Frage gestellt. Das war surreal. Die Beweise gegen den illegalen albanischen Einwanderer waren in palynologischer Hinsicht äußerst belastbar, doch mich überkam ein ausgesprochen ungutes Gefühl; die Verurteilung schien zu einfach zu sein. Meine Fähigkeiten sind dadurch geschult worden, dass ich vor Gericht in die Mangel genommen wurde und geistige Akrobatenstücke vollführen musste, um der Taktik gewiefter Anwälte standhalten zu können. Kein Gerichtsentscheid in Großbritannien wäre so einfach zustande gekommen.

Ich dachte zurück an die kleine Insel in dem Bach, der durch den ruhigen Wald dahinfloss. Der Mörder hatte seine Rache geplant und nicht aus Wut heraus gehandelt. Die Grabstätte war sorgfältig gewählt worden, damit sie leicht wiedererkennbar war, das Grab war Monate vor der Tat ausgehoben und einzig und allein für diesen Zweck angelegt worden. Der Ort muss dem Täter abgeschieden und sicher erschienen sein, aber er hatte nicht mit der Allgegenwart der britischen Hundebesitzer gerechnet.

Trotzdem wanderten meine Gedanken, während ich vom Gerichtsgebäude wegfuhr, zurück zum Gefängnis in Tirana und zu all den Frauen, die mit Körben voller Lebensmittel ihre Lieben versorgten, die in den Zellen schmorten. Wie würde es unserem albanischen Migranten ergehen? Ich vermute, nicht viel besser als der kleinen Katze.

14 Wie es endet

Es reicht nicht, Bücher zu lesen. Die wichtigste Informationsquelle einer Umweltarchäologin ist die Feldforschung. Ich habe viele schöne Erinnerungen daran, wie ich in der Heide oder im hohen Gras lag, mich am Gesang der Feldlerchen erfreute und ihnen dabei zusah, wie sie fast senkrecht vom Moor aufstiegen, hoch am Himmel tirilierten, bevor sie sich wie ein Stein zur Erde hinabfallen ließen. An den Anblick von Ozeanen aus Blauem Pfeifengras, die sich im gleichen Takt kräuselten, wenn ein Windhauch über sie strich, an die Wärme von Heidekraut-Sträuchern in der prallen Sonne und das Summen und Brummen der Insekten, die mich auf der Suche nach Nahrung umschwirrten. An anderen Tagen schwitzte ich in einer wasserdichten Jacke, während der waagerecht peitschende Regen in jede kleine Ritze eindrang, mir das Haar am Kopf klebte, meine nassen Socken in den Stiefeln schmatzten und meine Aufzeichnungen feucht und unleserlich wurden. Aber wie sonst könnte man das wirkliche Leben erfahren?

Man kann etwas nur dann deuten, wenn man es an seinem angestammten Platz erlebt und die eigenen Fertigkeiten dadurch erworben und verfeinert hat, dass man durch Moore, Gräben, Felder und Wälder gewatet, gelaufen, gekrochen und geklettert ist. Ich brachte Jahre damit zu, archäologische Ausgrabungsstätten vom Hadrianswall bis nach Pompeji zu besuchen, und es ist mir gelungen, wertvolle und möglicherweise aufschlussreiche Artefakte aus Gruben, Gräben oder von anderen Stellen zu bergen. Diese Orte sind nicht gerade sauber, aber es gibt immer emsige junge Menschen, die etwas Neues lernen wollen, und indem ich sie unterrichtete und anleitete, bekam ich, was ich wollte, ohne mir selbst die Hände allzu schmutzig zu machen. Ich weiß, dass ich für Heiterkeit sorgte, wenn ich an einem Grabungsplatz in einem weißen Pullover auftauchte, der beim Verlassen noch genauso blütenrein war.

Als ich herausfand, dass sich auch andere mit forensischer Palynologie beschäftigten, hatte ich im stillen Kämmerlein bereits die Umweltforensik als eigene Teildisziplin konzipiert. Ich hatte erfolgreich an mehreren Fällen mitgearbeitet, einen Kodex bewährter Praktiken für verschiedene Aspekte der Arbeit aufgestellt und war auf dem besten Weg, meine Erkenntnisse zu Papier zu bringen und zu veröffentlichen. Dann erfuhr ich von Gleichgesinnten. Das freute mich sehr, und schließlich gelang es mir, mit ihnen in Kontakt zu treten. Überraschend war, dass ein britischer Kollege, Tony Brown, den ich seit vielen Jahren kannte, bei einigen Ermittlungen geholfen hatte, doch als viel beschäftigter Universitätsprofessor hatte er wohl Wichtigeres zu tun. Im Nachhinein finde ich es schade, dass wir uns nicht zusammenschlossen. Ein anderer, Dallas Mildenhall, befasste sich in Neuseeland seit mehreren Jahren mit Forensik. Durch ihn stieß ich auf Professor Vaughn Bryant in Texas. Interessant war, dass keiner von uns auf gleiche Weise oder an derselben Art von Fällen arbeitete. Über die Jahre hinweg haben wir eine rege Korrespondenz entwickelt und helfen uns, wo immer wir können. Ich habe Dallas in Neuseeland besucht, und er war schon ein paar Mal bei mir in Großbritannien zu Gast. Obwohl ich Vaughn nie begegnet bin, ist er für mich ein Freund und mir sehr vertraut, weil wir uns oft schreiben.

Ich stellte fest, dass ich die Einzige bin, die regelmäßig an Tatorten und in der Gerichtsmedizin anwesend ist. Für mich war es einfach selbstverständlich, dass ich mich, wenn die Polizei so viele Informationen wie nur menschenmöglich an einem Tatort sammeln wollte, umgehend dorthin begeben musste, bevor etwas verändert oder kontaminiert wurde. Da ich von Natur aus ziemlich energisch bin, bestand ich immer darauf, von Anfang bis Ende die Finger im Spiel zu haben, und auf diese Weise baute ich mir ein großes

Netzwerk aus Polizeikollegen und tatsächlich auch aus Kriminaltechnikern der verschiedensten forensischen Gebiete auf. Die Polizei diskutierte nur selten mit mir und folgte meinem Rat, und damit unterstützten die Beamten die Entwicklung dieser Wissenschaft, einige sogar in erheblichem Maße. Meinen ausländischen Kollegen schien dieser Schulterschluss mit den Ermittlern nie gelungen zu sein, und ich vermute, das liegt zum Teil an den Unterschieden in der Organisation und der Struktur der Polizeidienste in diesen Ländern. Vielleicht spielten auch unser Charakter und unsere Persönlichkeit eine Rolle dabei. Ich hatte wohl als Einzige einen derart robusten Magen, dass ich die schlimmsten Anblicke, übelsten Gerüche und schrecklichsten Leichen in jedem erdenklichen Zustand der Verwesung und Verstümmelung ertrug. Für mich waren die Verstorbenen stets ein wichtiges Beweismittel, und ich entwickelte Methoden, um das Maximum an Spurenmaterial aus ihnen herauszuholen. Außerdem besaß ich ein ausreichend dickes Fell, um die Gehässigkeit mancher Polizeibeamter und Anwälte zu ertragen und mit der düsteren, beklemmenden Atmosphäre in den britischen Strafgerichten umgehen zu können.

Wie bin ich an diesen Punkt gelangt? Wenn ich zurückblicke, liegt vieles im Nebel. Ich habe niemals auch nur den kleinsten Aspekt meines Lebens geplant, und obwohl viele es nicht glauben wollen, bin ich keine ehrgeizige Frau. Es hat sich einfach so ergeben, ich habe eher reagiert als agiert. Ich war für die Umweltforensik prädestiniert und verfügte über die nötigen Fähigkeiten und das Wissen aus dem Labor, der praktischen Arbeit und den Büchern. Einen Großteil meines akademischen Lebens brachte ich damit zu, an Universitäten zu lehren, und dass man viel von seinen Studenten lernen kann, ist eine Binsenweisheit. In den letzten sechs Jahren, die ich Vollzeit am University College London arbeitete, leitete ich einen Masterstudiengang in forensischer Archäologie. Neben der trockenen Theorie hatte der Studiengang eine sehr praktische

Komponente, und ich hatte ein Rotationssystem aufgestellt. Abwechselnd begleiteten mich zwei Studierende an den Tatort und/oder in die Gerichtsmedizin und assistierten mir dort. So sammelten sie Erfahrungen aus erster Hand, und so stellte sich heraus, wer für die Arbeit geeignet war und wer nicht. Den Masterstudiengang zu unterrichten, war für mich eine Herausforderung und Freude, und ich glaube, meinen Studenten ging es ebenso. Wenn ich nun daran zurückdenke, scheint alles eine Ewigkeit her zu sein. Ich lehre noch immer an britischen Universitäten, habe die Welt bereist, Workshops durchgeführt und in 23 Ländern Gastvorlesungen gehalten. In den letzten Jahren war ich zweimal in China, in Peru, Kolumbien und Indien.

Ich habe ein unglaublich erfülltes Leben, von der ersten Minute bis heute, und mittlerweile wird es mir manchmal zu viel. Mir bleibt kaum Zeit, um mich eingehender meinen Interessen zu widmen – öfter Klavier zu spielen, zu nähen, etwas zu basteln, zu malen, zu kochen oder zu gärtnern –, alles ziemlich einsame Freizeitbeschäftigungen, aber mit einem konkreten Ergebnis. Sie sind der Ausgleich zu den aufreibenden Meetings, die mich so sehr beanspruchen. Jeden Tag nehme ich mir vor, einmal nur etwas für mich zu tun, und doch ende ich gewöhnlich vor dem Computerbildschirm und schlage mich mit dem einen oder anderen Problem herum. Doch ich habe Arbeit zu erledigen und publiziere auch noch. Wenn man älter wird, häufen sich nicht nur die Beerdigungen, sondern auch die Aufgaben – Artikel für Fachzeitschriften redigieren, Bücher und Abhandlungen rezensieren, die Texte anderer durchsehen und, in meinem Fall, in der Kommunalverwaltung tätig sein. Ich war angenehm überrascht, dass ich eine so große Mehrheit bei den Kommunalwahlen als unabhängiges Ratsmitglied errang und nun im Kabinett des Bezirksrates sitze. Ich könnte mich nie einer der nationalen politischen Parteien anschließen, denn ich möchte meine eigenen Ansichten und die meiner Wählerschaft wiedergeben. Es ist schwierig, auf so vielen Hochzeiten gleichzeitig zu tanzen, insbesondere, weil ich für umweltbezogenen Gesundheitsschutz zuständig bin. Das scheint alles von Abfalleimern, Genehmigungsverfahren, Luftverschmutzung, Wasser und Boden bis zu Taubendreck und allem dazwischen einzuschließen. Ich kann Ihnen sagen, da kommt man viel herum.

Auch wenn ich das Gymnasium hasste, rüstete es mich augenscheinlich mit Wissen und Können aus, die mich so interessant machten, dass ich immer wieder Thema in Radio- und Fernsehsendungen bin. Auf der Lewis Girls' School brachte man mir sogar einen Hofknicks bei, der mir zugutekam, als ich mit Queen Elizabeth und ihrem Prinzgemahl speisen durfte. Außerdem verankerte die Schule in ihren Schülerinnen ein übertriebenes Pflicht- und Verantwortungsgefühl. Noch immer treffe ich mich regelmäßig mit meinen Klassenkameradinnen, die sich nach all den Jahren nicht verändert haben. Wir stammen aus einer »Zeit der Unschuld«, um Edith Warton zu zitieren, und scheinen uns das bewahrt zu haben. Der Unterschied zwischen meinem Leben und dem der Täter und Opfer, die im Laufe der Zeit meinen Weg gekreuzt haben, könnte nicht größer sein. Ich kann nicht umhin, für einige von ihnen Mitleid zu empfinden. Manche hatten einen schlechten Start ins Leben, andere hingegen nicht die Möglichkeit, von einer umfassenden Bildung zu profitieren. Einige sind Opfer ihrer Familien und Umstände, der Menschen, in die sie sich verliebt haben, oder verständnisloser Behörden geworden. Andere sind einfach nur durch und durch verdorben und böse.

In den letzten zehn Jahren hat die Regierung die forensische Landschaft in Großbritannien verändert. Früher hatten wir den staatlichen Forensic Science Service (FSS), der sich de facto mit fast allen polizeilichen Ermittlungen befasste. Dann wurde entschieden, mehr Wettbewerb zuzulassen, und einige ehemalige Mitarbeiter des FSS gründeten eigene Firmen, zunächst um diejenigen, denen Strafverfolgung drohte, bei der Verteidigung zu unterstützen, später aber, um sich selbst an der Strafverfolgung zu beteiligen. Diese ersten Unternehmer ließen nichts unversucht, um sich jede neue Disziplin und Technik anzueignen und damit den Fundus der wissenschaftlichen, routinemäßig eingesetzten Standardmethoden zu erweitern. Sie warben Menschen in Universitäten und jeden mit einer ungewöhnlichen oder seltenen Expertise an, die für die forensische Analyse von Nutzen war.

In ihrer Weisheit befand die Regierung später, dass auch der FSS wettbewerbsfähiger werden musste, und zwar als börsennotiertes Unternehmen mit der Regierung als Hauptaktionärin. Du liebe Güte, das war ein Schlamassel! Im Grunde genommen versuchte man, eine öffentliche Behörde zu kommerzialisieren, doch der FSS mit der Bürokratie, die üblicherweise in den Dienststellen einer Regierung haust, konnte mit dem Wandel schlichtweg nicht Schritt halten. Die Wissenschaftler zerstreuten sich in alle Winde, und viele riefen eigene Firmen ins Leben. Und wie sieht es heute aus? Wir haben zwei oder drei große kommerzielle Anbieter, die den unter Vertrag stehenden Polizeikräften alle Dienstleistungen aus einer Hand anbieten.

Natürlich können diese Dienstleister nicht das gesamte Spektrum hausintern abdecken und ziehen daher nach Bedarf freie Mitarbeiter hinzu. Auf dem Papier kann man einfach ankreuzen, dass man über eine bestimme Qualifikation für eine Ermittlung verfügt. Aber wie umfassend die Qualifikation ist? Das steht auf einem anderen Blatt. Ich weiß mit Bestimmtheit, dass gelegentlich Menschen mit nur geringer Erfahrung angeheuert werden, und mehrfach lag es an mir, dass Beweise zurückgezogen wurden, nachdem meine Stellungnahme an die Verteidigung übermittelt worden war. Einige Pollen- und Bodenanalysen, die ich zu Gesicht bekam, lassen sich nur als abenteuerlich bezeichnen. Zudem übernimmt die Polizei mittlerweile auch selbst kriminaltechnische Untersuchungen und beschäftigt dazu ehemalige FSS-Angestellte in ihren Laboren. Man kann sich schon vorstellen, dass da eine gewisse Anklagementalität herrscht. Ich frage mich, ob hauseigene Forensiker jemals unter dem Druck stehen, die »richtige Antwort« finden zu müssen. Die Beamten können von der Schuld so überzeugt und so erpicht auf eine Verurteilung sein, dass sie möglicherweise nicht mehr objektiv sind. Es bleibt nur zu hoffen, dass dem nicht so ist. Alle Forensiker müssen dahingehend geschult werden, dass sie unvoreingenommene Ergebnisse liefern.

Die US-amerikanische Fernsehsendung *CSI* war sehr populär. Natürlich gehört vieles davon ins Reich der Legenden, und die Vorgehensweise am Tatort, die Laboranalysen, zeitlichen Abläufe und Ergebnisse sind oft unrealistisch und albern. Doch die Sendung regte die Fantasie der Zuschauer an, und an den Universitäten hat man schnell realisiert, dass sich Geld verdienen lässt, indem man, sagen wir einmal, forensische Chemie statt reiner Chemie auf den Lehrplan setzt. Forensik ist »in«, und es werden mehr Forensiker ausgebildet als jemals einen Job finden können. Während ich dieses Buch schreibe, empfinden einige meiner Kollegen und ich die forensische Szene in Großbritannien als ziemlich bedrückend. Es gibt Hunderte verschiedener Studiengänge mit dem Wort »forensisch« im Namen. Was ist mit den Grundlagenwissenschaften – Botanik, Zoologie, Chemie, Biochemie und Mathematik? Es ist mittlerweile praktisch unmöglich, in Großbritannien einen Abschluss in Botanik zu erwerben, wohingegen das Fach in Übersee und definitiv in China, Indien und sogar Spanien fester Bestandteil des Curriculums ist. Wir müssen leitende Positionen zunehmend mit Botanikern aus dem Ausland bekleiden.

Jeder lernt heute etwas über die DNA, aber auch hier können kapitale Fehler passieren. Ein paar davon entstehen bereits im Labor, aber die sind viel seltener als die aufgrund von Fehlinterpretationen. Ein paar schwerwiegende Justizirrtümer der letzten Jahre lassen sich auf die mangelhafte Auswertung von DNA-Ergebnissen zurückführen, und das ist beängstigend. Zu allem Übel ist der Fortschritt der DNA-Technologie dem eigenen Erfolg zum Opfer gefallen. Die Verfahren sind heute so hochsensibel, dass sich ein DNA-Profil aus wenigen Zellen erstellen lässt. Da können Sie sich die Probleme bei gemischten oder verunreinigten Profilen vorstellen. Selbst wenn die Labortechnik tadellos ist, bedeutet die Anwesenheit der DNA einer Person am Tatort nicht zwangsläufig, dass sie auch dort war, weil sich DNA leicht übertragen lässt. Eine der schwierigsten Fragen ist, wann eine Übertragung von einer Primär- auf eine Sekundärquelle oder sogar eine dritte Quelle erfolgt ist. Wenn wir mit Freunden zusammen sind oder wie die Heringe in der U-Bahn stehen, tauschen wir permanent DNA aus, und daher ist es kein Wunder, dass ein Unschuldiger ins Visier der Ermittler geraten kann. DNA-Ergebnisse unterliegen zudem komplexen statistischen Methoden, und auch wenn man die Daten mithilfe von Software analysieren kann, entstehen dadurch ganz eigene Probleme. Die Person, die das DNA-Profil auswertet, weiß vielleicht nicht, welche Prozesse im Hintergrund der Datenanalyse ablaufen. Zweifelsohne ist die DNA-Technologie sehr ausgereift und beruht auf dem Verstand unzähliger schlauer Köpfe, dennoch ist bekannt, dass sie nicht in jedem Fall hundertprozentig sichere Ergebnisse liefert.

Die forensische Palynologie kommt immer dann ins Spiel, wenn DNA oder Fingerabdrücke nicht weiterhelfen. Fingerabdrücke, DNA und Fasern sind drei der wichtigsten Spurenmaterialien bei kriminaltechnischen Untersuchungen. Pollen, Sporen und andere winzige Partikel liefern weitere Beweismittel, und, richtig verarbeitet und interpretiert, sind diese sehr schlagkräftig. Dennoch frage ich mich, ob meine Arbeit bestehen bleiben und auch in Zukunft Teil des kriminaltechnischen Arsenals sein wird. An den britischen Universitäten werden heutzutage keine breit aufgestellten Botaniker und Mykologen mehr ausgebildet.

Häufig erreichen mich E-Mails und Briefe von Studierenden und Fachleuten aus dem Ausland, die mich bitten, ob ich sie betreuen oder ob sie nach England kommen und mit mir arbeiten können, damit sie die Grundlagen lernen. Doch wenn ich sie dann darauf hinweise, dass sie entweder Palynologie oder Botanik auf Promotionsniveau beherrschen oder über viele Jahre Berufserfahrung verfügen müssen, herrscht danach Funkstille. Ich hatte bereits jahrelang als Wissenschaftlerin und Dozentin gearbeitet, bevor ich völlig unerwartet in polizeiliche Ermittlungen eingebunden wurde. Ich war in der Lage, eine Strategie auszuarbeiten und sie bis auf Gerichtsebene durchzuführen. Ich war kein Neuling mehr, sondern passte nur mein bisheriges Wissen an. Auch meine Kollegen in Texas und Neuseeland waren zeit ihres Lebens Wissenschaftler und stiegen erst spät in ihrer Laufbahn in die Forensik ein. Sie sind nun schon weit über das Renteneintrittsalter hinaus, und obwohl ich es kaum glauben kann, trifft Selbiges auch auf mich zu. Diese Tätigkeit ist nichts für Anfänger.

Es wird mir nie gelingen, mich als Ruheständlerin zu betrachten. Für mich ist das eine absonderliche Vorstellung. Wenn es etwas zu erledigen gibt, erledige es. Ich verfüge über nützliche Kenntnisse und Expertise, und es wäre falsch, sie nicht einzubringen, wenn sie gebraucht werden. Manchmal überkommt mich das Gefühl, genug geleistet zu haben, und obwohl ich immer noch Fälle übernehme, habe ich nicht vor, mein Leben mit der gleichen Intensität in den Dienst der Polizei zu stellen wie früher. Leben? Ich hatte kein Leben. Nicht einmal meine Nachbarn kannte ich besonders gut, und sehr zum Verdruss meiner engsten Freunde war ich im Grunde genommen ein absolutes Arbeitstier.

Ein faszinierender Aspekt der Umweltforensik beziehungsweise jeder Art von Umweltforschung ist, dass man immer etwas dazulernt. Jede Probe birgt die eine oder andere Überraschung in sich, und der Adrenalinkick, der mit der Reise vom Objektträger zum

Bild unter dem Mikroskop einhergeht, lässt nie nach. Er bringt einen dazu, immer weiter zu forschen. Es gibt immer noch etwas, das man sich ansehen, aufzeichnen, messen und auswerten kann; die Natur ist unendlich. Am Anfang meiner Karriere war ich auf der Suche nach der Vergangenheit und grub in Sedimenten und Böden. Bei der Forensik geht es meistens um die Gegenwart, und die Beweise finden sich oft an der Oberfläche. Das Einzige, das berechenbar ist, ist die Unberechenbarkeit von Mutter Natur. Man kann ellenlange Regelwerke und Praxisleitfäden für bestimmte Aufgaben aufstellen, aber man kann kein unfehlbares Modell konstruieren, das sich von einem Szenario auf ein anderes übertragen lässt. Alles muss jedes Mal neu durchdacht werden.

Ab einem gewissen Alter wünschen sich viele Menschen, ihr Leben noch einmal leben zu können. Wenn man alt geworden ist, wird einem allzu deutlich, dass man nur einen Versuch hat. Das ist zwar zu einem Klischee geworden, aber wie viele Klischees trifft es den Nagel auf den Kopf. Ich habe nichts geplant und mein Leben laufen lassen, aber mit dem, was ich heute weiß, hätte ich dann irgendetwas anders gemacht? Ja, hätte ich. Als verträumte Jugendliche wollte ich Ballerina, Konzertpianistin oder Forscherin werden. Das bescheidenste davon habe ich wohl erreicht, aber im Rückblick hätte ich vielleicht Jura studieren und Kronanwältin werden sollen. Eine einfache Prozessanwältin möchte ich nicht sein, denn unabhängig von ihrer Erfahrung werden sie immer wie Assessoren behandelt. Kronanwälte leiten die wichtigen Fälle, und es liegt in ihrer Verantwortung, das Urteil der Geschworenen zu lenken. Das Rechtssystem in Großbritannien, den USA und Großteilen des Commonwealth ist kontradiktorisch. Beide Parteien wollen gewinnen, und meiner Erfahrung nach ohne Rücksicht auf Verluste. Die Staatsanwaltschaft erhebt Anklage gegen den Beschuldigten, und die Verteidigung versucht, unangenehme Fragen abzuwehren. Man weiß, dass man gute Arbeit geleistet und schlagkräftige Beweise vorgelegt hat, wenn die Gegenseite versucht, einen als Person herabzusetzen. Dann entgleitet ihnen der Fall.

Mir haben immer die Gerichtsverhandlungen gefallen, bei denen Beweise genauestens geprüft und angefochten werden. Dann muss man einen kühlen Kopf bewahren. Der Anwalt greift an, der Gerichtssachverständige pariert, der Anwalt legt nach. Manchmal geht das Spiel ewig so weiter, je nach Selbstvertrauen und Standhaftigkeit des Sachverständigen. Ein anderes Mal nimmt ein cleverer Anwalt ein Gutachten schon im Eröffnungsplädoyer auseinander. Mir ist das zum Glück noch nicht passiert, aber erfahrene Sachverständige sind immer auf das Schlimmste gefasst. Die besten Prozessanwälte sind die, die ihre Hausaufgaben machen oder zumindest gewissenhafte Assessoren haben, die das für sie erledigen. Dann haben sie das nötige Rüstzeug, um ins Schwarze zu treffen. Wenn man aber wirklich ein Ass auf seinem Gebiet ist, können sie einem nicht das Wasser reichen, wie viel sie auch recherchieren, und ich bin ein ums andere Mal erstaunt darüber, dass Anwälte in vielen Fällen nur mäßig vorbereitet sind.

Einige scheinen eine vage Vorstellung davon zu haben, worum es bei dem Fall geht, und präsentieren ihre Entlastungszeugen auf Grundlage der Aussagen von Belastungszeugen. Am besten lief es, wenn mich der Prozessanwalt, nachdem ich meinen Bericht vorgelegt hatte, um ein Treffen bat, bevor er vor Gericht ging. Die schlimmste Verhandlung war die, in der der Kronanwalt vor meinem Eid keinen einzigen meiner Berichte gelesen hatte, die kürzeste ein Mordprozess im Old Bailey, dem zentralen Strafgerichtshof in London. Fünf Minuten vor dem Kreuzverhör musste ich dem Anwalt auf dem Gang meine komplexen Untersuchungsergebnisse erläutern. Das machte mich fassungslos und wütend, denn darin steckte monatelange Arbeit. Und nicht der Anwalt würde wegen seiner Schlamperei hinter Gittern landen, das Vergnügen hatte dann der Beschuldigte.

Ich habe Menschen gesehen, die auf verschiedenste Weise zu Tode gekommen sind – erwürgt, vergiftet, erstochen, erstickt und verstümmelt –, ich habe Leichen an den verschiedensten Orten und in den unterschiedlichsten Zuständen erblickt. Was mich immer beeindruckt hat, ist, dass der Körper ein leeres Gefäß ist, in ihm verbleibt nichts, was ihn zu einem Menschen macht. Ich hege keinen Zweifel daran, dass aus dem Jemand ein Etwas wird. Wir werfen eine leere Flasche in den Glascontainer, weil wir die Umwelt nicht verschmutzen wollen, und seit der Urgeschichte bis heute gibt es Zeremonien, bei denen wir mit einem menschlichen Leichnam ebenso verfahren. Aufgrund unserer sozialen Muster befolgen wir aufwendige Rituale, wenn wir unsere Toten aus der Welt schaffen, und an die halten wir uns, unabhängig davon, wie eng unsere Verbindung mit dem Verstorbenen war.

Im Laufe der letzten Jahre habe ich mehrere gute Freunde verloren, und während ich in trauerndem Schweigen dastand, meine Lippen tonlos zu Chorälen bewegte und mein Haupt in vorgetäuschtem Gebet neigte, habe ich mich oft gefragt, wie sehr mich der Leichnam im Sarg eigentlich kümmert. Das Andenken an einen Menschen, an die vergangene Beziehung und die gemeinsame Zeit zu wahren, ist selbstverständlich, aber der Körper? Der ist von geringerem Interesse, mit Ausnahmen. Wider die Vernunft lag mir das Schicksal der sterblichen Überreste meines Kindes, meiner Großmutter und jedes meiner Haustiere sehr am Herzen. Warum? Vermutlich, weil ich ihren Körper, ihren Geruch und wie sie sich anfühlten, in- und auswendig kannte, und mir das alles heilig war. Solche Gefühle sind zwar irrational, aber ich kann sie nicht verleugnen.

Nach dem Tod zerfällt der Körper in die Moleküle, aus denen er durch die aufgenommenen Nährstoffe aufgebaut war. Der Mensch hat im Laufe seines Lebens die Moleküle anderer Organismen (tierische und pflanzliche) in eigene verwandelt, und diese werden nun freigesetzt, von anderen aufgenommen und halten den Kreislauf des

Lebens aufrecht. Ein Leichnam, der auf dem Erdreich liegt, verfällt viel schneller als ein begrabener, und ein eingeäscherter Toter wird innerhalb von Minuten zu mineralischer Asche. Wenn die Asche im Wald verstreut wird, wird der Mensch wahrhaftig wiedergeboren. Elemente in der Asche werden von Bakterien, Pilzen, Wirbellosen und Pflanzenwurzeln absorbiert. Ein Individuum kann sich durch den ganzen Wald ausbreiten und zu vielen werden. Wie schön ist die Vorstellung, gleichzeitig als Hasenglöckchen, Eiche und hübscher Käfer wiedergeboren zu werden. Das wird auf jeden Fall geschehen, ob Ihnen der Gedanke nun behagt oder nicht.

Ich persönlich finde diese Idee sehr reizvoll, und ich weiß, dass sich die Moleküle meines Mannes mit meinen vermischen werden. Unsere Asche wird am gleichen Ort verstreut, sodass wir vielleicht beide im selben Baum oder derselben Glockenblume enden. Wie wundervoll! Wenn der Baum oder die Blume dann sterben und ihre Überreste verrotten, werden unsere Moleküle wieder freigegeben und dienen anderen Lebewesen als Nahrung. Die Elemente, aus denen sich unsere Körper zusammensetzen, werden so lange fortbestehen, wie sich die Erde um die Sonne dreht.

Traurig ist nur, dass ich davon nichts mitbekommen werde. Ich werde aufhören zu sein. Kein physisches Denkmal wird für mich errichtet, und ich bin nicht so eitel, zu glauben, dass sich jemand an mich erinnern wird, nachdem meine Liebsten gegangen sind. Keine tiefgründigen Reden werden gehalten, weder auf einem kirchlichen noch auf einem städtischen Friedhof. Ich mache mir nichts aus Gedichten, auch wenn ich Thomas Grays *Elegie* immer ziemlich bewegend fand; es wird aber keinen Grabstein geben, der jemanden zu einer Inschrift verleiten könnte. Ich glaube, meine Hinterlassenschaft sind meine Arbeit und meine Veröffentlichungen. Meine Worte werden weiterleben, und anstatt als Zeugnis der Sentimentalität, was Friedhöfe ja gewiss sind, werden die Spuren meiner Existenz in einer staubigen alten Bibliothek zu finden sein.

Ich werde oft gefragt, ob mich meine Erlebnisse mit Mord, Vergewaltigung und anderen Verbrechen beeinträchtigt hätten. Die beiden Todesfälle, die mich im Leben am meisten berührt haben, waren die meiner Tochter und meiner Großmutter. Ich vermisse meine Großmutter noch immer wegen ihrer Weisheit und tröstlichen Ausstrahlung. Meine Tochter ist und wird bis zum Schluss ein anhaltender Schmerz sein, tief im Inneren verborgen, aber doch jeden Tag aufs Neue empfunden, selbst nach all den Jahren. Zweifelsohne habe ich durch ihren Tod erkannt, dass jeder Verstorbene, dem ich begegnete, vermutlich auch jemanden hatte, der ihm so nahestand, und das lässt mich respektvoll und sorgsam bleiben, vor allem, wenn es ein unschuldiges Opfer war. Obwohl mir der Körper auf dem Tisch wenig bedeutet, bedeutet er jemand anderem etwas, und das darf man nie außer Acht lassen. Man muss objektiv bleiben, sonst könnte man schwerlich gute Arbeit leisten, aber man darf auch nie vergessen, dass der Leichnam einmal ein Mensch war.

Welche Lektionen habe ich in meinem Leben gelernt, das so von Verbrechen geprägt war? Mit Sicherheit ein paar Schimpfwörter und wie ich einen neutralen Gesichtsausdruck bewahre, obwohl ich innerlich aufgewühlt bin. Wahrscheinlich habe ich gelernt, durch und durch pragmatisch an ein Problem heranzugehen und nach der größten Wahrscheinlichkeit zu handeln, wenn Schwierigkeiten unlösbar erscheinen. Man hat mir nachgesagt, hart und unbarmherzig zu sein, auch wenn diejenigen, dich mich wirklich kennen, wissen, dass ich einen weichen Kern habe. Ich verletze nichts und niemanden gern und werde gewiss kein Lebewesen unnötig töten. Ich bin sehr unnachgiebig mit denen, die faul, unehrlich, selbstsüchtig und manipulativ sind, und ich versuche, mir gegenüber absolut ehrlich zu sein. Ich denke, ich möchte wirklich ein guter Mensch sein, aber ob mir das gelingt, müssen andere beurteilen. Ich hoffe, dass sich die Menschen an mich als gewissenhaft, fleißig, hilfsbereit und vor allem freundlich erinnern werden – das taugt nicht gerade für einen Grabspruch, genügt aber völlig.

Ich frage mich, wie mein Tod sein wird. Ganz gewiss will ich keine übliche Trauerfeier, sondern werde eine PowerPoint-Präsentation mit meinen letzten Worten zusammenstellen, sobald mir klar wird, dass meine Zeit gekommen ist. Ich hoffe nur, dass meine grauen Zellen dann noch funktionieren, dass ich diese Welt mit wenig Schmerz und Unbehagen in meinem Zuhause, in meinem Bett und in den Armen meines geliebten Ehemanns verlassen werde, der seit unserer ersten Begegnung mein Fels und die Freude meines Lebens ist.

Dank

Es gibt viele Menschen, denen ich in meinem Streben nach umweltforensischer Expertise zu tiefem Dank verpflichtet bin. Die Liste ist lang, aber zunächst einmal muss ich meinem lieben Ehemann Professor David L. Hawksworth CBE Anerkennung zollen, der mich in jeglicher Hinsicht ermutigt und unterstützt hat. Wie könnte ich nicht ebenso Dr. Judy Webb würdigen, die so viele Jahre mit mir arbeitete und deren hervorragende Leistungen in der Pollenbestimmung die Entwicklung der forensischen Palynologie vorangetrieben haben. Dank auch an Professor Kevin Edwards, meinen langjährigen Freund, Kollegen und schärfsten Kritiker, der mir geholfen hat, ein hohes Niveau aufrechtzuerhalten, und an Peter Murphy, teuerster Freund und Kollege, der trotz seiner Vorbehalte gegen die Beteiligung an polizeilichen Ermittlungen so viel davon erträglich gemacht hat. Dank schulde ich dem Institut für Archäologie des University College London, weil es mir exzellente Möglichkeiten einräumte, einschließlich der technischen Hilfe der wundervollen, sachkundigen Sandra Bond, und meinen dortigen Kollegen, insbesondere Dr. Richard Macphail und dem mittlerweile verstorbenen Professor Gordon Hillman, für ihren fachlichen Beistand und viele fröhliche Momente. Unvergessen bleiben meine wunderbaren Erfahrungen am King's College London, sowohl als Studentin wie auch als Dozentin. Viele Türen wurden mir geöffnet durch den anregenden Unterricht und die Freundlichkeit, die mir das Lehrpersonal entgegenbrachte, besonders Dr. Peter Moore, Professor Bill Bradbeer, die nunmehr verstorbenen Dr. Francis Rose und Professor Arthur Bell, der mich auch als Direktor der Royal Botanic Gardens in Kew weiterhin förderte. Ich bedanke mich ebenfalls bei Professor Frank Chambers und Dr. John Daniell von der

University of Gloucestershire sowie Professor Tony Brown von der University of Southampton, die meine Arbeit erleichterten. Ferner sind da die unzähligen Studenten, von denen einige äußerst brillant waren, die mich alle aber viel gelehrt haben. Nicht zuletzt verdanke ich den klugen, scharfsinnigen Polizisten viel, mit denen ich im Laufe der Jahre zusammenarbeitete, insbesondere Detective Chief Superintendent Paul Dockley, der mir den ersten Auftrag erteilte, Detective Sergeant Bill Bryden MBE und Detective Sergeant Doug Bain, die so viel Vertrauen in mich bewiesen, und Detective Superintendent Ray Higgins, dem freundlichsten aller Menschen.

Titel der englischen Originalausgabe:
Traces. The Memoir of a Forensic Scientist and Criminal Investigator
Erschienen bei Blink Publishing, einem Imprint von
Bonnier Books UK Limited, London.

Deutsche Erstausgabe

Ein Unternehmen der Média-Participations

Projektleitung: Ellen Venzmer
Lektorat: Dr. Julia M. Nauhaus, Lübeck
Gestaltung und Umschlaggestaltung: Favoritbüro, München
Bildnachweis:
Cover und Buchrückseite: © posteriori / shutterstock.com
(Löwenzahn, Fliege, Libelle)
Buchrücken: © CarmenKarin / shutterstock.com
Innenteil: © CarmenKarin / shutterstock.com (Blätter),
© Airin.dizain / shutterstock.com (Fliege)
Satz und Herstellung: Arnold & Domnick, Leipzig
Druck: Livonia Print, Riga
Printed in Latvia

ISBN 978-3-95728-784-7

www.knesebeck-verlag.de

FSC www.fsc.org
MIX
Papier | Fördert gute Waldnutzung
FSC® C002795